岁月峥嵘 甲子华章

——中南大学湘雅二医院检验医学科发展史(1958—2018)

胡 敏 唐爱国 ◎ 主 编

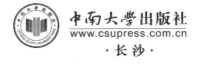

中南大学出版社
www.csupress.com.cn
·长沙·

图书在版编目（CIP）数据

岁月峥嵘 甲子华章：中南大学湘雅二医院检验医学科发展史：1958—2018 / 胡敏，唐爱国主编. —长沙：中南大学出版社，2022.9

ISBN 978-7-5487-4867-0

Ⅰ.①岁… Ⅱ.①胡… ②唐… Ⅲ.①中南大学湘雅二医院－医学检验－学科发展－概况－1958—2018 Ⅳ.①R446

中国版本图书馆 CIP 数据核字（2022）第 060393 号

岁月峥嵘 甲子华章
——中南大学湘雅二医院检验医学科发展史（1958—2018）

胡 敏 唐爱国 主编

□出 版 人 吴湘华
□责任编辑 陈海波
□责任印制 唐 曦
□出版发行 中南大学出版社
　　　　　社址：长沙市麓山南路　　　邮编：410083
　　　　　发行科电话：0731-88876770　　传真：0731-88710482
□印 　 装 湖南省众鑫印务有限公司

□开　　本　889 mm×1194 mm　1/16　　□印张 15.5　　□字数 327 千字
□版　　次　2022 年 9 月第 1 版　　　　　　□印次 2022 年 9 月第 1 次印刷
□书　　号　ISBN 978-7-5487-4867-0
□定　　价　60.00 元

岁月峥嵘 甲子华章

——中南大学湘雅二医院检验医学科发展史(1958—2018)

编 委 会

顾 问	王继贵 周赛琴 邓宝爱
主 任	胡 敏
副主任	唐爱国
委 员	(按姓氏拼音排序)
	卿之驹 唐玲丽 王 敏
	项忠元 钟政永
主 编	胡 敏 唐爱国
编写组	唐爱国(组长) 钟政永(副组长)
	胡 敏 唐浩能 吕 星
	蒋传好 项忠元 蒋姣伏

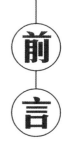

前言

　　光阴似箭，日月如梭。中南大学湘雅二医院(原湖南医学院第二附属医院/湖南医科大学附属第二医院)检验医学科成立于1958年，至2018年已逾甲子！六十年，虽于历史长河仅仅短暂一瞬，于沧海桑田不过弹指一挥间，但却记录着中南大学湘雅二医院检验人的信念和奋斗，成就与荣光。

　　忆往昔，翻开中南大学湘雅二医院检验医学科发展的每一页历史，我们可以感受到检验人跋涉中的脚步，攀登中的汗珠，奋进中的呐喊，以及成功时的欢呼声。1958年，中南大学湘雅二医院检验医学科与医院同期创建，在医院的正确领导下，经过几代检验人薪火相传，六十年奋斗不息，从只有6名中专毕业的检验技术人员、几十平方米的实验室、几件简单仪器设备，仅能开展十几项常规检验项目开始，发展成为在国内外具有一定影响力的集医疗、教学、科研于一体的大型综合性临床医学实验室。现有在编医技人员68名，其中大学本科及以上学历者达90%，博士和硕士学位者达48.5%，正、副高级职称人员占30.9%，博士研究生导师、硕士研究生导师8人。实验室按国家生物安全Ⅱ级标准建设，面积逾1600平方米；拥有总价值超过6000万元的国际一流水平检验仪器设备；设有临床生化、免疫、微生物、分子生物学、急诊生化、住院部临床检验、门诊临床检验和标本接收组等8个专业组室；开展临床检验项目400多项。在医疗、教学、科研、社会公益服务和学科建设等方面都取得了较好成绩。

　　中南大学湘雅二医院检验人秉承着"求真求确，必邃必专"的信念，无论是艰苦创业的时代，还是初具规模的发展时期；无论是改革开放快速发展时期，还是现今的"智能化"时代；我们始终坚持"团结、严谨、求实、创新"，始终坚持全心全意为患者服务，为临床服务，当好"医学侦察兵"，为人民的卫生健康事业贡献力量，终于成就了今天的辉煌。

　　编写本书，追溯六十年历史的变迁，要挖掘、收集、整理、归纳反映检验医学科的重要历史事件，将历史浓缩于有限的篇幅之中。编撰者们广征博采，真实记述了检验医学科的医、教、研、管理等六十年史实，贯通往今，因事成序；求真、求是再现学科史。六十年历史资料收集整理，其中艰辛劳作，所遇到的困难不言而喻。尤其是有些史料已遗失或不全，难免纰漏，必有些许具有历史价值的事情未予载入，敬请谅解。在这里对提供资料并给予大力支持的前辈、同仁致以诚挚的谢意！

　　雄关漫道真如铁，而今迈步从头越！新甲子，新征程，新时代，新作为！让我们携起手来，共同努力，奋进在未来的新征程。衷心祝愿中南大学湘雅二医院检验医学科在新的征程上再创新的辉煌！

　　谨以此书献给为中南大学湘雅二医院检验医学科的发展作出贡献的各级领导、前辈、同仁及进修生、实习生、研究生和住培医师们！

胡　敏　唐爱国

2022 年 9 月

目录

第一章　学科发展历史沿革 ………………………………………………… 1

　第一节　学科纪事 ……………………………………………………… 1

　第二节　历任科室负责人 …………………………………………… 25

　第三节　学科、学术带头人 ………………………………………… 26

　第四节　科室工作人员名录 ………………………………………… 38

　第五节　科室和个人获院级及以上单位荣誉和奖励 ……………… 45

第二章　医疗工作 ………………………………………………………… 52

　第一节　医疗工作开展概况 ………………………………………… 52

　第二节　医疗质量管理的特色与亮点 ……………………………… 53

　第三节　医疗工作管理的特色与亮点 ……………………………… 59

　第四节　医疗技术成果 ……………………………………………… 59

第三章　教学工作 ………………………………………………………… 64

　第一节　本科生教学 ………………………………………………… 64

　第二节　研究生培养 ………………………………………………… 78

　第三节　住院医师规范化培训工作 ………………………………… 100

　第四节　进修学员培训工作 ………………………………………… 104

第四章　科学研究 ·· 127

　　第一节　检验科的科研发展概述 ······················ 127

　　第二节　主要科研平台 ································· 138

　　第三节　科研方向 ··································· 142

　　第四节　科研项目及科研成果 ······················· 148

第五章　社会公益服务 ······························· 214

　　第一节　对口支援工作 ······························ 214

　　第二节　援外医疗 ··································· 218

　　第三节　应急救援工作 ······························ 223

　　第四节　慈善事业 ··································· 225

　　第五节　义诊扶贫 ··································· 226

　　第六节　检验专科联盟 ······························ 229

第一节 学科纪事

1957 年 10 月，湖南医学院第二附属医院开放门诊，检验科初建，来自湖南医学院附属湘雅医院检验科的周令任老师被任命为检验科负责人，科室检验人员共 6 名，开展简单的三大常规等检验项目。

1958 年 8 月 1 日，湖南医学院第二附属医院隆重开院，《新湖南报》在医院开院新闻报道中列举了检验科改良国外进口离心机的技术革新事例。检验科迁入住院部，用房面积约 200 m²，相继开展了血糖、电解质、血型鉴定和交叉配血、细菌培养等常规检验项目。

1959 年 5 月，医院任命周令任为科室副主任（主持科务工作至 1968 年）。同年秋季，医院开办三年制中专学历的检验技术人员培训班，学员 7 名，专业课程和生产实习带教由检验科派人担任，学员毕业后基本留科工作。检验科在《湖南医学院学报》第 4 期发表了《血糖超微量法测定》《用比浊法测定血清中白蛋白与球蛋白含量之微量快速测定》学术论文。

1961 年，检验科配合小儿科、内科等科室成功地开展了小儿心导管检查及心血管造影检查。科室抽派检验人员到医院高干病房化验室工作。

1962 年，检验科设立门诊化验室，新开展肝功能、淀粉酶、二氧化碳结合力等检验项目。

1963 年，湖南医学院 1959 年级医学检验本科班多名学生来科室进行生产实习，其中毕业生邓宝爱、刘福元、李安华留科室工作。

1964 年，中共中央宣传部在长沙试点开展湖南省中级卫生技术人员职务晋升考试工作，检验科王继贵、赵永锦通过考试，获检验师资格证书。

1965 年 3—8 月，医院组织第一批农村医疗队，蔡乾英和张克秀随队分赴黔阳地区（今怀化市）安江镇和湘西吉首工作，蔡乾英因表现优异，被评为省级"先进个人"。科室组织编写《临床生化检验操作规程》供科室人员业务学习及教学使用。

1968 年 12 月，响应国家"把医疗工作重点放到农村去"的号召，周令任、赵永锦、杨菊香、蔡乾英、杨锡兰、江世仁、王秀英、谢家婉共 8 位同志携家到农村安家落户，至 1983 年部分人员陆续调回医院工作。

1969 年，王继贵、李安华、林振武任科室负责人，王继贵主持科务工作。

1970 年 7 月，湖南医学院第二附属医院首届卫训班开学，检验专业学生 8 人，专业课教材由科室组织人员编写，王继贵等任授课教师。医院 1971 年和 1975 年相继开办的第 2、第 4 届卫训班都有检验专业学生，这三届检验专业的大部分毕业学生留科室工作。

1971 年，医院高干病房改称十四病室，重新恢复其化验室工作，检验人员由科室抽派，直到 1984 年医院成立老年病实验室为止。科室对 1965 年版的《临床生化检验操作规程》进行了修改补充，定名为《临床生化检验》，分上、下两册油印本，供本科室和其他单位使用。

1972 年 1 月，医院任命王继贵为科室副主任（主持科务工作）。上半年左泽志随医院血防医疗队到安乡县，下半年唐爱国随队到沅江县（现沅江市）参加血吸虫病的防治。至 1978 年，王继贵、周赛琴等多人先后随队到沅江县参加血吸虫病的防治。

1973 年，王继贵主持编写《血红蛋白的鉴定及技术》一书，其后在湖南省内率先建立包括血红蛋白电泳、血红蛋白溶解度测定等系列血红蛋白分离及鉴定的实验方法，大力开展研究工作。同年，科室还编印了《细菌检验手册》。

1974 年，科室在国内率先建立了包括尿液儿茶酚胺定性及半定量试验、尿 VMA 定性及定量试验等系列实验方法，先后筛查出 10 多例嗜铬细胞瘤患者。王继贵主持编印了《嗜铬细胞瘤之实验诊断》一书。

1975 年，王继贵等在湖南省内率先开展邻甲苯胺法测定血清葡萄糖、二乙酰一肟法测定血清尿素氮的试验，并在湖南省医学检验学术会议上推介。

1976 年，王继贵、杨锡兰等探究溴甲酚绿法测定血清清蛋白。

1977 年，科室开展甲胎蛋白电泳、乳酸脱氢酶测定等 7 项新检验项目。5 月，由甘肃省卫生局组编、甘肃人民出版社出版的《临床检验资料汇编》，录用我科室"嗜铬细胞瘤的过筛试验""一种甲胎蛋白抗血清的制备方法"和"优选法在检验工作中的应用"等实验技术论文 9 篇。12 月医院任命王继贵为科室主任。王继贵当选为湖南省医学会第一届检验专业委员会委员。

1978 年，科室建立免疫实验室，开展淋巴细胞转化试验，抗核抗体检测等 7 项新检验项目。杨桂英参加支援塞拉利昂医疗队（1978—1980 年）。科室对 1971 年版《临床生化检验》修改并铅印内部发行。

1979 年，科室建立醋酸纤维素薄膜电泳法测定血清清蛋白、α_1、α_2、β 及 γ 球蛋白。医院建立中心实验室，王继贵兼任筹建工作负责人之一，科室派遣 4 名技师到中心实验室工作。湖南省卫生厅组织检验技师资格考试,王继贵主持命题工作,陈月圆等通过考试并获得技师技术职称。检验科获批国家卫生部"临床进修教育基地"。

1980年,科室新开展糖化血红蛋白测定,补体C_3测定项目。购置LKB半定量生化分析仪、Beckman公司电泳光密度扫描仪,用于临床生化检查。医院新建门诊楼启用,免疫室、血清室、乙肝室和门诊化验室同时迁入新楼。科室医疗用房面积扩增至约500 m^2。

1981年,王继贵主编的《临床生化检验》由湖南科学技术出版社出版发行,在湖南省内率先开展结合珠蛋白测定,尿液HIAA测定和血清HDL-Ch等检验项目。11月,首届"全国临床生化检验技术培训班"开班,培训期为一年,学员来自广东、辽宁、吉林、四川、山东、湖南等省份,其后每年举办一届,连续举办了6届。细菌室开始参加WHO组织的国际微生物实验室间质量评价活动,连年获优异成绩。王继贵当选湖南省医学会第二届检验专业委员会副主任委员。

1982年,曾耀星参加援塞拉利昂医疗队(1982—1983)。科室建立、开展比色测定法测定糖化血红蛋白。6月,《光明日报》在头版报道王继贵在医、教、研等方面的先进事迹。

1983年9月,科室举办首期细菌学、免疫学检验技术进修班,学员来自省内外。

1984年,血库从检验科分离,医院设立输血科。科内布局调整为生化检验、血(体)液检验和微生物与免疫检验三大专业组,分设门诊化验室、血液室、体液室、细菌室、免疫室、血清室、激素室、肝功能室、电解质室及特殊生化检验室等。9月,医院党委决定在检验科设立党支部(第十二党支部),王继贵兼任支部书记。

1985年,王继贵当选湖南省医学会第三届检验专业委员会主任委员,后连任至2005年10月(共6届)。王继贵当选湖南省医学会第九届理事会理事,连任至第11届。黄频仍主持的"长沙地区艰难梭菌病原学及快速诊断方法学研究"科研课题获湖南省卫生厅资助。

1986年4月,周赛琴任科室副主任。科室建立"一种检查血红蛋白-H包涵体的新方法"用于筛查血红蛋白H病。11月,经湖南医学院批准成立第二附属医院临床检验学教研室,王继贵任教研室主任,周赛琴任副主任。

1987年,王继贵当选为《中华医学检验杂志》第三届编委会编委。黄频仍参与的"长沙地区婴幼儿急性下呼吸道感染病毒病原学及临床研究"项目,获湖南省卫生厅科技成果奖三等奖、湖南省科委科技进步四等奖。

1988年,承担湖南医科大学检验系1985年级本科学生生产实习带教任务。同年10月,王继贵作为高级访问学者赴美国耶鲁大学医学院New Haven医院实验医学中心研修,为期一年。唐爱国、王继贵撰写的《红细胞和血清肌酸荧光测定法》获评湖南医科大学优秀论文。

1989年9月,教研室选派2名教师脱产承担湖南医科大学医学检验系本科、大专等多层次的"临床检验学基础"课程的教学任务,自此开始每年均选派数名教师专职或兼职承担"临床检验学基础"教学任务。

1990 年，王继贵与湖南医科大学生化教研室卢义钦教授合作招收、培养硕士研究生 1 名。卿之驹参与的课题"外周血 T 淋巴集落形成细胞测定技术和临床应用"获湖南省卫生厅 1990 年度医药卫生科技成果奖三等奖。王继贵编写的《临床生物化学质量控制及方法学评价》教材供检验系本科生教学使用。

1991 年，科室购置 1 台自动生化分析仪用于临床生化检验。王继贵当选为中华医学会检验分会第三届委员会委员，连任至第五届(2004 年 10 月)。王继贵等完成的科研课题"一种新的血膜染色剂及光谱分析"获湖南省医药科技成果四等奖。

1992 年，王继贵当选为湖南省医学会常务理事。7 月，邓宝爱任科室副主任兼教研室副主任。10 月，王继贵荣获国务院政府特殊津贴。

1993 年，检验科获评湖南医科大学"国有资产清查登记工作先进集体"，唐爱国获评湖南医科大学"国有资产清查登记工作先进个人"。

1994 年，通过国家卫生部专用款项，科室添置"日立自动生化分析仪"2 台、"贝克曼电解质分析仪"1 台、"贝克曼特种蛋白分析仪"1 台及"雅培血细胞分析仪"2 台，使检测自动化程度和质量得到提高，检测项目及数量增加。12 月，邓宝爱卸任副主任。"ENA 的临床应用"获医院医疗新技术三等奖。

1995 年 1 月，唐爱国任科室副主任。蔡乾英等"血液细菌快速培养"的研究成果获湖南省医药卫生科技进步奖三等奖，其后受湖南省卫生厅的委托举办了两届推广学习班。与湖南医科大学附属湘雅医院检验科共同讲授的《临床检验学基础》课程被湖南医科大学评为"优秀课程"。

1996 年，科室被评为湖南医科大学检验系"优秀教研室"。王继贵主编的《临床生化检验》第二版发行，次年获湖南医科大学科教优秀专著三等奖。"积极开展免疫球蛋白轻链 K 型等新试验""开展Ⅳ型胶原肽等新试验"分获医院医疗新技术四等奖。王继贵等撰写的论文《血培养基中加入聚茴香脑磺酸钠的培养观察》、唐爱国等撰写的论文《血浆 GSH-PX 活力比色测定法》被评为湖南省医学会 1993—1995 年度优秀学术论文。

1997 年，唐爱国主持的课题"荧光法测定血清(浆)谷胱肽过氧化物酶的研究"获湖南省医药卫生科技进步奖三等奖。王继贵、唐爱国与湖南医科大学附属湘雅医院临床检验学教研室陈林立等共同承担的教学科研项目"开拓联合共创新路，高质量培训高级人才"获湖南医科大学校级教学成果二等奖。

1998 年，周赛琴副主任退休，卿之驹任科室副主任。卿之驹的论文《免疫印迹技术联合检测 7 种 ENA 抗体的临床意义》被评为湖南省医学会 1995—1997 年度优秀学术论文一等奖。"全力以赴，快速、准确检出感染性食物中毒病原体"获医院医疗新技术四等奖。

1999 年 4 月，王继贵当选为中华医学会第 22 届理事会理事。科室成为生物化学与分子生物学硕士学位点，唐爱国被遴选为硕士研究生导师。唐爱国的论文《高效液相色谱法快速直接测定血清苯丙氨酸和酪氨酸》在中华医学会检验医学分会主办的全国临床化学与检验医学大会上获"优秀论文三等奖"。唐爱国等完成的课题"高效液相色谱法在临床检验中的应用"获湖南省医药卫生科技进步奖三等奖。12月，王继贵荣获原人事部、卫生部、国家中医药管理局授予的"全国卫生系统先进工作者"称号。

2000年，科室开启独立招收、培养硕士研究生工作，唐爱国教授招收硕士研究生2名，其中1人为1999年入读。购置检测速度达1600T/H的"日立7600-020全自动生化分析仪"1台。蒋洪敏当选为湖南省医学会第六届检验专业委员会青年委员。"高效液相色谱—紫外法测定苯丙氨酸和酪氨酸"获医院医疗新技术三等奖；"主要几种细菌耐药性检测""蛋白电泳技术革新""急诊干化学分析"及"肌红蛋白检测"获医院医疗新技术四等奖。

2001年9月，王继贵卸任科室主任职务，由唐爱国副主任主持科务工作。卿之驹当选为湖南省医院协会检验专业委员会副主任委员。曹伟主持的"真菌的药物敏感性测定"、陈远林主持的"艾滋病抗体快速测定"、曾谙主持的"HBV前S1抗原酶免测定"分别获医院医疗新技术三等奖。

2002年，科室新购置Sysmex公司"XE-2100全自动血液分析仪""澳斯邦辉煌之星全自动酶免分析仪"等。硕士研究生王清平(导师唐爱国)的论文《高效液相色谱—紫外法快速测定血清中的色氨酸》在中国化学会主办的《色谱》杂志发表。蒋洪敏主持的"新检验项目的开发及研究"获医院医疗新技术三等奖。

2003年，SARS(非典)肆虐我国，曹伟参加湖南省卫生厅专家组进驻的长沙市芙蓉区疾病预防控制中心，参与"非典"筛查工作长达40天。莫喜明、蒋哲峰、陈若虹、文凯良、李梅、张婷婷等同志积极报名参加"非典"防治、抢救志愿队，分3批次战斗在抗击"非典"第一线，他们在隔离区医务人员生活场地24小时待命，随时在专用实验室对可疑患者的样本进行检测。科室成为临床检验诊断学硕士研究生学位点，唐爱国、卿之驹、蒋洪敏、夏运成、胡敏、唐玲丽、王敏和王勇军等先后被遴选为硕士生导师招收研究生。科室举办国家级医学继续项目"检验医学新进展"学习班，学员60余人。举办科室首届学术论文交流会，30篇学术论文在大会宣读。卿之驹一项课题获湖南省卫生厅资助，蒋洪敏一项课题获湖南省科学技术厅立项。胡敏参与的课题"高敏C-反应蛋白检测的临床应用"、唐爱国主持的课题"血清苯丙氨酸和酪氨酸高效液相色谱—荧光检测法的建立及临床研究"分获医院医疗新技术二等奖、三等奖。

2004年，科室举办第二届国家级医学继续项目"检验医学新进展学习班"，学员80余人。王继贵教授建立"缺血修饰清蛋白比色测定法"并临床应用。召开本科室第二届学术论文交流会。唐玲丽一项课题获湖南省中医药管理局立项。唐爱国等一项课题获湖南省计划项目资助。唐爱国论文《高效液相色谱—荧光检测法测定苯丙酮尿症患者血清苯丙氨酸和酪氨酸》在第六届全国检验医学学术会议暨第二届世界华人临床化学和检验医学大会上被评选为优秀论文。秦立新主持的"抗环瓜氨酸肽抗体检测及临床应用"获医院医疗新技术三等奖。

2005 年，唐爱国一项课题获湖南省计划项目资助，一项课题获湖南省卫生厅资助。董存岩一项课题获湖南省计划项目资助。7 月，医院新建外科大楼投入使用，检验科迁入，医疗用房面积达 1600 m²。12 月，王继贵任湖南省医学会第七届检验专业委员会名誉主任委员，唐爱国任副主任委员。门诊化验室荣获医院"芙蓉标兵岗"。胡敏主持的"缺血修饰白蛋白的检测方法的建立及其在早期心肌缺血诊断中的应用"、陈新瑞主持的"辉煌之星全自动酶免分析仪在测定肝炎标志物中的应用"分获医院医疗新技术三等奖、四等奖。

2006 年 9 月，唐爱国任科室主任兼教研室主任。唐爱国当选为湖南省第一届医师协会理事会理事。科室举行大会祝贺王继贵教授七十华诞暨从医五十年暨学术报告会，尹邦良院长、黄金华副书记出席大会，尹邦良院长致辞祝贺，王继贵、唐爱国、卿之驹、胡敏等七位专家作学术报告，其内容涵盖了当代检验医学的新技术、新进展和实验室认可等。科室申报检验科住院医师培训基地，通过国家卫生部专家组评审。细菌室成为全国细菌耐药监测网络实验室。胡敏、王敏各有一项课题获湖南省自然科学基金资助，姚冬梅一项课题获湖南省科学技术厅资助。唐爱国等完成的"高效液相色谱—紫外法测定血清犬尿氨酸和色氨酸"获医院医疗新技术二等奖。

2007 年，检验科住院医师培训基地通过原卫生部专家组复审。王敏申报的课题获国家自然科学基金青年项目资助。皮兰敢硕士被评为湖南省优秀硕士毕业生。新购置"罗氏MDPP 全自动生化分析仪（4800T/H）""拜尔 2120 血液分析仪""东亚 CA7000 全自动血凝仪""BD9240 自动细菌培养仪"。唐爱国完成的"高效液相色谱荧光法同时测定血清色氨酸和犬尿喹啉酸"获医院医疗新技术三等奖。唐爱国被聘为二级主任技师。

2008 年年初，湖南省遭遇罕见的雨雪冰冻天气，在灾难面前，全科室职工坚守岗位，战斗在临床第一线，确保医疗工作的正常运行，并积极捐款，为帮助受灾群众克服困难渡过难关。5 月 12 日，汶川大地震，科室员工在第一时间行动起来，用各种方式投入抗震救灾工作中，踊跃报名参加抗震救灾医疗队，全体职工慷慨解囊，奉献爱心，科室党小组成员积极响应党中央组织部的号召，以交纳"特殊党费"的方式支持抗震救灾。9 月，埃塞俄比亚留学生穆萨被录取为唐爱国的硕士研究生。唐爱国指导硕士研究生罗昔波和肖乐东完成的两篇论文 *Determination of kynurenine in serum by high-performance liquid chromatography with on-column fluorescence derivatization* 和 *Simultaneous determination of kynurenine and kynurenic acid concentrations in human serum by HPLC with dual wavelengths fluorescence detection* 在 CLIN CHIM ACTA 发表，姚冬梅的论文 *Analysis of pathogen distribution and drug resistance of nosocomial infections accompanied in patients with malignant tumor* 在 *China J Cancer Research* 发表，为科室首次在 SCI 源刊发表论文。全年发表学术论文 36 篇，其中第一作者 33 篇（SCI 收录论文 3 篇，中国科技论文统计源期刊 30 篇）。年人均发表论文数进入院内前 10 名。湖南省医学会检验专业委员会授予王继贵"湖南省医学会检验专业委员会终身成就奖"。唐爱国主持的"新的 HPLC 法测定血清犬尿氨酸和犬尿喹啉酸及临床应用"、秦立新主持的"Sysmex XE-2100 全自动血细胞分析仪检测外周血造血干/祖细胞的临床应用"分获医院医疗新技术二等奖、三等奖。

2009 年 4 月，胡敏任科室副主任。唐爱国被遴选为临床检验诊断学博士生指导教师。10 月，王继贵当选为湖南省医学会第八届检验专业委员会名誉主任委员，唐爱国当选为候任主任委员，胡敏当选为委员。唐爱国被聘为《实用检验医师杂志》第一届编辑委员会编委，第二届连任。卿之驹被聘为《国际检验医学杂志》第三届编委会常务编委。唐爱国主持的"血浆 GSH 荧光测定法的建立及临床应用研究"获第七届湖南医学科技奖三等奖，主持的"色氨酸及其代谢物检测的新技术"获中南大学实验技术成果一等奖。莫喜明主持的"HPLC 技术直接测定末梢血苯丙氨酸用于苯丙酮尿症的诊治"获医院医疗新技术三等奖。

2010 年 9 月，胡敏作为高级访问学者赴美国研修，为期一年。唐爱国等申请国家发明专利 5 项。唐爱国招收临床检验诊断学博士学位研究生 1 名。罗昔波的毕业论文《在线衍生高效液相色谱—荧光法测定血清犬尿氨酸、色氨酸及其临床应用》被评为湖南省优秀硕士学位论文。项忠元主持的"血清色氨酸、犬尿氨酸和犬尿喹啉酸的同步测定"获医院医疗新技术二等奖。

2011 年，科室的分子生物学实验室（临床基因扩增实验室）通过国家卫生部专家组验收，开展 TB-DNA 等项目的检测。急诊生化室开展电化学发光法检测 N-端脑钠肽前体、降钙素原、白介素 6（IL-6）、高敏肌钙蛋白 I 等新项目。申请国家发明专利 1 项。卜艳红的毕业论文《胰岛素受体底物影响小鼠前脂肪细胞和前成骨细胞分化的作用和机制》被评为湖南省优秀硕士学位论文。12 月，唐玲丽赴美国研修。留学生穆萨硕士毕业，获 2011 年教育部优秀外国留学生奖学金，在科室教研室继续攻读博士学位。李影、唐爱国等的"高效液相色谱法测定慢性肾功能不全患者血清中芳香族氨基酸"获医院医疗新技术成果二等奖和中南大学医疗成果三等奖。

2012 年，开展科室 TPSA、HPV、EBV、CMV、PGⅠ/PGⅡ、G-6-PD、液基夹层杯法检测抗酸杆菌等 13 项新检验项目（技术）。8 月郑荣、陈新瑞等从中南大学湘雅二医院 1 例诊断为"慢性阻塞性肺疾病急性加重、慢性肺源性心脏病"的住院患者送检痰标本中检出"蠊缨滴虫"，在湖南省属首次报道；"省内首次检出蠊缨滴虫感染病例"获医院医疗新技术三等奖。5 月 27 日—6 月 1 日，科室承办"2012 年湖南省人口计生委孕前优生健康检查临床检验培训班"。6 月，科室主办"中南大学湘雅二医院医疗联盟医院检验医学论坛"，来自医疗联盟（湖南省内）医院检验科主任、骨干和其他医院检验科主任及核医学科主任共 130 多人参加。6 月 7—10 日，由中华医学会检验医学分会主办，中南大学湘雅二医院、湘雅医院和省人民医院共同承办的"城乡对口支援临床检验技术标准及培训湖南站"活动在长沙举行，来自湖南省内县、乡级医院的 110 多名检验科主任、技术骨干参加培训。12 月 2—7 日，原卫生部临床检验人员培训项目（中南大学湘雅二医院培训班）开班，来自岳阳市和株洲市所辖市、县(区)、厂矿(乡镇)医院的90多名临床检验人员参加培训。"国家紧急医学救援队"落户湘雅二医院,救援队配有专门的检验技术用车,陈远林、文令军、李荣华、梁好等队员分批次随队参加现场急救演练。唐爱国、胡敏分别当选湖南省医院协会第三届临床检验管理专业委员会副主任委员和委员,分别当选为湖南省医学教育科技学会第一届医学检验教育专业委员会副主任委员和副秘书长。项忠元的毕业论文荣获湖南省优秀硕士学位论文。唐浩能荣获湖南省普通高等学校2012届"优秀毕业生"、湖南省普通高校"优秀学生党员"。

2013年,科室开展检验新项目"地中海贫血分型检测""结核斑点试验(T-SPOT)""G试验""内毒素测定""尿蛋白免疫固定电泳分析"共5项。微生物检验室、分子生物学检验室和HIV初筛检验室向长沙市卫生局成功报备"二级生物安全实验室"。郑荣热心帮助一名素不相识的40岁不孕患者,多次帮助其求医,提供耐心细致的咨询服务,患者向医院写信感谢。12月2—7日,按照湖南省卫生厅医政处《关于组织开展2013年国家卫生计生委临床检验人员培训项目的通知》的要求,由医院检验科承担的衡阳市和湘西自治州所辖市、县(区)医院临床检验人员培训班如期开班,共41名临床检验人员参加了培训。李影的论文《高效液相色谱—荧光法同时测定慢性肾功能不全患者血清中芳香族氨基酸》评为湖南省优秀硕士学位论文。唐爱国等完成的"芳香族氨基酸及其代谢产物快速检测与应用"荣获2013年湖南省科学技术进步奖二等奖。唐爱国教授被选为湖南省医学会第九届检验专业委员会主任委员,胡敏当选为委员兼秘书,莫喜明当选为青年委员,湖南省医学会检验专业委员会挂靠湘雅二医院检验科。唐爱国当选为中国医师协会检验医师分会第三届委员会委员。卿之驹当选为湖南省中医药和中西医结合学会第二届检验医学专业委员会副主任委员。科室荣获2012—2013年度医院"质量安全年度评价与百日竞赛活动"先进集体。王敏被评选为湖南省医药卫生"225工程骨干人才"。唐爱国被评聘为一级主任技师(二级正高岗位)。

2014年,3月,科室承办湖南省医学会检验专业委员会临床微生物学检验学术沙龙,全省100余人参会;3月11~14日,科室举办"ISO 15189实验室认可"内审员培训班,30余名中青年技术骨干参加培训,拉开申报ISO 15189实验室认可的序幕。4月,唐爱国卸任科室主任,胡敏任检验科主任兼临床检验学教研室主任;承办湖南省医学会检验专业委员会"血栓与止血学术沙龙",60多名来省内检验专家学者参加。5月,承办中国医师协会风湿免疫科医师分会"风湿免疫病实验诊断技术全国培训项目·湖南长沙站"培训活动,全省近300名检验技术人员人参加。6月底,举办"自身抗体检测技术临床应用研讨会",湖南省三甲医院为主体的50多位检验科主任和专家参加研讨会。11月,承办2014年国家卫健委中西部地区临床检验人员培训班,来自衡阳和邵阳地区所辖市、县、区医院的65名基层临床检验人员参加培训。本年度科室获国家自然科学基金课题1项,湖南省级科研课题2项。胡敏副主编,唐爱国、钟政永、蒋洪敏等参编专著《临床生物化学检验》。胡敏当选湖南省康复医学学会心理康复专业委员会第二届委员会委员，被聘为《中华临床实验室管理电子杂志》第一届编辑委员会特邀编委。王敏当选湖南省临床检验质量控制中心委员，获评 2014 年优秀创新创业项目负责人。科室获评医院 2014 年度"支撑平台科室优秀奖"。莫喜明荣获中南大学 2013—2014 年度"优秀共产党员"、医院 2013—2014 年度"十佳青年"。唐浩能获评医院 2013—2014 年度"工会积极分子"、医院 2013 年度"优秀住院医师"称号。项忠元获评医院 2014 年度"宣传工作先进个人一等奖"、医院"工会积极分子"。

2015 年，科室开展"中性粒细胞明胶酶相关脂质运载蛋白""EB 病毒 Rta 蛋白抗体 IgG 检测""EB 病毒衣壳抗原（VCA）IgA 检测""EB 病毒早期抗原（EA）IgA 检测""IgG 亚型（IgG1、IgG2、IgG3、IgG4）检测"等新项目共 11 项。按照 ISO 15189《医学实验室质量和能力的专用要求》建立实验室质量管理体系，并通过了中国合格评定国家认可委员会的第一次现场评审。11 月 14 日，由湖南省医学会检验专业委员会主办，科室承办的"2015 年临床血液体液形态学检验学术研讨会"在长沙顺利召开。2 名在读硕士研究生获国家奖学金。胡敏被增选为湖南省医学会第九届检验专业委员会副主任委员，当选中华医学会检验医学分会第九届委员会临床实验室管理学组委员，被聘为中国中西医结合学会检验医学专业委员会心血管病检验诊断学术委员会委员。唐玲丽当选中华医学会检验医学分会第九届委员会青年委员会委员及临床免疫学组委员。科室获 2015 年中南大学湘雅二医院"支撑平台科室优秀奖"。胡敏等"真菌检测平台的建立及应用"获医院医疗新技术二等奖。湖南省医学会检验专业委员会（科室为主任委员单位）荣获湖南省医学会 2014 年度"先进专业委员会"，之后至 2017 年度连年获此殊荣。

2016 年，科室新开展"隐球菌荚膜抗原测定""淋巴细胞亚群六项（流式法）""人类白细胞抗原 B27 测定（HLA-B27）""异常凝血酶原（PIVKA-Ⅱ）""总铁结合力（TIBC）""外周血循环肿瘤细胞的筛选与检测""心血管药物个体化用药基因检测（华法林、氯吡格雷、他汀类）"等临床检测项目 7 个。经湖南省卫健委授权，科室成为 H7N9 核酸检测实验室。2 月，陈新瑞参加湖南省第十八批援塞拉利昂医疗队，随队出征。3 月 19 日，由湖南省医学会检验专业委员会主办、科室承办的"湖南省 2016 年体液、血液形态学术研讨会"在长沙市举行，湖南省临床检验人员 400 多人参会。6 月 3 日，由中华医学会检验分会主办，湖北、湖南和江西三地医学会检验专业委员会承办的基层检验技师网络培训计划在武汉、长沙、南昌三地举行，湖南分会场培训计划由科室承办。唐爱国担任湖南会场主持，胡敏参加会议答疑，杨一芬进行专题演讲。科室获国家自然科学青年基金课题 2 项。唐玲丽的论文 Genome-wide identification of Chlamydia trachomatis vaccine antigens 在重庆市召开的中华医学会第十二次全国检验医学学术会议中青年英文演讲比赛中被评为二等奖。唐爱国当选为中国医学装备协会检验医学分会常务委员、中国医师协会检验医师分会老年疾病检验医学专业委员会第一届委员会委员。胡敏当选为湖南省医师协会第一届检验医师分会副会长、湖南省健康服务业协会医卫检验分会第一届理事会常务副理事长。唐玲丽当选海峡两岸精准医学协会 HPV 感染疾病专业委员会常务委员，中国分析测试协会标记免疫分析专业委员会分子诊断学组副组长，中国微生物学会医学微生物学与免疫学专业委员会四体学组副组长，湖南省健康服务业协会医卫检验分会第一届理事会常务理事。曹伟当选为湖南省中医药和中西医结合学会检验医学专业委员会微生物学组副组长。项忠元当选为湖南省医师协会第一届检验医师分会青年委员。科室在湖南省教育工会主办的第七轮"芙蓉杯"百万女职工"提素质、立新功"竞赛活动中荣获"芙蓉标兵岗"荣誉称号。8 月，湖南省医学会授予王继贵"湖南省医学会终身成就奖"。9 月，湖南省医学会检验专业委员会、中南大学湘雅二医院检验科共同举办庆贺"王继贵教授从医六十年"学术报告会，湖南省医学会刘家望会长、中南大学湘雅二医院院领导及全省医学检验专家 200 多人出席。胡敏主持的课题"基于 ISO15189 质量管理体系的建立及应用"获医院医疗新技术三等奖。

2017 年，科室开展了 3 项新项目，即"梅毒免疫印迹法、肝胆酸、亚甲基四氢叶酸还原酶基因检测"，陈新瑞获湖南省"2015—2016 年度援外医疗先进个人"等荣誉称号。2016 年冬季和 2017 年春、夏季出现 H7N9 禽流感疫情，检验科迅速部署，快速建立 H7N9 核酸检测方法，2017 年在长沙市检出 3 例阳性病例。3 月，由湖南省医学会检验专业委员会主办、科室承办的"血栓、止血检验与临床学术交流会"在长沙举行，来自湖南省各级医院检验科、骨科、妇产科和血液科等科室的医生和技术人员 150 余人参加会议。获国家自然科学基金青年基金项目 2 项。10 月，湖南省医学会检验专业委员会进行换届选举，胡敏当选为湖南省医学会第十届检验专业委员会候任主任委员，唐爱国任名誉主任委员，唐玲丽当选为委员，项忠元当选为青年委员。11 月，唐爱国当选为中国医师协会检验医师分会第四届委员会常务委员。12 月，蒋洪敏当选为湖南省中医药和中西医结合学会第三届检验医学专业委员会委员，聘为《国际检验医学杂志》第五届编委会青年编委。科室在第三届全国临床检验装备技术与应用学术会议优秀论文评选中荣获"优秀学术团队奖"。唐浩能获首届长城检验医学会议"青年之声"演讲比赛一等奖。12 月，教研室组织青年教师举办临床案例讲课比赛，共 19 名选手报名参赛。

2018 年，曾谞参加湖南省第 20 批国际医疗队，赴塞拉利昂。3 月，中南大学湘雅二医院检验专科区域医疗联合体成立，本次医联体共有省内 14 个市、州的各级医疗机构共 260 余家单位签约；经湖南省卫健委批准成立湖南省临床分子诊断中心，挂靠科室，胡敏任中心主任，王敏和唐玲丽任副主任；中心授牌仪式及医联体成立大会于 23 日在湘雅二医院举行。3 月 24 日，由湖南省医学会检验专业委员会主办，中南大学湘雅二医院检验科承办的 2018 年临床血液体液形态学学术研讨会在长沙举行，湖南、湖北、广西壮族自治区、云南和四川等省份的 600 余名检验专业人员参会。6 月，胡敏增选为中国医师协会检验医师分会第四届委员会委员。胡敏等完成的项目"血常规复检规则的应用、验证及优化"荣获2017 年度中南大学临床研究与医疗新技术成果奖一等奖。

岁月留影

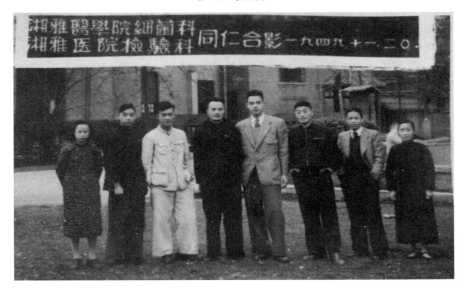

开院、开科元老周令任主任（左三）在湘雅医院学习毕业，
工作多年后 1957 年调到到湖南医学院第二附属医院工作

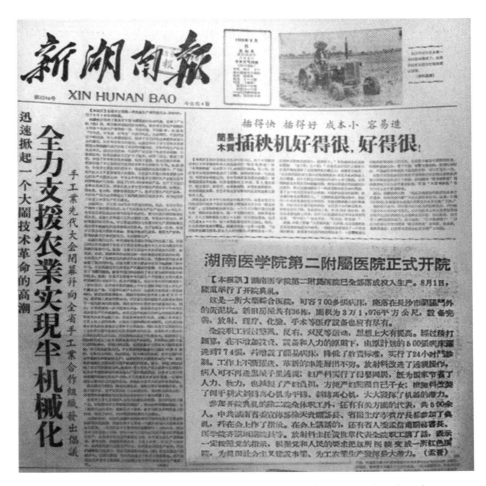

1958 年 8 月 8 日，《新湖南报》报道湖南医学院第二附属医院正式开院

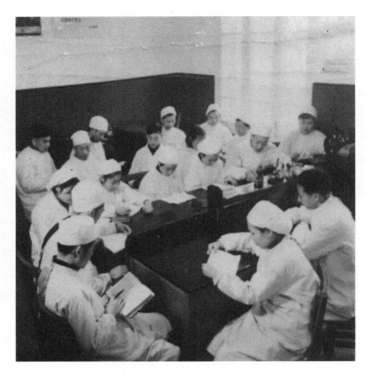

20 世纪 60 年代末检验科的政治学习

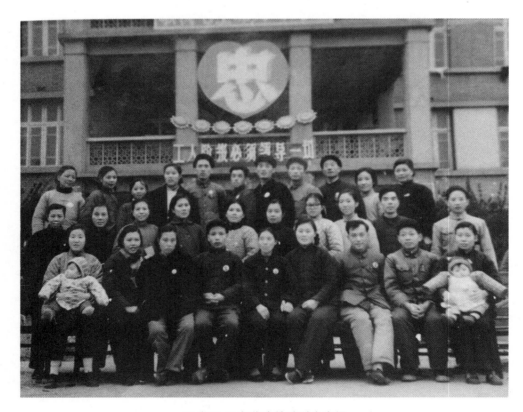

20 世纪 60 年代末检验科全家福

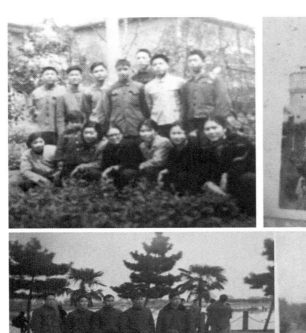
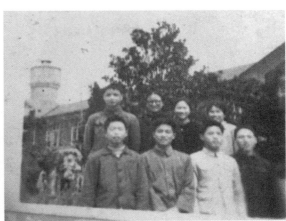
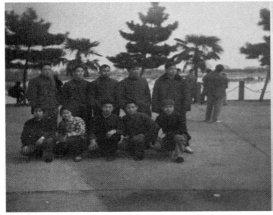
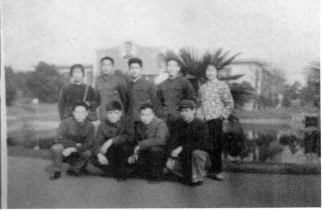

20 世纪 70 年代初，科室老师与进修人员合影

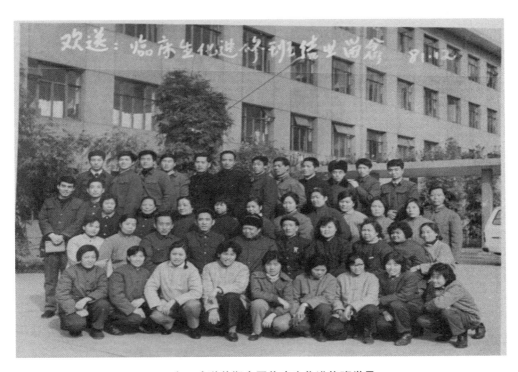

1981 年，欢送首期全国临床生化进修班学员

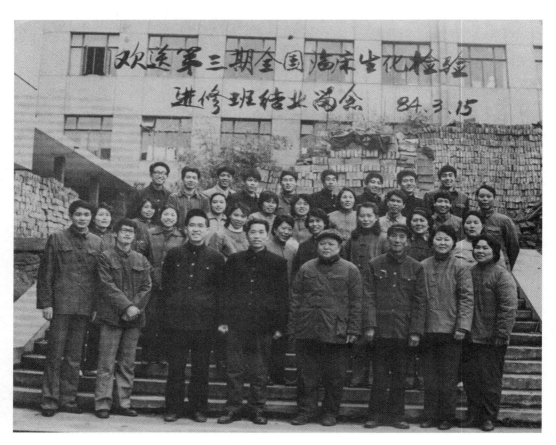

1984 年，欢送第三期全国临床生化检验进修班学员

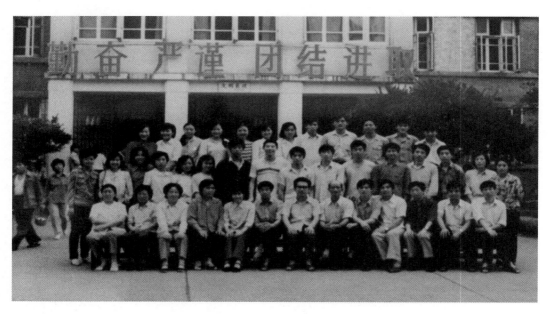

1987 年，欢送实习生

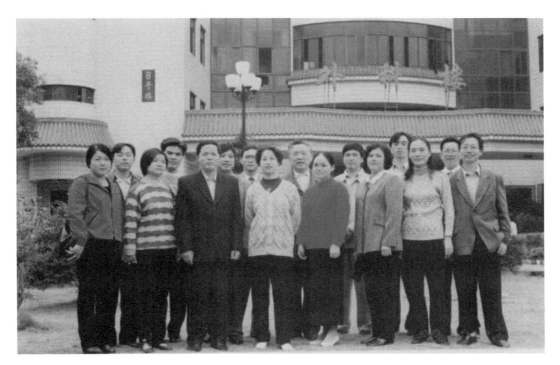

1999 年，欢送进修班学员

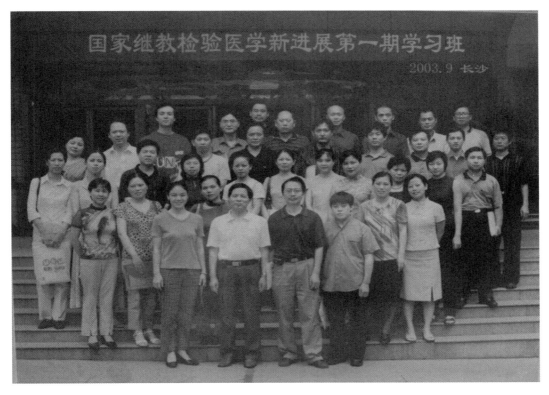

2003 年，检验科举办首期国家级医学继续教育学习班

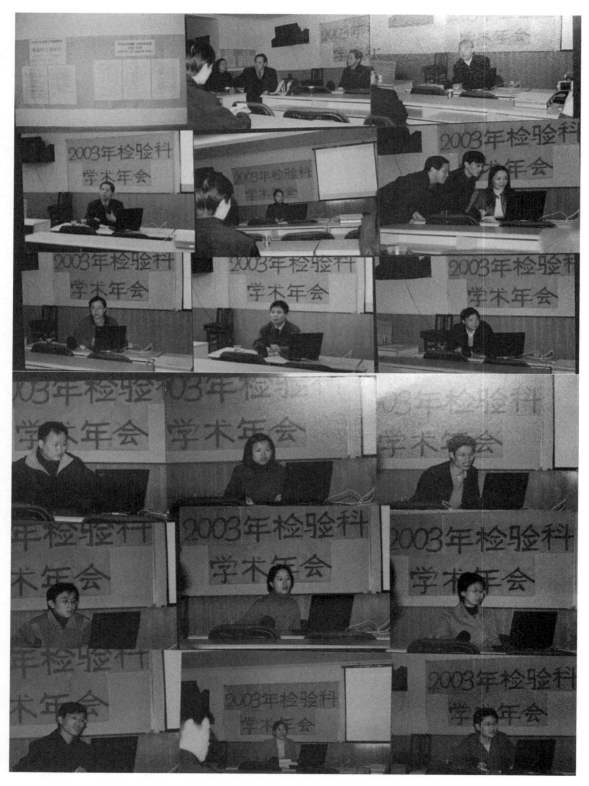

2003 年，检验科举办首次科室学术年会

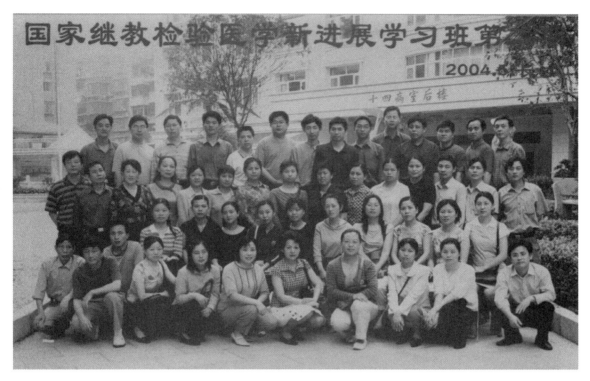

2004 年，检验科举办第二期国家级医学继续教育学习班

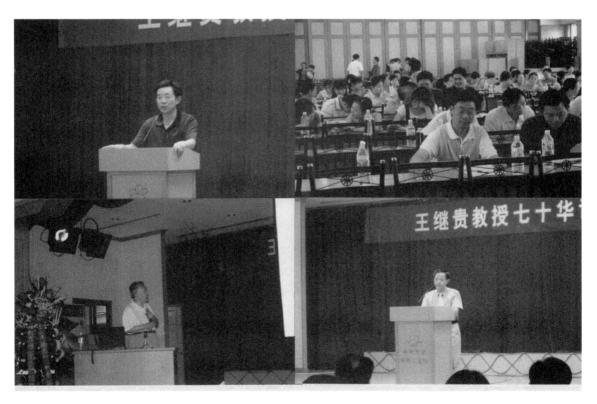

2006 年，检验科举办王继贵教授从医 50 年学术报告会

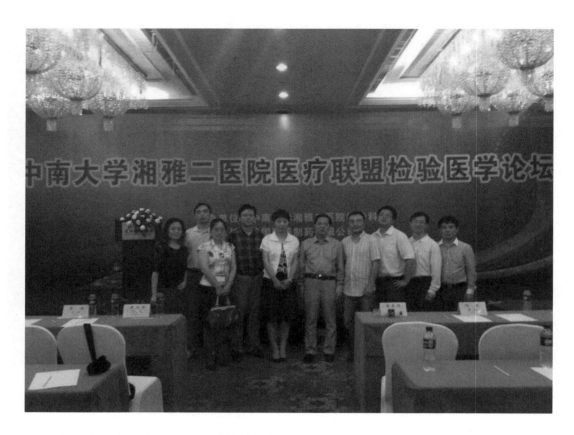

2012 年，举办中南大学湘雅二医院医疗联盟医院检验医学论坛后，检验科主任、组长与省外专家合影

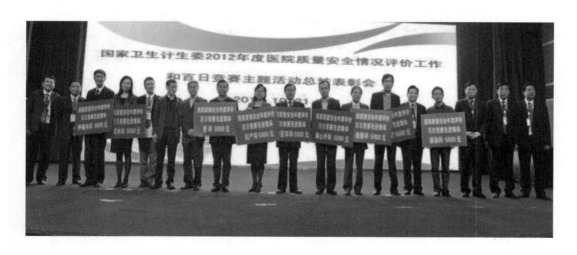

2012 年，唐爱国主任（右七）代表检验科在医院表彰大会领奖

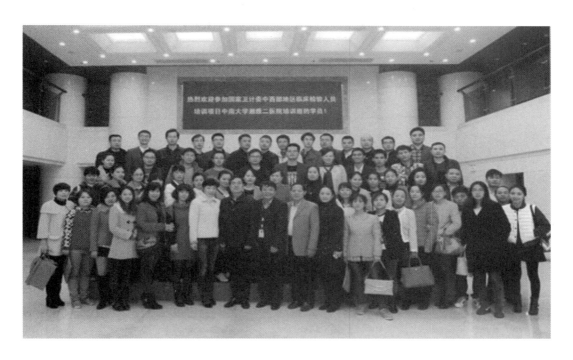

2014 年，检验科接受国家卫计委指派举办中西部地区临床检验人员培训班

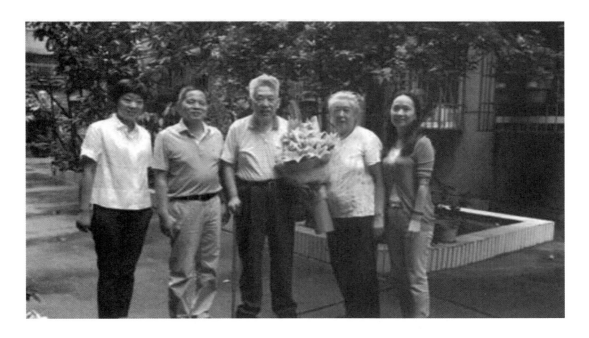

2015 年教师节，科室看望开院、开科元老王继贵主任和杨桂英老师夫妇

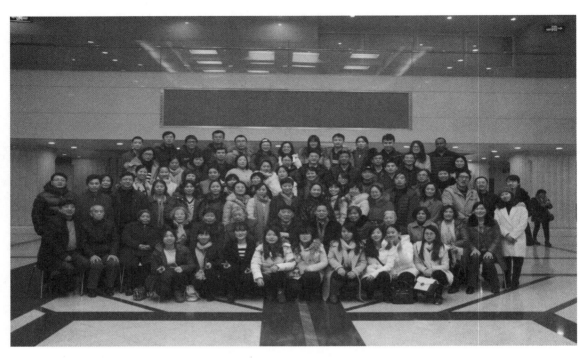

2016 年春节，检验科全家福

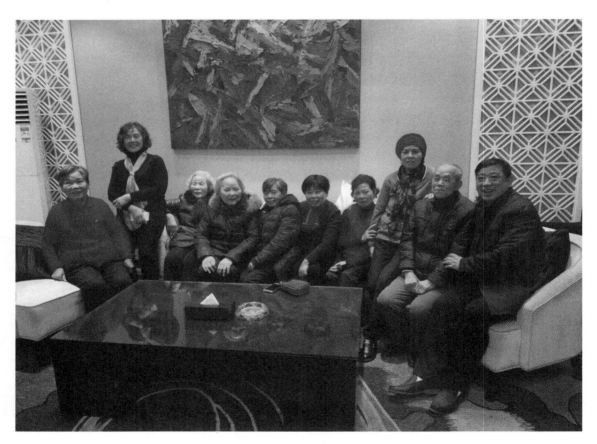

退休老师欢聚一堂

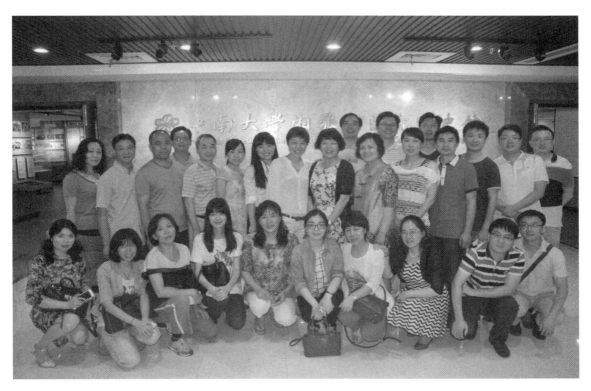

科室组织参观中南大学湘雅二医院院史馆

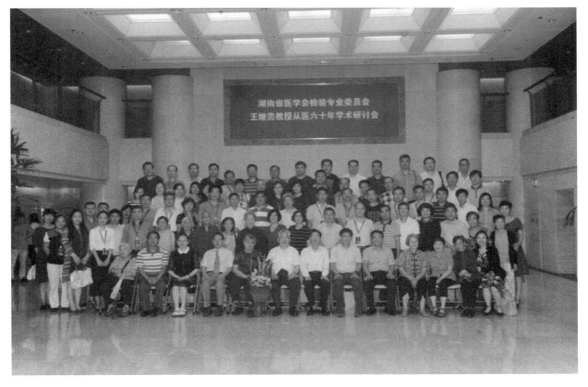

2016 年 8 月,检验科与湖南省医学会检验专业委员会共同举办王继贵教授从医 60 年学术研讨会

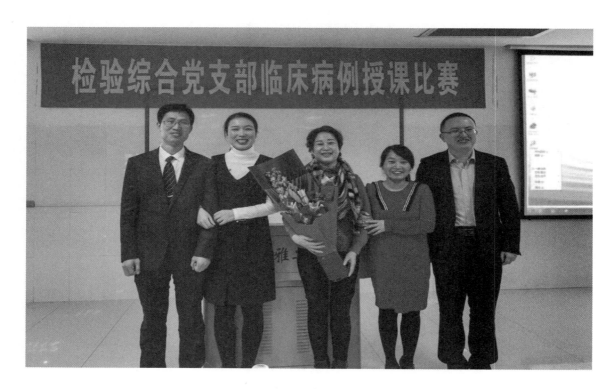

检验科参加授课比赛获奖教师合影

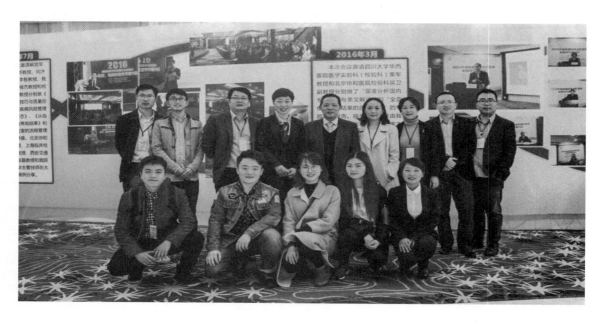

检验科又一次成功承办湖南省医学会检验专业委员会临床血液体液检验学术会议

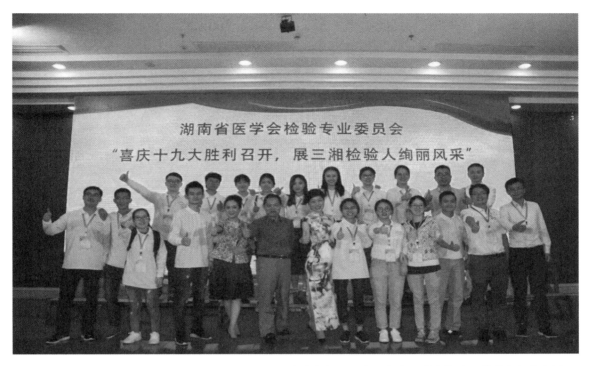

2017 年 10 月,检验科作为主任委员和承办单位,派出的会务人员在湖南省医学会检验医学学术年会合影

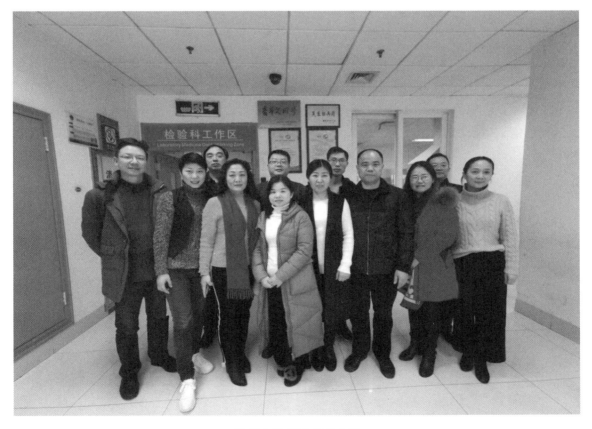

科室主任、专业组长合影

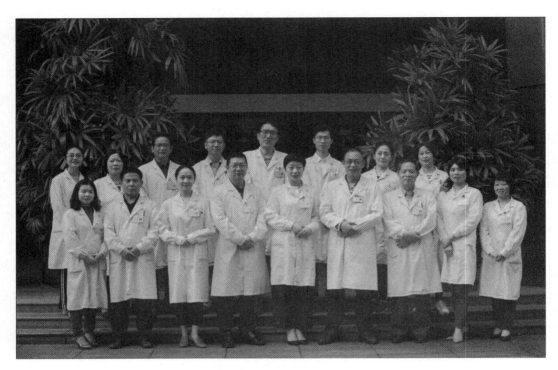

科室正、副高级职称技术人员

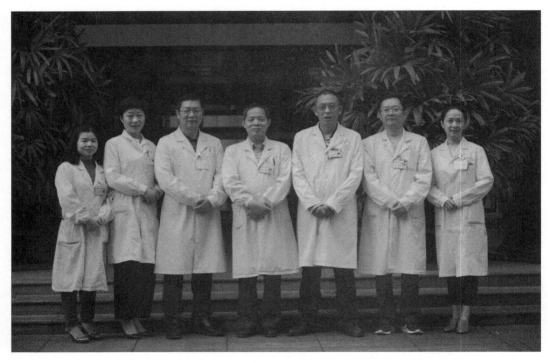

科室研究生指导教师

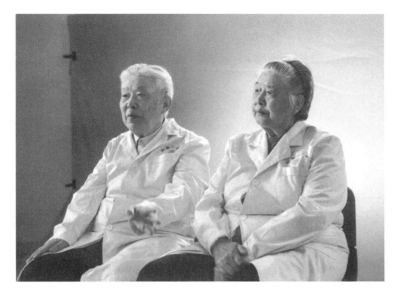

2018 年,开院、开科元老王继贵教授和杨桂英老师夫妇在回忆检验科的艰苦创业史

第二节　历任科室负责人

1. 检验科(临床检验教研室)

1957 年 10 月—1959 年 4 月　负责人：周令任

1959 年 5 月—1968 年 4 月　副主任：周令任

1968 年 5 月—1972 年 1 月　负责人：王继贵(主持科务工作)、李安华、林振武

1972 年 1 月—1977 年 9 月　副主任：王继贵

1977 年 10 月—1986 年 4 月　主任：王继贵

1986 年 5 月—2001 年 9 月　主任兼临床检验学教研室主任：王继贵

副主任兼临床检验学教研室副主任：周赛琴(1986 年 5 月—1998 年 9 月)、邓宝爱(1992 年 7 月—1994 年 12 月)、唐爱国(1995 年 1 月—2001 年 9 月)、卿之驹(1998 年 10 月—2001 年 9 月)

2001 年 10 月—2006 年 9 月　副主任兼临床检验学教研室副主任：唐爱国(主持科务工作)、卿之驹

2006 年 10 月—2009 年 3 月　主任兼临床检验学教研室主任：唐爱国

副主任兼临床检验学教研室副主任：卿之驹

2009 年 4 月—2014 年 3 月　主任兼临床检验学教研室主任：唐爱国

副主任兼临床检验学教研室副主任：卿之驹、胡敏

2014 年 4 月—　主任兼临床检验学教研室主任：胡敏

副主任兼临床检验学教研室副主任：卿之驹　唐玲丽（2014 年 9 月—）

2. 湖南省临床分子诊断中心（2018 年 3 月成立）

主任：胡敏

副主任：王敏　唐玲丽

第三节　学科、学术带头人

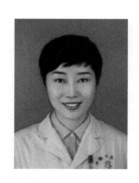

　　胡敏，女，汉族，博士，主任技师，硕士研究生导师，现任中南大学湘雅二医院检验科暨临床检验学教研室主任，湖南省临床分子诊断中心主任。1969 年 3 月出生于湖北省荆州市。1991 年 7 月毕业于湖南医科大学（现中南大学）医学检验系，同年分配至湖南医科大学附属第二医院（现中南大学湘雅二医院）检验科工作至今。1996 年晋升为主管技师，2001 年获中南大学免疫学硕士学位；2006 年晋升为副主任技师，同年获中南大学内科学博士学位；2007 年遴选为临床检验诊断学硕士研究生指导教师，2014 年晋升为主任技师。中华医学会检验医学分会第十届委员会委员，中国医师协会检验医师分会第四届委员会委员。湖南省医学会第九届检验专业委员会副主任委员、第十届委员会候任主任委员；中国合格评定国家认可委员会（CNAS）ISO15189 技术评审员；湖南省医院协会临床检验管理专业委员会委员，湖南省免疫学会临床免疫分会委员，湖南省医学教育科技学会检验教育专业委员会副主任委员；中国中西医结合学会检验专业委员会青年委员及心血管病检验诊断学术委员会委员。曾任中华医学会检验医学分会第九届委员会临床实验室管理学组、感染性疾病学组委员。中华医学会健康管理学分会第三届委员会检验学组委员。国家学位专家、卫生系列高级职称评委库专家、湖南省自然科学基金评审委员、长沙市科技项目评审委员、湖南省科技专家、博鳌乐城国际医疗旅游先行区专家咨询委员会专家，《中华检验医学杂志》《中华临床实验室管理杂志》编委及《中国医师杂志》审稿专家等。承担参与国家、省、厅级科研课题 10 多项，主持完成省市级课题 4 项；参编教材《临床检验仪器学实验教程》（高等医学院校教材，人民卫生出版社），《临床检验基础》（中国医药科技出版社）；担任《临床生物化学检验》（人民卫生出版社）副主编。

　　致力于载脂蛋白结构及功能的研究。研究方向为血脂与动脉粥样硬化和炎症与脂代谢紊乱，依据生物信息学技术及分子生物学技术，体外重组了载脂蛋白 AV 和 M，并筛选出各自的单克隆抗体，建立检测人血清中载脂蛋白浓度的 ELISA 法，并申请发明专利。参加国家自然科学基金课题"ApoAⅠ/E 嵌合肽的优选及其抗动脉粥样硬化机制研究

（30770857）"。2010 年 9 月至 2011 年 10 月，受美国弗吉尼亚联邦大学（Virginia Commonwealth University）的邀请，前往该大学生物化学部从事胆汁酸及胆固醇代谢的基础及临床研究。现主要致力于载脂蛋白 M 与血脂、胆汁酸以及炎症指标相关性研究，观察 ApoM 在脂代谢、胆汁酸代谢以及炎症反应中的生理病理机制，旨在为临床诊断和治疗提供敏感、特异的生物标志物。已在国内外杂志上发表相关研究论文 50 余篇，SCI 收录论文 10 余篇，其中以第一作者或通讯作者发表 SCI 收录论文 9 篇。

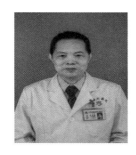

　　唐爱国，男，汉族，中共党员，一级主任技师（二级正高岗位），临床检验诊断学博士研究生导师，曾任检验科暨临床检验学教研室主任。1954 年 3 月出生于湖南省华容县。1971 年 7 月毕业于湖南医学院第二附属医院医训队检验专业，毕业后分配到湖南医学院第二附属医院（现中南大学湘雅二医院）检验科从事临床检验工作。1985 年晋升为检验师，1989 年晋升为主管技师，1994 年晋升为副主任技师，2000 年晋升为主任技师，2007 年晋聘为二级主任技师，2013 年晋聘为一级主任技师。1999 年被遴选为硕士研究生导师，2009 年被遴选为临床检验诊断学博士研究生导师。1995 年 1 月—2001 年 8 月任检验科暨临床检验学教研室副主任，2001 年 9 月—2006 年 8 月主持科务（主任空缺），2006 年 9 月—2014 年 3 月任检验科暨临床检验学教研室主任。曾兼任湖南省医学会第九届检验专业委员会主任委员，湖南省医学会暨医师协会理事。现兼任中国医师协会检验医师分会常务委员，中国医学装备协会检验医学分会常务委员，中国老年保健医学研究会检验医学分会第四届委员会常务委员，湖南省医学会第七届检验专业委员会副主任委员、第八届检验专业委员会侯任主任委员、第十届检验专业委员会名誉主任委员，湖南省医师协会检验医师分会顾问，湖南省医院协会临床检验管理专业委员会副主任委员，湖南省临床检验质量控制中心副主任，湖南省医学教育科技学会医学检验专业委员会副主任委员，湖南省生物化学与分子生物学学会理事。《医学临床研究》编委，《实用检验医师杂志》第 1、2 届编委，《中华检验医学杂志》《临床检验杂志》《中南大学学报（医学版）》等期刊审稿专家。承担、参与国家、省、厅等科研课题 10 余项。在 *CLIN CHIM ACTA*、*CLIN CHEM LAB MED*、*CLIN BIOCHEM*、《中华检验医学杂志》《临床检验杂志》等国内外期刊发表学术论文 180 多篇，其中 SCI 收录论文 30 多篇，参编专著 10 多部。荣获湖南省科技进步奖和湖南省医学卫生科技奖 4 次，其中以第一完成人荣获湖南省科技进步奖二等奖 1 次；荣获大学教学成果、医疗新技术成果和实验技术成果奖 3 次，其中以第一完成人荣获中南大学实验技术成果一等奖 1 次。荣获医院医疗新技术成果奖多次。招收、培养博士研究生 5 人、硕士研究生 30 多人，4 名研究生荣获湖南省优秀硕士学位论文奖，多人荣获中南大学优秀硕士学位论文奖。多次荣获医院、大学"优秀共产党员""先进工作者"等称号。2013 年 11 月—2017 年 10 月担任湖南省医学会第九届检验专业委员会主任委员期间，检验专业委员会年年获评湖南省医学会先进专业委员会。

1985 年 10 月赴日本东京 Waters 公司研修 HPLC 技术。在国内、率先建立开展荧光法、HPLC 法测定氨基酸等的分析方法数十项。作为第一完成人的课题项目"荧光法测定血清（浆）谷胱甘肽过氧化物酶的研究"于 1997 年获湖南省医药卫生科学技术进步奖三等奖；"高效液相色谱法在临床检验中的应用"于 2000 年获湖南省医药卫生科学技术进步奖三等奖；"血浆 GSH 荧光测定法的建立及临床应用研究"于 2009 年获湖南医学科技奖三等奖；"芳香族氨基酸及其代谢产物快速检测与应用"于 2013 年获湖南省科学技术进步奖二等奖。作为第二完成人的"荧光法测定血液中脂质氧化损伤标志物及抗氧化物的研究与临床应用"，1996 年获河南省医药卫生科学技术进步奖二等奖。第一完成人的"色氨酸及其代谢物检测的新技术"于 2009 获中南大学实验技术成果一等奖。指导研究生完成的毕业论文《在线衍生高效液相色谱—荧光检测法同时测定血清犬尿氨酸和色氨酸及其临床应用》《胰岛素受体底物影响小鼠前脂肪细胞和前成骨细胞分化的作用和机制》《高效液相色谱—荧光法同时测定血清色氨酸、犬尿氨酸和犬尿喹啉酸及其在 SLE 中的应用》和《高效液相色谱—荧光法同时测定慢性肾功能不全患者血清中芳香族氨基酸》于 2010—2013 年分别获评湖南省优秀硕士学位论文。

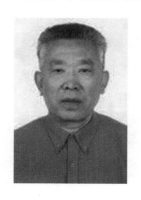

王继贵，男，汉族，中共党员，主任技师，曾任检验科暨临床检验学教研室主任。1937 年 9 月出生于湖北省谷城县。1957 年 7 月武昌卫生学校检验专业毕业，分配到湖南医学院第二附属医院（现中南大学湘雅二医院）检验科工作，2002 年 9 月退休，医院返聘工作至 2007 年 9 月。1965 年晋升检验师，1975 年晋升主管检验师，1985 年晋升副主任技师、副教授，1993 年晋升主任技师。1972—1977 年任检验科副主任（主持工作，主任空缺），1977 年 9 月—2001 年 9 月任检验科主任，1986—2001 年兼任临床检验学教研室主任。曾任检验科党支部书记。曾任中华医学会第 22 届理事会理事，中华医学会检验学分会第 3～5 届委员，湖南省医学会第 9～11 届理事、第 11 届常务理事，湖南省医学会检验专业委员会第 1 届委员、第 2 届副主任委员、第 3～6 届主任委员、第 7～8 届荣誉主任委员，《中华检验医学杂志》第 3～5 届编委，《中国医师杂志》《医学临床研究》等多种学术期刊编委。曾担任湖南省医院评审委员会评审员，1991—1995 年任湖南省科学技术进步奖特邀评审员。在《中华检验医学杂志》等多种专业期刊上发表学术论著、讲座报告、综述和译文等近 200 篇，在《健康报》《大众卫生报》等报纸杂志发表科普文章 20 多篇。主编大型学术专著《临床生化检验》和参编（审）《全国临床检验操作规程》《生物化学检验技术》和《实用全科医师手册》等专著、教材 10 多本。荣获湖南省医药卫生科技成果奖 4 项，湖南医科大学教学成果奖 1 项。1992 年 10 月起享受国务院政府特殊津贴，1999 年原人事部、卫生部和国家中医药管理局共同授予他"全国卫生系统先进工作者"称号。多次获评医院、大学和省直机关的先进工作者和优秀共产党员，医院优秀科室主任。湖南省医学会检验专业委员会 2008 年 1

月授予其终身成就奖，湖南省医学会2016年8月授予终身成就奖。1970—1990年在省内、国内率先创建"血红蛋白的鉴定及技术""嗜铬细胞瘤的实验诊断""尿液微量白蛋白比色测定"等医疗新技术10余项，并向省内外推广。成功研制瑞士产AVL电解质分析仪全套试剂及自动生化分析仪无机磷测定用试剂，应用于临床达8年之久，为医院节约了大量试剂费用。成功研制一种新的血膜染色剂、血液快速培养技术，在临床推广应用，1991年和1995年分别获湖南省医药卫生科技进步奖。1991年起参加湖南医科大学检验系理论教学工作，负责讲授"临床生化质量控制"及"临床检验基础质量控制"课程，作为主要作者完成的"开拓'联合—共创'新路，高质量培养检验人才"项目于1997年获湖南医科大学教学成果二等奖。1980—1985年领衔主办由原卫生部管理的"全国临床生化检验进修班"，共6期，每期一年，学员来自广东、辽宁、吉林、四川、山东、湖南等省份。主编的大型学术专著《临床生化检验》1981年由湖南科技出版社出版，1996年修订再版，1997年获湖南医科大学优秀科教专著三等奖。1988年10月—1989年10月以访问学者的身份到美国Yale大学医学院Laboratory Medicine进修一年，回国以后发表《环孢菌素的生化代谢》《环孢菌素临床研究的进展》等论文，受到国内高度重视，《医学信息杂志》全文转载，并应邀到湖南省生物化学与分子生物学学会学术年会上作专题报告。1994—1996年通过原卫生部专用款项，引进一批具有国际先进水平的检验仪器设备，使检验科自动化水平，医疗质量、检验项目及工作量都得到显著提高和增加。2007年10月离开工作岗位后继续发挥余热，至今在学术期刊发表有关检验医学新技术、研究新进展的综述等30多篇。

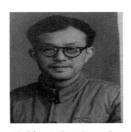

　　周令任，男，汉族，1922年11月出生于湖南省浏阳县（现浏阳市）。1957—1968年担任湖南医学院第二附属医院（现中南大学湘雅二医院）检验科负责人、副主任，全面主持科室工作（科室主任空缺）。1946—1949年在湘雅医院医学检验培训班学习，1949—1957年在湖南医学院附属湘雅医院检验科工作，1957年调到新成立的湖南医学院第二附属医院工作，带领检验科几个刚从中等卫生学校检验专业毕业的技术人员，克服重重困难，因陋就简，艰苦创业，奋斗十年，使科室的医疗、教学、科研、管理和学科建设初具规模。1959年检验科就在《湖南医学院学报》上发表了《血糖超微量法测定》和《用比浊法测定血清中白蛋白与球蛋白含量之微量快速测定》两篇学术论文，向中华人民共和国成立十周年及湖南医学院第二附属医院成立一周年献礼。按照组织的安排，1969—1971年下放到湖南黔阳地区靖县大堡子公社岩湾公社，再调到靖县人民医院工作，1971年6月调到第三机械工业部（三机部）013系统第一职工医院任检验科主任，三线单位搬迁后，随013系统51厂职工医院到望城县（现望城区），在中南传动机械厂职工医院工作至退休，为基层医疗卫生工作贡献力量，2015年以93岁高龄辞世。

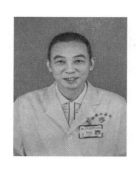

卿之驹，男，汉族，医学硕士，硕士研究生导师，主任技师，检验科暨临床检验学教研室副主任。1963年10月出生于湖南省邵阳市。1983年7月于湖南医学院附设卫校毕业，分配至湖南医学院第二附属医院(现中南大学湘雅二医院)中心实验室工作，主要从事细胞免疫分析研究工作；1993年湖南医科大学生物化学硕士研究生毕业，分配至中南大学湘雅二医院检验科工作。1999年晋升为副主任技师，2005年晋升为主任技师。1998年至今担任检验科暨临床检验学教研室副主任。担任湖南省中医药和中西医结合学会检验专业委员会副主任委员，《国际检验医学杂志》常务编委。从事检验医学的医疗、教学、科研和管理工作30年。主要研究方向为自身免疫性疾病的检验与临床应用。共发表科研论文30多篇，其中SCI收录论文1篇，Medline收录论文2篇。承担、参加省、厅级以上科研课题多项。获省级科技成果奖3项。

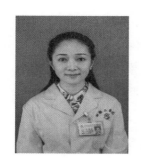

唐玲丽，女，汉族，医学博士，副主任技师，硕士研究生导师，检验科暨临床检验学教研室副主任，湖南省临床分子诊断中心副主任。1971年11月出生于湖南省浏阳县(现浏阳市)。1993年毕业于湖南医学高等专科学校(现湖南师范大学医学院)医学检验专业，分配至中南大学湘雅二医院检验科工作。1999年晋升为主管技师，2005年获中南大学免疫学硕士学位，2008年获中南大学内科学博士学位，2007年晋升为副主任技师。中华医学会检验医学分会第九届青年委员，中华医学会检验医学分会免疫学组委员，中国微生物学会医学微生物学与免疫学专业委员会四体学组副组长，中国分析测试协会标记免疫分析专业委员会分子诊断学组副组长，湖南省医学会第十届检验专业委员会委员，湖南省健康服务业协会医卫检验分会第一届理事会常务理事。2011年2月—2013年6月，在美国得克萨斯大学圣安东尼奥健康科学中心微生物免疫系从事衣原体的致病机理及疫苗研制的博士后研究工作。现主要从事感染性疾病的诊断和相关致病机理研究，着重致力于衣原体的致病机理和疫苗的开发研究以及妇女生殖道感染病原体及其致病机理研究。主持湖南省科技厅和原卫生厅科研课题各1项，参与国家级课题多项，在国内外发表学术论文40余篇，其中SCI收录论文近20篇。

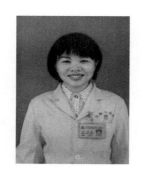

王敏，女，土家族，博士，主任技师，硕士研究生导师，湖南省临床分子诊断中心副主任。1976年5月出生于湖南省龙山县。1997年毕业于湖南医学高等专科学校(现湖南师范大学医学院)医学检验专业，分配至龙山县人民医院检验科工作。2002年获中南大学病原生物学硕士学位，同年毕业分配至中南大学湘雅二医院检验科工作。2008年获中南大学湘雅二医院内科学博士学位。2005年晋升为主管技师，2011年晋升为副主任技师，2015年遴选为临床检验诊断学硕

士研究生导师，2017 年晋升为主任技师。湖南省临床检验质量控制中心委员，湖南省高层次卫生人才"225"工程微生物学科骨干人才。主要从事临床微生物学及分子生物学的临床与科研工作。主攻方向为病原微生物耐药机制及其分子流行病学研究、自身免疫病分子诊断的研究。主持国家自然科学基金 2 项（"金黄色葡萄球菌超抗原毒素 C3 和内皮抑素共表达分子作为宫颈癌治疗分子的理论基础及机制探讨""AdipoR1 在骨代谢调控过程中的作用模式研究"），湖南省自然科学基金 1 项（"重组葡萄球菌中毒性休克毒素超抗原的表达、纯化及其抑制剂的筛选"），获湖南省科技计划项目资助 1 项（"重组肠毒素 SEC3 腺病毒载体治疗人宫颈癌裸鼠模型的实验研究"），湖南省财政厅项目 1 项（"LncRNA 在宫颈癌发生发展中的作用机制初探"），湖南省临床医疗技术创新引导计划 1 项（"个体化抗菌药物方案在碳青霉烯类抗生物耐药的肺炎克雷伯菌中的应用初探"）。参与国家 863 计划、国家自然科学基金、教育部博士点基金等多项。以第一作者或通讯作者发表科研论文 76 篇，其中 SCI 收录论文 11 篇，CSCD 收录论文 50 篇。参编教材或专著 2 部。招收培养硕士研究生 7 名。

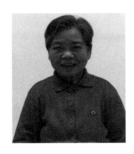

邓宝爱，女，汉族，大学本科，副主任技师，曾任检验科暨临床检验教研室副主任。1937 年 3 月出生于湖南省宁远县。1959 年就读于湖南医学院（现中南大学湘雅医学院）医学检验专业本科，1964 年毕业分配到湖南医学院第二附属医院（现中南大学湘雅二医院）检验科工作，1981 年 6 月晋升为主管检验师，1988 年 4 月年晋升为副主任技师，1992 年 7 月—1994 年 12 月担任检验科暨临床检验学教研室副主任，1995 年退休。擅长于临床生化检验技术工作，参编《临床生化检验》的内部版、第一版和第二版。在《湖南医学》杂志发表《尿蛋白醋纤膜电泳法对肾病综合征的诊断意义》等论文。担任科室副主任负责医疗管理工作，严要求、精管理。教学工作中循循善诱，做到教书、育人。1982 年获评湖南医学院优秀教育工作者，1985 年获评医院先进工作者，1992 年获评湖南医科大学医学检验系"先进个人"。

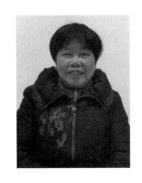

周赛琴，女，汉族，主管技师，曾任检验科暨临床检验学教研室副主任。1942 年 6 月出生于湖南省望城县（现望城区）。1960 年就读于湖南省安江卫校（现湖南医药学院）医学检验专业，1967 年毕业分配在湖南医学院第二附属医院（现中南大学湘雅二医院）检验科工作，1990 年晋升为主管技师，1989 年 7 月—1998 年 6 月担任检验科暨临床检验学教研室副主任，1998 年 7 月退休。擅长于临床生化检验技术工作和管理工作。担任科室副主任负责医疗管理工作，严要求、精管理。教学工作中循循善诱，做到教书、育人。发表学术论文数篇。获湖南省医药卫生科技成果奖 1 次。多次获评医院先进工作者，多次获评医院和大学的优秀共产党员。

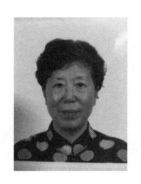

贺时玉，女，汉族，高级实验师。1940年11月出生于湖南省汉寿县。1963年7月毕业于湖北省武昌药检专科学校检验专业。先后在湖北省黄石市五医院、湖南省马王堆疗养院等医院检验科工作，1980年9月调入湖南医学院第二附属医院(现中南大学湘雅二医院)检验科，主要从事临床生化检验和临床血(体)液常规检验工作。1993年9月晋升为高级实验师，1995年12月退休。曾在《湖南医科大学学报》发表学术论文。

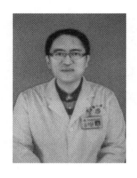

钟政永，男，汉族，大学本科，学士学位，副主任技师。1965年1月出生于湖南省桃江县。1989年7月毕业于湖南医科大学医学检验系，同年分配至湖南医科大学附属第二医院(现中南大学湘雅二医院)检验科工作至今。1997年晋升为主管技师，2004年晋升为副主任技师。从事临床检验专业的医疗、教学和科研工作近30年，积累了较丰富的临床工作和教学工作经验。参与省、厅级以上科研课题2项。参编专著2部，发表学术论文10篇，其中Medline收录1篇。

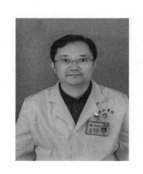

蒋洪敏，男，汉族，医学硕士，副主任技师，检验科临床生化检验专业组长。1968年6月出生于湖南省临武县。1987年就读于湖南医科大学(现中南大学湘雅医学院)医学检验系，1991年毕业后分配到湖南医科大学附属第二医院(现中南大学湘雅二医院)检验科工作。1995年于湖南医科大学微生物学教研室攻读硕士学位。1998年硕士毕业后回到湖南医科大学附属第二医院检验科工作至今。2000年晋升为主管技师，2003年晋升为副主任技师。主要从事临床生化检验工作和心血管疾病的实验室检测及胶乳增强免疫比浊试验方法学方面的研究工作。担任中南大学湘雅医学院检验系本科生教学工作，具有丰富的临床经验和管理经验。主持、参与多项省级课题。发表论文30余篇，其中SCI收录论文3篇。2006年8月开始招收硕士研究生，已毕业硕士生16名，在读硕士生3名。曾任湖南省医学会检验专业委员会青年委员。现任中国老年保健医学研究会检验医学分会委员，湖南省中医药和中西医结合学会检验医学专业委员会委员，湖南省政府采购中心评审专家。

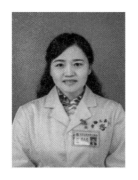

秦立新，女，汉族，大学本科，学士学位，副主任技师，检验科临床免疫学检验专业组长。1967年11月出生于湖南省沅江县(现沅江市)。1990年7月毕业于湖南医科大学(现中南大学湘雅医学院)医学检验系，分配至湖南医科大学附属第二医院(现中南大学湘雅二医院)检验科，主要从事临床检验及临床免疫学检验及质量控制工作。1999年晋升为主管技师，2005年晋升为副主任技师。主持原湖南省卫生厅课题"定量检测自身抗体在类风湿关节炎早期诊断中的意义"。参与原湖南省卫生厅课题"微量指血法测定HBV"。参与湖南省级科研课题"长沙地区儿童幽门螺杆菌感染率调查"。"抗CCP抗体定量检测及临床应用"获医院医疗新技术三等奖。发表学术论文30多篇，其中Medline收录3篇。

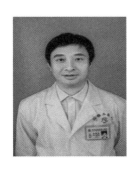

陈新瑞，男，汉族，医学硕士，副主任技师。1964年2月出生于湖南省长沙市。1983年7月毕业于湖南省卫生学校(现湖南师范大学医学院)医学检验专业，分配至湖南医学院第二附属医院检验科(现中南大学湘雅二医院)工作至今，1997年晋升为主管技师，2005年晋升为副主任技师。长期从事临床免疫检验医疗、教学和科研工作。对乙肝病毒、艾滋病病毒、梅毒等病原体的检测有较深入的研究，精通免疫分析仪、酶免分析仪、血细胞分析仪等仪器的使用与维护。参加多期全国生化进修班和省细菌免疫进修班的授课，指导本科生完成毕业论文。承担和参与省、厅级以上科研课题多项。发表学术论文30多篇(Medline收录4篇)，其中以第一作者发表论文10篇。一项科研成果获湖南省医药卫生科技进步三等奖。

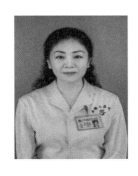

蒋姣伏，女，汉族，大学本科、学士学位，副主任技师，检验科门诊检验室组长。1966年7月出生于湖南省长沙市。1987年毕业于湖南医学院(现中南大学湘雅医学院)医学检验专业(大专)，当年分配至湖南医科大学附属第二医院(现中南大学湘雅二医院)检验科，从事临床生化检验和临床血(体)液常规检验工作。1998年晋升为主管技师，2001年中南大学医学检验系毕业(本科)，2006年晋升为副主任技师。主要研究方向为临床生化检验、血(体)液检验和实验室管理。在方法学的改进、新技术的引进、新项目的开展、实验室质量控制和管理等方面取得了一定的成绩。承担、参与省、厅级科研课题3项，发表学术论文12篇，其中Medline收录2篇。

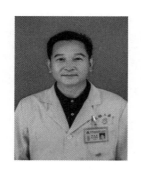

柳兴其，男，汉族，大学本科，学士学位，副主任技师。1962 年 4 月出生于湖南省长沙县。1983 年 7 月于湖南医学院（现中南大学湘雅医学院）附设卫校毕业，分配到原湖南医学院生化教研室工作，1994 年调入湖南医科大学附属第二医院（现中南大学湘雅二医院）检验科工作。1994 年晋升为主管技师，2004 年毕业于中南大学医学检验专业（本科），2008 年晋升为副主任技师。从事临床检验专业临床、教学和科研工作 30 多年，积累了较丰富的临床检验工作经验。参与湖南省自然科学基金资助课题"微球蛋白抗肿瘤的作用及临床意义"和省科技厅计划项目"血清色氨酸和犬尿氨酸 HPLC 测定法及临床应用的研究"等，参与编写《急危重病抢救手册》。发表学术论文 10 多篇，其中以第一作者发表论文 9 篇（CSCD 核心期刊 3 篇，统计源期刊 5 篇）。

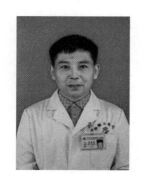

董存岩，男，汉族，本科学历，学士学位，副主任技师。1963 年 2 月出生于湖南省常德县（现常德市鼎城区）。1986 年毕业于湖南省卫生学校（现湖南师范大学医学院）医学检验专业（大专），分配到湖南医学院第二附属医院（现中南大学湘雅二医院）检验科，从事临床检验工作，曾任检验科临床血（体）液检验专业组组长、检验科质控小组成员。2005 年华中科技大学本科毕业，1998 年晋升为主管技师，2008 年晋升为副主任技师。主持及参与的科研课题有：①湖南省省级计划项目，"常见临床血液学指标数据库的建立"课题负责人。②湖南省省级计划项目，"末梢血液中苯丙氨酸的液相色谱测定法及其应用研究"，排名第二。③湖南省省级计划项目，"血清色氨酸和犬尿酸检测方法及临床应用"，排名第二。④湖南省省级计划项目，"医用皱纹纸与多种棉布包装阴菌效果对比研究"，排名第五。在 CSCD 源期刊上发表论文 20 余篇，其中以第一作者发表论文 12 篇。以主要完成人之一获湖南省科技进步奖二等奖 1 项、中南大学湘雅二医院医疗新技术成果奖多项。

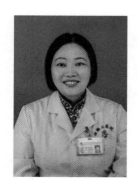

姚冬梅，女，汉族，大学本科，学士学位，副主任技师。1966 年 9 月出生于湖南省长沙市。1987 年毕业于湖南医学院（现中南大学湘雅医学院）医学检验专业（大专），分配到湖南医科大学附属第二医院（现中南大学湘雅二医院）检验科从事临床微生物检验工作，主要研究方向为临床微生物及其耐药的检测分析。1997 年晋升为主管技师，2002 年毕业于中南大学检验系（本科），2009 年晋升副主任技师。承担、参与省级科研课题多项；发表学术论文 10 多篇，其中 SCI 收录论文 1 篇，Medline 收录 2 篇。

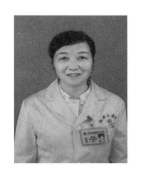

郑荣，女，汉族，本科学历，学士学位，副主任技师。1967 年 11 月出生于湖南省桃源县。1988 年毕业于重庆药剂学校（现重庆医药高等专科学校）医学检验专业（大专），分配至湖南医科大学附属第二医院（现中南大学湘雅二医院）检验科，主要从事微生物检验的医疗、教学和科研工作，主攻方向为细菌耐药性研究。1999 年晋升为主管技师，2004 年毕业于中南大学医学检验系（本科），2009 年晋升为副主任技师。参与湖南省自然科学基金课题和原省卫生厅课题各 1 项。发表学术论文 30 多篇（其中第一作者 8 篇），其中 Medline 收录 3 篇。获湖南省科技进步奖二等奖 1 项。

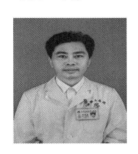

陈远林，男，汉族，医学硕士，副主任技师。1967 年 8 月出生于湖南省新化县。1988 年毕业于重庆药剂学校（现重庆医药高等专科学校）医学检验专业，当年分配至湖南医科大学附属第二医院（现中南大学湘雅二医院）检验科，从事临床常规检验与临床免疫学检验工作。1998 年晋升为主管技师，2008 年获中南大学临床检验诊断学硕士学位，2010 年晋升为副主任技师。发表专业论文 25 篇，其中以第一作者发表论文 15 篇（其中 CSCD 期刊论文 8 篇）。参与国家自然科学基金和省科技厅课题多项。

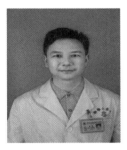

曹伟，男，汉族，医学硕士，副主任技师，检验科临床微生物学检验专业组长。1972 年 12 月出生于湖南省南县。1996 年毕业于湖南医科大学医学检验系，获医学学士学位，分配至湖南医科大学附属第二医院（现中南大学湘雅二医院）检验科工作，2008 年获中南大学临床检验诊断学硕士学位。2000 年 1 月至今，在本院一直从事临床微生物检验工作。2002 年 1 月至今，担任本院检验科微生物专业组组长。2002 年晋升主管技师，2011 年晋升为副主任技师。2009 年被聘为原卫生部抗生素临床合理应用全国普及计划专家，担任省内临床抗生素合理使用的宣讲任务。《中南药学杂志》审稿专家，湖南省中医药和中西医结合学会检验医学专业委员会临床微生物学组副组长。承担及参与省、厅级科研课题多项，发表学术论文 30 多篇，其中第一作者论文 12 篇。

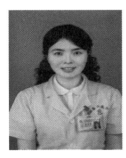

周志芳，女，白族，医学硕士，副主任技师。1973 年 6 月出生于湖南省桑植县。1994 年毕业于湖南医科大学医学检验专业（大专），分配至湖南医科大学附属第二医院（现中南大学湘雅二医院）检验科，主要从事临床生化和临床血（体）液常规检验工作。2001 年中南大学医学检验系毕业（本科），2004 年晋升为主管技师，2009 年获中南大学内科学硕士学位，2011 年晋升为副主任技师。主持参与省、厅级以上科研课题多项。发表学术论文近 20 篇，其中 Medline 收录 2 篇，SCI 收录论文 1 篇。

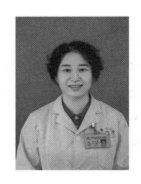

杨一芬，女，土家族，医学硕士，副主任技师，检验科临床血(体)液检验专业副组长。1971年12月出生于湖南省湘潭市。1994年毕业于湖南医学高等专科学校(现湖南师范大学医学院)医学检验专业，分配至湖南医科大学附属第二医院(现中南大学湘雅二医院)检验科，主要从事临床免疫学检验和临床血(体)液常规检验工作。2002年晋升为主管技师，2008年获中南大学临床检验诊断学硕士学位，2012年晋升为副主任技师。发表学术论文十多篇(第一作者8篇)，其中CSCD收录期刊论文10篇。承担、参与国家级科研课题2项、省级课题2项。

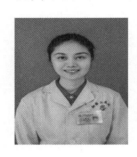

曹虹，女，汉族，医学硕士，副主任技师。1972年4月出生于湖南省长沙市。1994年毕业于湖南医科大学医学检验系(大专)，分配至湖南医科大学附属第二医院(现中南大学湘雅二医院)检验科，从事临床生化检验和临床血(体)液常规检验工作。2003年晋升为主管技师，2009年获中南大学内科学硕士学位，2012年晋升为副主任技师。参与国家自然科学基金和省科技厅课题多项，发表学术论文近30篇，其中Medline收录2篇。

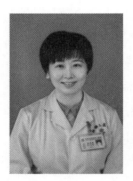

唐亚梅，女，汉族，医学硕士，副主任技师。1974年8月出生于湖南省衡阳市。1997年毕业于湖南医科大学(现中南大学湘雅医学院)医学检验系，分配到湖南医科大学附属第二医院(现中南大学湘雅二医院)检验科，主要从事临床免疫学检验工作。2005年获中南大学临床检验诊断学硕士学位。2003年晋升为主管技师，2013年晋升为副主任技师。主持、参加多项国家及省级课题8项，其中有：①湖南省自然科学基金项目"外周血单个核细胞microRNA在精神分裂症诊断和治疗中的应用研究"(2015JJ4069，主持，2015—2017年)；②国家自然科学基金面上项目"下丘脑—丘脑室旁核—伏隔核(或杏仁核)神经通路催产素系统活化改善精神分裂症社会认知损害的机制研究"(81771448，2018—2022年)。获湖南省科技进步奖二等奖1项，获中南大学实验技术成果一等奖1项。发表学术论文40多篇，其中SCI收录论文2篇、Medline收录论文2篇，CSCD收录论文18篇。

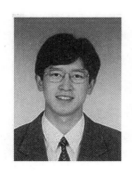

李先平，男，汉族，硕士，副主任技师。1975年8月出生于湖南省临澧县。1997年毕业于湖南医学高等专科学校(现湖南师范大学医学院)医学检验专业，分配至湖南医科大学附属第二医院(现中南大学湘雅二医院)检验科工作。2009年获中南大学内科学硕士学位，2005年晋升为主管技师，2013年晋升为副主任技师。主要从事临床生物化学及分子生物学的临床和科研工作，主攻方向为病原微生物耐

药机制和肿瘤免疫治疗的研究。现任中南大学湘雅二医院院办副主任。主持湖南省科技计划项目"多重耐药鲍曼不动杆菌分子流行病学及其耐药机制的研究"和湖南省卫生科技计划项目"金黄色葡萄球菌中毒性休克毒素检测方法的研究"。参与国家自然科学基金、湖南省自然科学基金，湖南省科技计划项目及湖南省财政厅项目等多项。以第一作者或通讯作者发表科研论文 14 篇，其中 SCI 收录论文 4 篇。

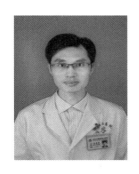

莫喜明，男，汉族，医学博士，副主任技师，检验科临床血(体)液学检验专业组长。1977 年 1 月出生于湖南省邵阳县。1999 年湖南医科大学(现中南大学湘雅医学院)医学检验系本科毕业，分配至湖南医科大学附属第二医院(现中南大学湘雅二医院)检验科工作，擅长"临床检验基础学"检验与质量管理。2005 年获中南大学临床检验诊断学硕士学位，2005 年晋升为主管技师，2014 年晋升为副主任技师。主持、参与完成国家、省级科研课题多项。以第一/通讯作者在国内外发表学术论文 20 余篇，其中 SCI 收录论文 5 篇。以第二完成人获湖南省科技进步二等奖 1 项，参与获中南大学实验技术成果一等奖 1 项、中南大学医疗新技术成果三等奖 1 项，第一完成人获湘雅二医院医疗新技术成果三等奖 1 项。2018 年获中南大学临床检验诊断学博士学位。

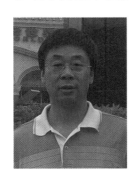

夏运成，男，汉族，中共党员，博士，主任技师，临床检验诊断学硕士研究生导师。1957 年 4 月出生于湖南省宁远县。1978 年零陵卫校中专毕业，1979 年 3 月分配到湖南医学院第二附属医院(现中南大学湘雅二医院)，在检验科工作多年后调肾病内科实验工作。1984 年湖南医学院检验系毕业，2000 年 8 月湖南大学分析化学硕士毕业，2005 年华中科技大学同济医学院分子生物学博士毕业。1997 年破格晋升为副主任技师，2002 年遴选为硕士研究生导师，2011 年晋升为主任技师。中南大学肾脏病研究所、湖南省肾脏病与血液净化学重点实验室办公室主任，原卫生部重点专科学术骨干，上海张江细胞形态学技术中心专家委员会特聘教授，湖南省临床检验中心形态学专家，湖南省肾脏病与血液净化专业委员会常委兼秘书长，湖南省健康管理学会疾病管理专业委员会常务委员，美国肾脏病学会会员，《中国现代临床医学》杂志常务编委，《国际泌尿系统杂志》编委。《湖南师范大学学报(医学版)》审稿人，教育部学位与研究生教育发展中心评审专家，湖南省、浙江省自然科学基金评审专家，湖南省卫生系列高级职称评审专家，湖南省、广东省科学技术奖评审专家。美国 *Clinica Chimica Acta* 杂志审稿人。担任临床肾脏病实验室主任。先后组建了肾病临床实验室，肾脏病理室，免疫室，蛋白分析室。率先在国内、省内开展肾脏疾病临床实验室检测新项目 40 余项，协助参与筹建和成立湖南省肾脏病专业委员会和中南大学肾脏病研究所和湖南省肾脏疾病与血液净化学重点实验室的建设。先后在美国、匈牙利等国进行学术交流与合作；分别在珠

海、厦门、上海及省内各地市举办学术报告 20 余场次。参与和主持国家级和省部级课题 16 项；主编专著 2 部，参编专著 6 部，已发表学术论文 103 篇，其中 SCI 收录论文 7 篇，Medline 收录论文 16 篇，CSCD 收录论文 80 余篇；获省、厅级科技成果进步奖 8 项；获国家专利 4 项；目前申报国家发明专利 5 项，独立培养硕士研究生 12 名；协助培养博士研究生 6 名。

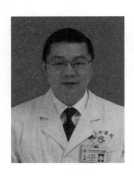

王勇军，男，汉族，中共党员，副主任技师，临床检验诊断学硕士研究生导师。1970 年 10 月出生于湖南省华容县。1993 年 6 月湖南医学高等专科学校毕业分配至湖南医科大学附属第二医院工作。1994 年于国家血型参比实验室进修学习。2001 年中南大学湘雅医学院医学检验系毕业（本科），2009 年中南大学基础医学院医学免疫学硕士毕业，2009 年晋升为副主任技师，2017 年遴选为临床检验诊断学硕士研究生导师。现任中南大学湘雅二医院输血科主任，中国医师协会输血科医师分会委员，中华医学会临床输血专业委员会青年委员，全国卫生产业企业管理协会输血医学专业委员会常务委员，中国心胸血管麻醉学会血液管理分会常务委员，湖南省医学会输血学专业委员会副主任委员，湖南省临床用血质量控制中心副主任，湖南省输血协会常务理事，湖南省免疫学会理事。《中国输血杂志》、APJBG 杂志编委。长期从事输血医学教学与临床工作，主要擅长输血相关的血液免疫学检测、血液分离保护技术和临床输血信息化管理工作。主持参与国家、省、厅级课题 5 项，主持湘雅大数据输血项目。获湖南省科技进步二等奖 1 项，发表 CSCD、SCI 收录论文 10 余篇。主编人民卫生出版社专著 3 部，参编规划教材《临床输血检验技术》。

第四节　科室工作人员名录

1. 在职人员

中南大学湘雅二医院检验医学科在职人员名单见表 1-1。编制内技术人员 68 人，其中，主任技师 4 人，副主任技师 17 人，主管技师 34 人，主治医师 1 人，技师 12 人。博士学历学位 9 人，硕士 26 人，本科 26 人，大专 6 人，中专 1 人。

表 1-1　检验医学科在职人员

序号	姓名	性别	学历/学位	职称/职务	在科工作年份
1	唐爱国	男	中专	主任技师/原科主任	1971—1984,1985—1994 院中心实验室,1995—
2	陈新瑞	男	研究生/硕士	副主任技师	1983—

续表1-1

序号	姓名	性别	学历/学位	职称/职务	在科工作年份
3	骆国凤	女	大专	主管技师	1983—2018
4	张仁生	男	本科	主管技师	1984—
5	董存岩	男	本科/学士	副主任技师	1986—
6	蒋姣伏	女	本科/学士	副主任技师	1987—
7	姚冬梅	女	本科/学士	副主任技师	1987—
8	邓军野	女	大专	主管技师	1987—
9	陈远林	男	研究生/硕士	副主任技师	1988—
10	郑 荣	女	本科/学士	副主任技师	1988—
11	廖可宏	男	本科	主管技师	1988—
12	曾 谞	男	本科/学士	主管技师	1988—
13	周晓岚	女	本科/学士	主管技师	1988—
14	钟政永	男	本科/学士	副主任技师	1989—
15	秦立新	女	本科/学士	副主任技师	1990—
16	胡 敏	女	研究生/博士	主任技师/科主任	1991—
17	蒋洪敏	男	研究生/硕士	副主任技师	1991—
18	文令军	男	研究生/硕士	主管技师	1992—
19	谭灿东	男	大专	主管技师	1992—
20	卿之驹	男	研究生/硕士	主任技师/科副主任	1993—
21	唐玲丽	女	研究生/博士	副主任技师/科副主任	1993—
22	杨江玲	女	本科/学士	主管技师	1993—
23	柳兴其	男	本科/学士	副主任技师	1994—
24	曹 虹	女	研究生/硕士	副主任技师	1994—
25	杨一芬	女	研究生/硕士	副主任技师	1994—
26	周志芳	女	研究生/硕士	副主任技师	1995—
27	钟小军	男	本科/学士	主管技师	1995—
28	曹 伟	男	研究生/硕士	副主任技师	1996—
29	胡永红	男	本科/学士	主管技师	1996—
30	谢小述	女	本科/学士	主管技师	1996—
31	唐亚梅	女	研究生/硕士	副主任技师	1997—
32	陈 芳	女	研究生/硕士	主管技师	1997—
33	刘 礼	女	本科/学士	主管技师	1999—

续表1-1

序号	姓名	性别	学历/学位	职称/职务	在科工作年份
34	莫喜明	男	研究生/博士	副主任技师	1999—
35	李　梅	女	本科/学士	主管技师	1999—
36	邹桂华	女	大专	主管技师	1999—
37	陈若虹	男	研究生/硕士	主管技师	2000—
38	文凯良	男	研究生/硕士	主管技师	2001—
39	李荣华	女	本科/学士	主管技师	2001—
40	王　敏	女	研究生/博士	主任技师/副主任	2002—
41	张婷婷	女	研究生/硕士	主管技师	2002—
42	蒋哲峰	男	本科	主管技师	2002—
43	梁　好	女	研究生/硕士	主管技师	2005—
44	罗昔波	男	研究生/硕士	主管技师	2008—
45	项忠元	男	研究生/硕士	主管技师	2010—
46	任亚萍	女	研究生/硕士	主管技师	2010—
47	李　影	女	研究生/硕士	主管技师	2011—
48	郝　柳	女	研究生/硕士	技师	2011—
49	唐浩能	男	研究生/博士	主管技师	2012—
50	杨　洋	男	本科/学士	技师	2012
51	朱晓琳	女	研究生/博士	主治医师	2013—
52	吕　星	男	研究生/硕士	主管技师	2013—
53	许心怡	女	本科/学士	技师	2013—
54	张文娟	女	本科/学士	技师	2013—
55	杨佳锦	男	研究生/硕士	主管技师	2014—
56	于　沫	女	本科/学士	技师	2014—
57	吴文静	女	本科/学士	技师	2014—
58	王泽友	男	研究生/博士	主管技师	2015—
59	吴伟民	男	研究生/博士	主管技师	2015—
60	王　玲	女	研究生/硕士	技师	2015—
61	黄华兰	女	研究生/硕士	技师	2015—
62	彭孝立	女	大专	主管技师	2016—
63	陈珑珑	男	大专	主管技师	2016—
64	蒋传好	男	研究生/博士	主管技师	2016—

续表1-1

序号	姓名	性别	学历/学位	职称/职务	在科工作年份
65	李达明	男	本科/学士	技师	2016—
66	王静泓	女	研究生/硕士	技师	2017—
67	谭丽	女	研究生/硕士	技师	2018—
68	龚兴	男	本科/学士	技师	2018—
69	陈莎	女	大专	资料员	2002—
70	范素云	女	高中	标本处理员	2010—
71	刘秋华	女	初中	标本处理员	2010—
72	李文英	女	大专	标本处理员	2014—
73	付明祥	男	初中	标本处理员	2014—
74	丁桑	男	大专	技士	2017—
75	孔小星	女	初中	标本处理员	2017—
76	石小玉	女	本科/学士	技师	2018—
77	张仁连	女	本科/学士	技师	2018—
78	陈磊	男	大专	技士	2018—
79	梅其云	女	大专	标本处理员	2018—

2. 退休人员名单

1958—2018 年止，在检验医学科工作至退休人员 24 人，见表 1-2。

表 1-2　检验医学科退休人员

序号	姓名	性别	学历/学位	职称/职务	在科工作年份
1	王继贵	男	大专	主任技师/原科主任	1957—2007
2	杨桂英	女	中专	主管技师	1957—1981，1985—1991。1982—1984 院中心实验室。
3	何达增	女	中专	技士	1958—1974。已故
4	夏天明	男	中专	主管技师	1958—1985。已故
5	吕瑛	女	中专	技士	1958—1990。已故
6	袁大伟	男	中专	主管技师	1959—1989。已故
7	熊昭廉	女	中专	技士	1960—1979。已故
8	胡美玲	女		工人	？—1983。已故

续表1-2

序号	姓名	性别	学历/学位	职称/职务	在科工作年份
9	莫韵梅	女		工人	？—1985。已故
10	栗春辉	男	中专	主管技师	1961—1993。已故
11	杨岳衡	女	中专	主管技师	1962—1995。已故
12	黄频仍	男	中专	主管技师	1962—1979，1985—2000。1980—1984院中心实验室。已故
13	陈月园	女	中专	主管技师	1962—1994
14	王志仁	男	中专	主管技师	1962—1995
15	肖芳兰	女	中专	主管技师	1962—1997
16	蔡乾英	女	中专	主管技师	1963—1968，1983—1997。1969—1982下放基层
17	邓宝爱	女	本科	副主任技师/原科副主任	1964—1995
18	刘福源	女	本科	主管技师	1964—1992
19	周赛琴	女	中专	主管技师/原科副主任	1966—1998
20	陈婉娴	女	初中	主管技师	1975—1999
21	钱文生	男	本科	主管技师	1979—2016
22	贺时玉	女	大专	高级实验师	1980—1995
23	童明华	女	中专	主管技师	1990—2001
24	曾秋兰	女	中专	主管技师	1986—2011

3. 在科室工作后调离的人员

据不完全统计，至2018年止，在检验医学科后调离人员65人（表1-3）。

表1-3　检验医学科调离人员

序号	姓名	性别	在科工作年份	备注
1	周令任	男	1957—1968	曾任检验科副主任（无主任）。先下放基层，后任三线某工厂职工医院检验科主任。已故
2	赵永锦	男	1957—1968	先下放基层，后任某企业职工医院院长。已故
3	李志向	男	1957—？	
4	王茂兴	男	1957—1959	
5	肖祖望	男	1958—1962	
6	黄铁厚	男	1958—1972	调本院心血科实验室。已故
7	邓兰田	女	1958—1976	调马王堆疗养院检验科

续表1-3

序号	姓名	性别	在科工作年份	备注
8	谢家婉	女	1958—1968,1972—1984。1969—1971下放基层	曾任本院输血科主任。已故
9	彭健霞	女	?—1984	调本院输血科。已故
10	唐拔青	女	1959—1962	调本院病理科
11	张克秀	女	1959—?	调石门县
12	王秀英	女	?—1968	
13	张安炳	男	1960—?	
14	杨菊香	女	1961—1968	
15	江世仁	男	1961—1968	下放农村,后调回本院精神科。已故
16	林振武	男	1962—1972	曾任检验科负责人。调本院精神科。已故
17	黄佩琼	女	1962—1973	
18	王桂阳	女	1962—1973	调江西省
19	李清涛	女	1970—1984	调本院输血科
20	张美芝	女	?—1984	调本院输血科
21	于福秀	女	?—1973	调本院安保部门工作
22	杨锡兰	女	1962—1968,1972—1981。1969—1971,下放基层	调本院中心实验室
23	王振明	女	1963—1979	调本院中心实验室
24	李安华	男	1964—1986	曾任检验科负责人。调湖南省儿童医院,曾任检验科主任。已故
25	盛光明	女	1962—1994	调本院心外科实验室
26	左泽志	男	1971—1973	曾任湖南省灰汤干部疗养院检验科负责人。后调回本院核医学科。
27	蔡谱发	男	1971—1981	调怀化市,后调广州市。
28	徐春桃	女	1971—1985	调本院外科实验室
29	王淑明	女	1971—1985	调湖南大学
30	曾耀星	男	1971—1987	调本院输血科,曾任输血科主任。
31	周美媛	女	1972—1979	调湘潭市。已故
32	李炎升	男	1972—1979	调本院核医学科
33	李良友	女	1972—1986	调本院传染科实验室
34	罗庆云	男	1977—1984	调本院输血科。已故
35	方建珍	女	1977—1986	调本院中心实验室
36	成求国	男	1977—1987	调湖南省儿童医院检验科
37	尹先仲	男	1977—1988	调广东省江门市

续表1-3

序号	姓名	性别	在科工作年份	备注
38	伍贤平	男	1977—1992	曾任本院办公室副主任,后调内分泌研究所
39	葛鸣黔	男	1977—1997	曾任本院办公室副主任、设备科副科长等。
40	王先如	女	1979—1986	调本院门诊收款处
41	唐世英	男	1979—1987	曾任本院人事科副科长、院工会副主席
42	夏运成	男	1979—1990	曾任中南大学肾病研究所办公室主任等职
43	吕晓玲	女	1981—1984	调本院输血科
44	贾红娟	女	1981—1984	调本院输血科。已故
45	吕巨波	男	1980—1985	调本院营养科实验室,后调湖南省人民政府机关
46	林春江	男	1980—2000	调本院医务科、办公室
47	周文才	男	1981—1984	调本院输血科,后任院学生科副科长、党支部书记
48	游学科	男	1981—1987	调本院中心实验室,后出国
49	袁新民	男	1981—1990	曾任本院院办公室副主任、设备科科长
50	王中宜	女	1981—1992	调广州市
51	彭 健	男	1983—1989	现任中南大学代谢内分泌研究所办公室主任
52	周金莲	女	1983—1993	考研后离开科室。战略支援部队特色医学中心病理实验科副主任医师
53	周建山	男	1983—1994	曾任本医院学生科副科长,现任党总支部书记
54	龚道元	男	1985—1990	考研后离开科室,现任广东佛山科技学院检验系主任
55	谭 玲	女	1986—1987	调广东省珠海市
56	戴春梅	女	1987—1992	调中南大学湘雅三医院检验科,曾任副主任
57	黄 干	男	1991—1996	现任中南大学代谢内分泌研究所诊断研究室主任、国家代谢性疾病临床研究中心副主任等职
58	汤立军	男	1992—1996	考研后离开科室,中南大学生命科学学院生物化学系副主任
59	刘朝阳	男	1993—1997	曾任本医院人力资源部副主任,现任党总支部书记
60	孟 巧	女	1995—1998	考研后离开科室
61	杨慧敏	女	1995—1998	考研后离开科室
62	李先平	男	1997—2014	调本医院办公室,任副主任等
63	窦宇红	女	1998—2001	考研后离开科室。现任深圳市沙井人民医院检验科副主任
64	蒋春洁	女	2000—2006	出国
65	陈月梅	女	2012—2016	

第五节 科室和个人获院级及以上单位荣誉和奖励

中南大学湘雅二医院检验医学科集体和个人获得的部分荣誉和奖励见表1-4。

表1-4 集体和个人获得的荣誉和奖励名录

序号	荣誉称号	授予单位	获奖人	获奖年份
1	先进工作者	湖南医学院第二附属医院	唐爱国	1978
2	优秀教育工作者	湖南医学院	邓宝爱	1982
3	先进工作者	湖南医学院第二附属医院	王志仁	1982
4	先进工作者	湖南医学院第二附属医院	王志仁	1984
5	优秀共产党员	中共湖南省直机关委员会	王继贵	1985
6	先进工作者	湖南医学院第二附属医院	邓宝爱	1985
7	先进工作者	湖南医学院第二附属医院	周赛琴	1987
8	实验室先进工作者	湖南医学院	王志仁	1987
9	先进工作者	湖南医科大学附属第二医院	周赛琴	1988
10	先进工作者	湖南医科大学	唐爱国	1988
11	优秀共产党员	中共湖南医科大学附属第二医院委员会	周赛琴	1989
12	先进工作者	湖南医科大学附属第二医院	王志仁	1989
13	优秀科主任	湖南医科大学附属第二医院	王继贵	1990
14	先进工作者	湖南医科大学附属第二医院	王志仁	1990
15	政府特殊津贴	国务院	王继贵	1992
16	优秀共产党员	中共湖南医科大学委员会	唐爱国	1992
17	先进个人	湖南医科大学检验系	邓宝爱	1992
18	优秀共产党员	中共湖南医科大学委员会	唐爱国	1993
19	先进个人	湖南医科大学	唐爱国	1993
20	优秀课程(《临床检验学基础》)	湖南医科大学	临床检验学教研室	1995
21	优秀教研室	湖南医科大学检验系	临床检验学教研室	1996
22	岗位自学积极分子	湖南医科大学附属第二医院工会委员会	唐爱国	1997
23	优秀带教老师	湖南医科大学第二临床学院	唐爱国	1997
24	优秀脱产教学个人	湖南医科大学第二临床学院	钟政永	1998

续表1-4

序号	荣誉称号	授予单位	获奖人	获奖年份
25	全国卫生系统先进工作者	原人事部、卫生部、国家中医药管理局	王继贵	1999
26	模范共产党员	中共中南大学委员会	王继贵	1999
27	优秀科室主任	中共湖南医科大学附属第二医院委员会	王继贵	1999
28	先进工作者	湖南医科大学	王志仁	1999
29	优秀共产党员	中共中南大学委员会	王继贵	2000
30	毕业实习带教优秀个人	中南大学第二临床学院	童明华	2000
31	先进个人	中南大学湘雅二医院	童明华	2000
32	优秀带教老师	中南大学湘雅医学院	童明华	2001
33	青年岗位能手	中南大学湘雅二医院	蒋洪敏	2001
34	优秀共产党员	中共中南大学委员会	唐爱国	2003
35	优秀宣传员	中南大学湘雅二医院计划生育办公室	秦立新	2005
36	优秀带教老师	湖南师范大学医学院	卿之驹	2005
37	芙蓉标兵岗	中南大学湘雅二医院	门诊化验室	2005
38	优秀工会积极分子	中国教育工会中南大学委员会	唐爱国	2007
39	优秀共产党员	中共中南大学湘雅二医院委员会	蒋洪敏	2007
40	湖南省普通高等学校2007届优秀毕业生	湖南省教育厅	皮兰敢	20007
41	工会积极分子	中国教育工会中南大学委员会	唐爱国	2008
42	湖南省医学会检验专业委员会终身成就奖	湖南省医学会检验专业委员会	王继贵	2008
43	优秀共产党员	中共中南大学委员会	唐爱国	2009
44	优秀外国留学生奖学金	教育部	穆 萨	2011
45	湖南省普通高等学校2012届优秀毕业生	湖南省教育厅	唐浩能	2012
46	湖南省普通高校优秀学生党员	中共湖南教育工作委员会	唐浩能	2012
47	优秀毕业研究生	中南大学	唐浩能	2012
48	优秀共产党员	中共中南大学委员会	唐浩能	2012
49	"质量安全年度评价与百日竞赛活动"先进集体	中南大学湘雅二医院	检验科	2013
50	优秀共产党员	中共中南大学委员会	唐爱国	2013
51	优秀志愿者	共青团中南大学湘雅二医院委员会	唐浩能	2013
52	优秀博士研究生	中南大学	黄 猛	2013
53	支撑平台优秀科室	中南大学湘雅二医院	检验科	2014

续表1-4

序号	荣誉称号	授予单位	获奖人	获奖年份
54	优秀共产党员	中共中南大学委员会	莫喜明	2014
55	十佳青年	中南大学湘雅二医院	莫喜明	2014
56	优秀住院医师	中南大学湘雅二医院	唐浩能	2014
57	读书报告一等奖	湖南省医院协会感染管理专业委员会、湖南省预防医学会医院感染控制专业委员会、湖南省预防医学会微生态学专业委员会	唐浩能	2014
58	优秀创新创业项目负责人	中南大学	王敏	2014
59	支撑平台优秀科室	中南大学湘雅二医院	检验科	2015
60	第四党支部、第四分工会"三比三创"活动岗位	中南大学湘雅二医院	检验科	2015
61	宣传工作先进个人	中南大学湘雅二医院	唐爱国	2015
62	医院宣传工作先进个人"一等奖	中共中南大学湘雅二医院委员会	项忠元	2015
63	中南大学2013—2015年度优秀共产党员	中共中南大学委员会	莫喜明	2015
64	优秀研究生	中南大学	杜文涵	2016
65	"两学一做"知识竞赛优秀个人	中共中南大学湘雅二医院委员会	项忠元	2016
66	芙蓉标兵岗	湖南省教育工会	检验科	2016
67	湖南省医学会终身成就奖	湖南省医学会	王继贵	2016
68	优秀研究生	中南大学	谢益欣	2017
69	第一届长城检验医学会议"青年之声"演讲比赛一等奖	北京医学会、北京医学会检验医学分会	唐浩能	2017
70	第一届长城检验医学会议"青年之声"演讲比赛优秀奖	北京医学会、北京医学会检验医学分会	向哲邑	2017
71	"健康中国你我同行"演讲大赛中部区域赛区，第二名	中华医学会医学病毒学分会、中国医疗保健国际交流促进会基层检验技术标准化分会	向哲邑	2017
72	优秀共产党员标兵	中共中南大学湘雅二医院委员会	项忠元	2017
73	"湖南省医疗机构形态学机能竞赛"团体三等奖	湖南省临床检验中心	检验科	2017

部分荣誉及证书

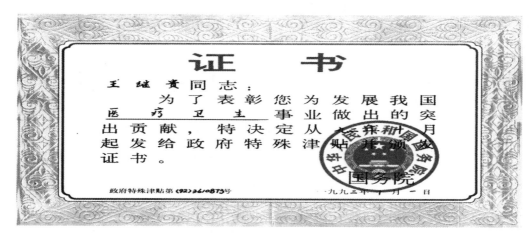

王继贵获政府特殊津贴

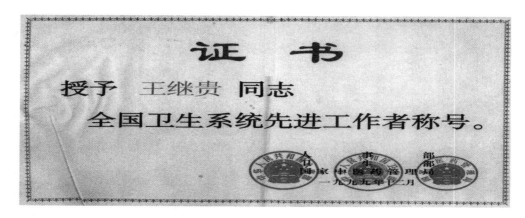

王继贵获先进工作者称号

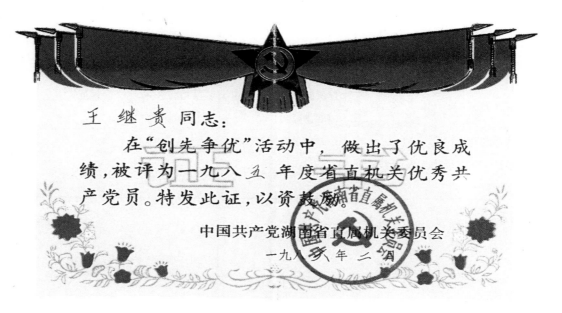

王继贵获评优秀共产党员

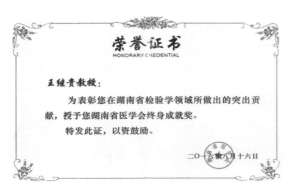

王继贵获湖南省医学会终身成就奖

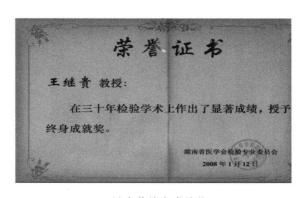

王继贵获终身成就奖

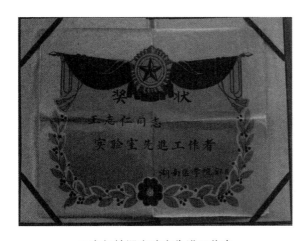

王志仁被评实验室先进工作者

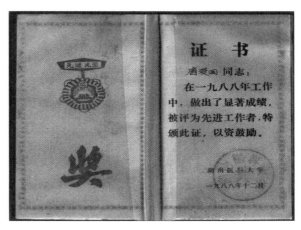

唐爱国被评先进工作者

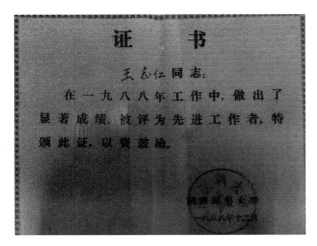

王志仁被评先进工作者

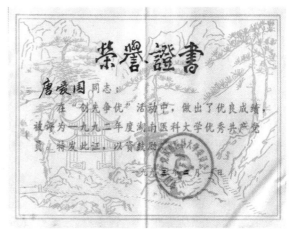

唐爱国获评优秀共产党员

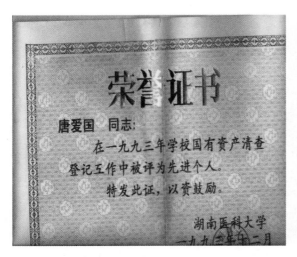

唐爱国被评先进个人

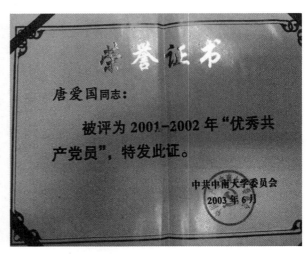

唐爱国被评优秀共产党员

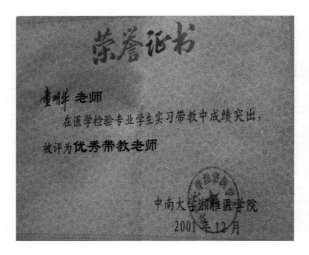

童明华被评优秀带教老师

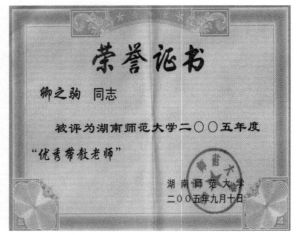

卿之驹被评优秀带教老师

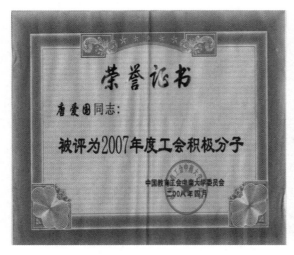

唐爱国被评工会积极分子

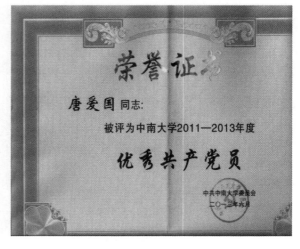

唐爱国被评优秀共产党员

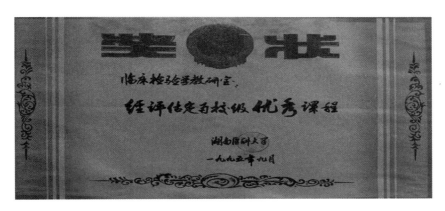

临床检验学被评校级优秀课程

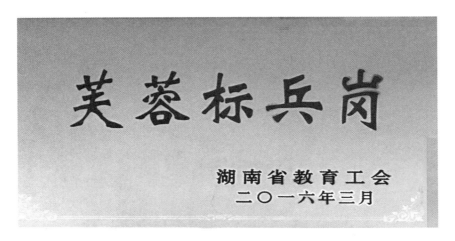

中南大学湘雅二医院检验科获评"芙蓉标兵岗"

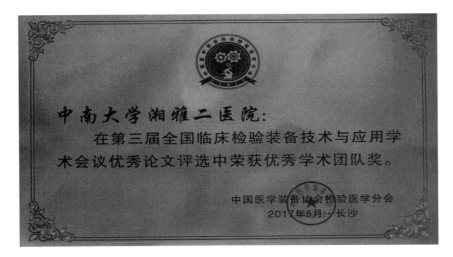

中南大学湘雅二医院检验科获优秀学术团队奖

第一节　医疗工作开展概况

截至 2018 年，检验科科室使用面积 1 600 m²，其中医疗用房 1 400 m²，就医者候诊区面积 200 m²，实验室按国家生物安全 Ⅱ 级标准建设。拥有固定资产超过 6 000 万元。其中，50 万元以上的仪器设备 30 余台/件，包括具有世界先进水平的细菌培养仪及自动鉴定仪，大型样本前处理流水线、全自动生化分析仪、全自动免疫分析仪、全自动特定蛋白分析仪、多参数五分类血细胞分析仪、全自动血凝仪、实时荧光定量基因扩增仪、流式细胞仪、全自动免疫发光仪等。检验科开展免疫荧光、酶联免疫吸附、高效液相色谱、化学发光、免疫电泳、分子生物学等检测技术。检验科目前设置有住院部临床血液检验组、住院部体液检验组、门诊临床检验组、临床生化检验组、急诊生化检验组、临床免疫检验组、临床微生物检验组、临床分子生物学检验组、标本接收组。开展三大常规、肝功能、肾功能、血脂、心肌酶学、细菌培养及药敏、凝血功能、各类病毒标志物检测、免疫球蛋白、肿瘤标记物、尿 17-羟、尿 17-酮、尿 VMA，流行性出血热、血吸虫抗体检测，病原体基因检测，遗传性疾病基因检测等临床检验项目。各专业组的检验项目共 400 余项。其中生物化学检验 125 项、免疫学检验 90 余项、微生物学检验 40 余项、临床血液和体液检验 85 项、分子生物学检测 20 余项、其他特殊检测 40 余项。近 5 年来完成各项临床检验近 2 亿项次，完成临床检验工作量，处省内领先、国内先进水平。

检验科大力发展科室内涵建设，紧密结合国家政策，按照医院统一规范发展要求，积极适应新形势的发展，配合医院积极做好三甲医院复审、优质医院评审的相关工作，均获得优异成绩。积极配合临床开展日常检验工作，科室狠抓临床检验质量，坚持开展日常室内质量控制工作，积极参加湖南省临床检验中心、国家卫健委临床检验中心主持的临床实验室室间质量评价，成绩优异，极大地保证了检验质量。自 2013 年以来，科室积极筹备 ISO 15189 质量管理体系的实验室认可申报工作，按照 ISO 15189《医学实验室质量和能力认可准则》建立实验室质量管理体系，对实验室的检验流程进行全面优化，引进全自动血液工作站、全自动生化流水线，对住院部检验科进行"5S"管理改造，大大改善了工作环境，提高了检验工作效率，降低了差错事故的发生率。积极开展新项目，大力加强与临床的沟通，从检验前、检验中和检验后质量控制入手，提高检验质量并持续改进。2015年科室顺利通过了中国合格评定国家认可委员会（CNAS）的ISO 15189质量管理体系认可，通过国家卫健委临床检验中心PCR实验室和国家II级生物安全标准实验室认证。

第二节　医疗质量管理的特色与亮点

医疗质量安全是检验科的生命，因此，检验科非常重视检验质量管理，通过多种方式保证医疗质量及医疗安全，如积极开展室内质控和室间质评，建立ISO 15189的全面质量体系。

1. 实验室内部质量控制

实验室内部质量控制（internal quality control，IQC）简称室内质控，是为了确保检测的质量完全达到要求，在实验室内部进行的技术操作和活动。室内质控是按照一定的策略对稳定的样本进行测定，并对测定结果进行统计学分析，其结果反映了检测仪器或方法的检测性能，如精密度，并且能够对同批检测结果的可靠性进行评价。据此，实验室可以确定患者的报告能否正常发放，以及是否有必要对现有的检测系统进行校正。实验室应制定程序以防止在质控失控时发出患者结果。当违反质控规则并提示检验结果可能有明显临床错误时，应拒绝接受结果，并在纠正错误情况和验证性能合格后重新检验患者样品。

检验科通过以下步骤来确定室内质控的策略：首先确认质量要求，即实验室的"用户"对实验室"产品"的需求，也就是说确认此项检测的结果对于临床有多大的价值，如果试验的结果用于确诊某种致死性疾病，那么临床对此项检测的质量要求就高，相应的就应当制定严格的高标准的质控策略（更多的质控品水平、更频繁的质控品测定、更严格的质控规则等）。如果结果用于辅助诊断或筛查，可以选择较为简单的质控策略。其次，了解检测方法或者过程的稳定性，即质量控制的难度。对试验本身不稳定，控制难度高，如环境因素影响较多，试剂稳定性不佳，结果判读解释困难的试验，如止凝血检测，就需要制定较严格高标准的质控策略；反之，对于控制难度较低，如床旁试验，就可以制定较为简单的质控策略。最后，通过综合质量的需求以及质量控制的难度，制定质量控制目标，并且据此选择适当的质控策略。

20世纪80年代初期，国内临床检验界开始引进国外有关的检验质量控制概念和方法，科室选派多人参加原卫生部与国外团体共同组织的临床实验室质控学习班学习。目前检验科开展的室内质量控制项目超过100项，主要包括常规生化项目52项、血气分析3

项、免疫项目 21 项、血凝 7 项、血常规 8 项、尿常规 11 项，细菌鉴定卡质量评价、药敏卡、药敏纸片质量评价等。

2. 室间质量评价

实验室应参加相关检验和检验结果解释的实验室室间比对计划（如外部质量评价计划或能力验证计划）。室间质量评价是国际公认的临床实验室全面质量管理的重要组成部分，是医疗机构质量管理的重要内容，也是世界上多数国家临床实验室行政管理和实验室认可的基本要求。其主要作用包括评定实验室开展特定检验的能力及检测实验室检验能力的保持情况；识别实验室质量问题，促进启动改进措施，提高检验质量水平；判断不同检验方法的有效性和可比性；识别实验室间的差异；也进一步增强医生、患者等对检验结果的信任。

检验科细菌室自 1981 年开始参加由世界卫生组织相关部门主持的国际性细菌检验室室间质评活动，其后连续十年均取得好成绩；生化室参加了世界卫生组织相关质控中心（如英国伯明翰伊丽沙白女王医院）主持的国际性临床生化检验室间质评活动并取得好成绩。时任检验科主任的王继贵教授带领科室承担了在湖南省组织推广临床生化检验质控的任务，协助湖南省临床检验中心的组建和开展工作，当时国内尚无较好的冻干质控血清，相关资料欠缺、经验不足，但大家克服困难、积极探索，圆满地完成了任务。其后，科室持续参加原卫生部临床检验中心和湖南省临床检验中心先后开展的全国及湖南省范围内的临床检验室间质量评价活动，均获佳绩，促进了医疗质量的提高。

检验科至今一直同时参加由国家卫健委临床检验中心、湖南省临床检验中心主持开展的临床生物化学、临床免疫、临床微生物、临床血液、临床体液、临床分子生物学等项目室间质量评价活动，临床微生物检验专业组同时参加国家卫健委和湖南省卫健委两级细菌耐药监测网组织的评价活动。此外，部分专业组参加第三方组织的室间质评活动，如临床生物化学专业组参加朗道公司开展的全球室间质量评价活动。另外，部分无法参加室间质评的项目也通过与 ISO 15189 认可的其他医院同类项目进行实验室室间比对，有效地保证了检验质量。目前检验科共有 34 大类项目参加国家卫健委临检中心的室间质评计划，合格率 98% 以上，达到了既定的质量目标（≤5%）。所有项目的 PT 成绩 ≥80%；9 大类项目参加湖南省临检中心室间质评计划，基本上均达到了既定的质量指标要求。

3. ISO 15189 质量管理体系

（1）概述

ISO 15189 是国际标准化组织针对全球各类医药实验室制定的关于实验室医学质量要求的标准，主要着重于患者结果的解释，问询临床医生信息，检验前、后分析阶段特定质量要求，对技术和医学资质更广泛的定义，以及关于质量、安全和伦理的一系列问题。ISO

15189 从管理要求和技术要求两方面提出了医学实验室应遵守的要求。在管理方面，描述了实验室的组织和管理以及质量管理体系、服务活动要素等方面的要求；在技术要素上，则对人员、设备、设施等要素以及检验程序和结果报告等要点做出了规定。ISO 15189 是指导医学实验室建立完善和先进质量管理体系的当前最好、最适用的标准，将指导医学实验室更为有效地开展工作，并能够帮助实验室更好地满足客户的要求，改进对患者的服务。

为了进一步规范科室质量管理、保障医疗质量安全，增强检验科的综合竞争力、提高社会信任度，检验科自 2014 年起按照 ISO 15189《医学实验室质量和能力认可准则》，建立医学实验室质量管理体系文件，并创建管理体系的组织结构，明确各个岗位的管理职责，并实施和监督，最终形成了一个全员参与、全员管理的科学规范和持续改进的质量管理体系。最终科室在 2015 年 7 月接受了中国合格评定国家认可委员会对 ISO 15189 医学实验室认可的首次现场评审，并顺利通过，并于 2016 年 12 月顺利通过 CNAS 的定期监督评审。这标志着中南大学湘雅二医院检验科迈入国际先进标准化实验室行列，出具的检验报告可与全球 170 余个国家和地区的实验室的结果互认（图 2-1）。

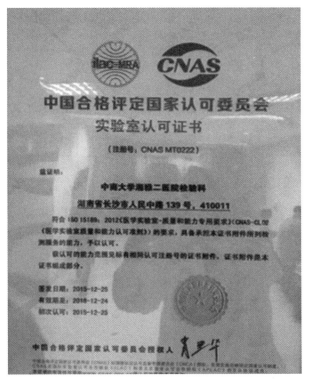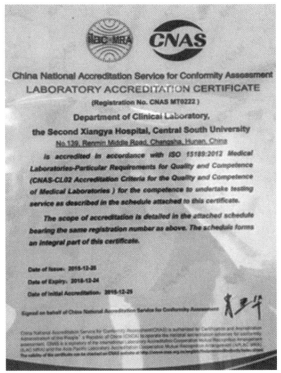

图 2-1 检验科获 CNAS 实验室认可证书

（2）质量管理体系文件

目前，检验科基于 CNAS-CL02 2012《医学实验室质量和能力认可准则》和实验室的实际情况，建立了全面的质量管理体系，建立了涵盖质量管理体系认证要求的 25 个要素的质量体系文件，包括《质量手册》《程序文件》《安全手册》《用户手册》《信息手册》及各类仪器设备和检验项目的标准化操作规程文件，实施并维持以过程为基础的质量管理体系并持续改进其有效性。该体系包括组织结构、职责权限、程序、计划、资源等方面共 25 个要素，并整合了所有必需的过程，以符合质量方针和目标要求并满足用户的需求和要求。其中管理要素包括：组织和管理责任、质量管理体系、文件控制、服务协议、受委托实验室的检验、外部服务和供应、咨询服务、投诉的解决、不符合的识别和控制、纠正措施、预防措施、持续改进、记录控制、评估和审核、管理评审。技术要素包括：人员、设施和环境条件、实验室设备、试剂和耗材、检验前过程、检验过程、检验结果质量的保证、检验后过程、结果报告、结果发布、实验室信息管理。

基于这 25 个要素制定出 40 个支持性程序文件对实验室的检验全过程进行详细的细化和规范。这些程序文件包括：保证公正性信息保护管理程序、沟通的管理程序、文件控制程序、建立服务协议及评审程序、受委托实验室和顾问的选择与评估程序、外部服务和供应的管理程序、咨询服务管理程序、受理和处理投诉的程序、不符合识别和控制程序、纠正措施管理程序、预防措施管理程序、持续改进管理程序、记录管理程序、内部审核程序、检验流程适宜性评审程序、用户反馈和员工建议评估程序、风险管理和外部机构评审程序、质量目标及质量指标评审程序、管理评审程序、人力资源管理程序、设施和环境管理程序、实验室安全管理程序、仪器设备购买使用和维护管理程序、量值溯源管理程序、试剂和消耗材料管理程序、原始样品采集和运输管理程序、检验前样品接收和处理程序、检验程序的选择和确认程序、作业指导书管理程序、新检验项目建立程序、生物参考区间评审程序、临床决定值评审程序、医学检验中测量不确定度评定程序、内部质量控制程序、能力验证和比对试验管理程序、检验结果复核程序、检验后样品管理程序、检验结果报告程序、检验结果发布程序、检验科信息系统管理程序。基于程序文件衍生出 148 份记录表单。

（3）质量方针和质量指标

检验科向服务对象提供临床血液检验、临床体液检验、临床急诊检验、临床生化检验、临床免疫检验、临床微生物检验、临床分子生物学检验等与本专业相关的医学检验项目，并提供相应的咨询服务，最大程度地满足患者和临床医护的需求。

检验科的质量方针：方法科学、行为公正、数据准确、办事高效、持续改进。同时，为了最大限度满足患者和临床需求，检验科严格按照 CNAS-CL02《医学实验室质量和能力认可准则》，制定了以下质量目标和指标，并定期对质量目标、质量指标的完成情况进行评审，以确保其持续和适宜。

①不合格标本率≤4%。

a. 标本类型错误率(类型错误或不适当的标本数/标本总数)≤1%;

b. 标本容器错误率(采集容器错误的标本数/标本总数)≤1%;

c. 标本不正确率[量不足或过多(抗凝标本)的标本数/标本总数]≤1%;

d. 抗凝标本凝集率(凝集的标本数/需抗凝的标本总数)≤1%。

②室内质控项目开展率(开展室内质控项目/检验项目总数)≥65%。

③室内质控项目变异系数(室内质控项目变异系数值):室内精密度 CV<1/3TEa(各专业组依据自己的检验项目视具体情况而定)。

④室间质评项目不合格率(每年参加室间质评不合格项目数/参加室间质评项目总数)≤5%。

⑤内部比对符合率:定量项目正确度偏倚<1/2 TEA,重复精密度 CV<1/4 TEA,中间精密度 CV<1/3 TEA,同一检验项目在不同检测系统上进行检测,相对偏倚<1/2 TEA;定性项目检测项目符合率≥80%;细胞形态学检测符合率≥80%。

⑥内部质控失控纠正率为 100%。

⑦外部质量评价结果:PT 成绩≥80 分。

⑧实验室室内周转时间(TAT)为≥95%。

a. 常规临床生化检验的周转时间(TAT)≥95%;

b. 常规临床血液学检验的周转时间(TAT)≥93%;

c. 急诊临床生化检验的周转时间(TAT)≥98%;

d. 急诊临床血液学检验的周转时间(TAT)≥98%。

⑨危急值通报及时率≥95%。

a. 住院患者危急值通报及时率≥95%;

b. 门诊患者危急值通报及时率≥95%;

c. 急诊患者危急值通报及时率≥95%。

⑩满意率≥90%。其中患者满意率≥90%;医护满意度≥92%,员工满意度≥90%。

(4)具体实施内容

按照国际 ISO 15189 医学实验室的要求,根据 CNAS-CL02《医学实验室质量和能力认可准则》的具体条款,目前检验科主要通过以下具体实施内容,形成具有特色的医学实验室管理,全面提高医疗质量。

①建立完整的实验室质量管理体系文件,包括质量手册(纲领性文件)、程序性文件(支持性文件)、专业领域标准化操作规程(实施性文件)和记录表单(证实性文件)。不断规范检验流程,及时、准确地发布检验结果。

②多渠道、多形式、多投入做好临床沟通工作,更好地服务临床。从检验前、检验后质量控制和新项目开展入手,定期或随时对相关医护人员及标本转送物业人员进行培训和

沟通，重点在项目开展和设置、生物参考区间的适用性、检验周期的合理性、危急值项目的设置和检验结果的解释等方面加强临床沟通，并积极参加临床病例大讨论，临床会诊等医疗活动，为临床诊疗提供帮助。

③全力做好供应商和服务商评价，形成合格的供应商和服务商名录，保证检验质量。定期做好检验周期评审、生物参考区间评审、文件评审、质量指标评审、用户满意度反馈、内部审核和管理评审，不断持续改进医疗质量，杜绝医疗纠纷和事故发生。

④全面做好实验室质量控制管理工作，保证检验结果准确性。定期做好项目校准、质控工作，发现问题及时纠正和评估，全力保障患者检验结果准确发布。按照国家和湖南省卫健委临床检验中心的室间质评计划和要求，保质按时完成室间质评工作，对回报结果进行及时分析总结，保证检验结果的可比性。

⑤做好人员培训工作，不断提高员工的技术能力。全科制订管理体系培训计划，定期进行培训，让全体员工了解质量管理体系的理论知识，并重点关注生物安全、消防安全和质量安全。各专业组根据自身专业特色制订组内培训计划，针对检验流程、形态学判断要点和室内质控等进行培训，提高人员专业素质和专业技术能力。

⑥以 ISO 15189 质量管理体系的重要核心思想为不断改进质量管理，因此检验科根据 PDCA 流程(P：计划，D：执行，C：检查，A：调整)对体系中的每一个环节操作进行细化。定期总结检验过程中可能影响检验结果的关键环节中的问题，及时采取措施，实现实验室的检验流程全面优化；通过每月的专业小组组长会和质控会、ISO 15189 关键岗位要素总结会，及时发现问题并采取有效措施，降低了差错事故的发生率，保证了检验结果的准确性和稳定性。

（5）实施 ISO 15189 质量管理体系的重要意义

ISO 15189 认可对医学实验室的发展具有极其重要的意义：第一，通过国际标准来规范医学实验室的质量管理，消除国际交流中的技术壁垒，做到与国际接轨及检验结果的国际互认，促进了国内医学实验室与国际接轨，促进国际间的交流；第二，通过规范管理与质量、能力要求，持续地学习与培训，不断提高了检验专业人员的专业素质及综合能力；第三，实验室认可规范了各种医疗行为及记录，提高了医学实验室的质量管理水平，能提供医疗纠纷举证的证据，减少可能出现的质量风险和实验室的责任；第四，提高了实验室的整体专业水平、技术能力和实验室自身能力建设水平和服务意识，提升了实验室的社会地位，从而增强了医学实验室的综合竞争力。

第三节 医疗工作管理的特色与亮点

1. 临床与科研结合，立足临床，服务临床，不断创新

检验科在保证日常工作顺利完成的同时，也在不同的专业领域探索新方向、解决新问题，同时将临床与科研紧密结合，立足临床、服务临床。检验科近年成立了新项目小组，大力发掘、开展新项目，一方面积极满足日益增长的临床诊疗需求，另一方面通过开展新项目，发掘出新的科研课题与方向，从而有效推动了学科的发展与建设。同时，检验科拥有宝贵的数据资源和检验样本资源，可以利用检验科已有的平台与临床相关科室进行积极合作，共同创造新的临床科研价值。

近年来，借助于新项目的开展，检验科目前在肿瘤标志物的检测（如循环肿瘤标志物、肝癌标志物等）、感染性疾病的诊断与监测（如细菌感染、真菌感染）、血栓与止凝血检测、个体化用药基因检测（如高血压用药监测）、罕见病相关标志物的检测（如 IgG4 相关性疾病）等方向取得了一定的进展，接下来将通过对这些领域及方向的进一步挖掘，不断创新，利用最新的研究数据，真正为临床诊疗提供更多更准确的诊疗依据。

2. 加强临床沟通，充分发挥检验侦察兵的作用

检验新技术的应用及方法学上的革新，使得检验质量和水平显著提高，而临床医生对于检验的依赖程度也越来越高。临床医生只有将临床实践与检验医学相结合，运用好实验诊断学这门学科才能提高对疾病的诊治水平。此外，由于沟通不畅而导致检验与临床间产生的"隔阂"，严重影响了检验与临床的日常工作。因此，加强检验与临床的沟通尤为重要。近几年来，通过借助检验医师参加全院的住院医生培训，中南大学湘雅二医院检验科大力推进检验与临床的沟通，积极探索适合本院特色的多方位沟通机制。

目前检验科与临床多渠道、多形式、多投入做好临床沟通工作，更好地服务临床。成立临床沟通小组，直接与各个临床科室对接，从检验前、检验后质量控制和新项目开展入手，定期或随时对相关医护人员及标本转送人员进行培训和沟通，重点在项目开展和设置、生物参考区间的适用性、检验周期的合理性、危急值项目的设置和检验结果的解释等方面加强临床沟通，并积极参加临床病例大讨论，临床会诊等医疗活动，为临床诊疗提供帮助；及时反馈存在的问题，提出解决办法，提高了检验效能，降低了医患纠纷的发生率。

第四节 医疗技术成果

检验科大力开展各类新项目、新技术科研活动，积极申报医院、学校的医疗新技术成果奖，1994—2017 年共获得院级以上奖励 33 项（见表 2-1）。

表 2-1　检验科 1994~2017 年度荣获院级以上医疗技术成果奖一览表

序号	成果名称	获奖名称与级别	获奖人	年份
1	ENA 的临床应用	湖南医科大学附属第二医院医疗新技术成果三等奖	检验科	1994
2	积极开展免疫球蛋白轻链 K 型等新试验	湖南医科大学附属第二医院医疗新技术成果四等奖	检验科	1996
3	开展Ⅳ型胶原肽等新试验	湖南医科大学附属第二医院医疗新技术成果四等奖	检验科	1996
4	开展 HLA 血清学配型新技术	湖南医科大学附属第二医院医疗新技术成果三等奖	检验科	1997
5	全力以赴,快速、准确检出感染性食物中毒病原体	湖南医科大学附属第二医院医疗新技术成果四等奖	检验科	1998
6	幽门螺杆菌的培养与检测技术	湖南医科大学附属第二医院医疗新技术成果四等奖	检验科	1999
7	高效液相色谱—紫外法测定苯丙氨酸和酪氨酸	中南大学湘雅二医院医疗新技术成果三等奖	检验科	2000
8	主要几种细菌耐药性检测	中南大学湘雅二医院医疗新技术成果四等奖	检验科	2000
9	蛋白电泳技术革新	中南大学湘雅二医院医疗新技术成果四等奖	检验科	2000
10	急诊干化学分析	中南大学湘雅二医院医疗新技术成果四等奖	检验科	2000
11	肌红蛋白检测	中南大学湘雅二医院医疗新技术成果四等奖	检验科	2000
12	真菌的药物敏感性测定	中南大学湘雅二医院医疗新技术成果三等奖	曹 伟	2001
13	HBV 前 S1 抗原酶免测定	中南大学湘雅二医院医疗新技术成果三等奖	陈远林	2001
14	艾滋病抗体快速测定	中南大学湘雅二医院医疗新技术成果三等奖	曾 谙	2001
15	新检验项目的开发及研究	中南大学湘雅二医院医疗新技术成果三等奖	蒋洪敏	2002
16	血清苯丙氨酸和酪氨酸高效液相色谱—荧光检测法的建立及临床研究	中南大学湘雅二医院医疗新技术成果三等奖	唐爱国	2003
17	高敏 C-反应蛋白检测的临床应用	中南大学湘雅二医院医疗新技术成果二等奖	胡 敏（第二完成人）	2003

续表2-1

序号	成果名称	获奖名称与级别	获奖人	年份
18	抗环瓜氨酸肽抗体检测及临床应用	中南大学湘雅二医院医疗新技术成果三等奖	秦立新　张仁生　陈远林	2004
19	缺血修饰白蛋白的检测方法的建立及其在早期心肌缺血诊断中的应用	中南大学湘雅二医院医疗新技术成果三等奖	胡　敏　陈新瑞　王继贵	2005
20	辉煌之星全自动酶免分析仪在测定肝炎标志物中的应用	中南大学湘雅二医院医疗新技术成果四等奖	陈新瑞　秦立新　杨一芬　蒋春洁	2005
21	高效液相色谱——紫外法测定血清犬尿氨酸和色氨酸	中南大学湘雅二医院医疗新技术成果二等奖	唐爱国　王　瑞　董存岩　郑　荣　莫喜明　皮兰敬	2006
22	高效液相色谱荧光法同时测定血清色氨酸和犬尿喹啉酸	中南大学湘雅二医院医疗新技术成果三等奖	唐爱国　董存瑞　郑　荣　莫喜明　皮兰敬　罗昔波	2007
23	新的 HPLC 法测定血清犬尿氨酸和犬尿喹啉酸的临床应用	中南大学湘雅二医院医疗新技术成果二等奖	唐爱国　罗昔波　莫喜明　郑　荣　董存岩　肖乐东　卜艳红	2008
24	Sysmex XE—2100 全自动血细胞分析仪检测外周血造血干/祖细胞的临床应用	中南大学湘雅二医院医疗新技术成果三等奖	秦立新　陈远林　张仁生　钱文生　唐亚梅　杨一芬　陈新瑞	2008
25	HPLC 技术直接测定末梢血苯丙氨酸用于苯丙酮尿症的诊治	中南大学湘雅二医院医疗新技术成果三等奖	莫喜明　唐爱国　董存岩　罗昔波　项忠元	2009
26	血清色氨酸、犬尿氨酸和犬尿喹啉酸的同步测定	中南大学湘雅二医院医疗新技术成果三等奖	项忠元　莫喜明　任亚萍　唐爱国　罗昔波　王　敏　周志芳	2010
27	高效液相色谱法测定慢性肾功能不全患者血清中芳香族氨基酸	中南大学湘雅二医院医疗新技术成果二等奖	李　影　唐爱国　莫喜明　罗昔波　项忠元	2011
28	高效液相色谱——荧光法同时测定慢性肾功能不全患者血清中芳香族氨基酸	中南大学医疗新技术成果三等奖	李　影　唐爱国　莫喜明　罗昔波　项忠元	2011

续表2-1

序号	成果名称	获奖名称与级别	获奖人	年份
29	省内首次检出"蠊缨滴虫"感染病例	中南大学湘雅二医院医疗新技术成果三等奖	陈新瑞　郑　荣　张婷婷　刘　礼	2012
30	浸润性真菌感染诊断平台的建立	中南大学湘雅二医院医疗新技术成果二等奖	胡　敏　曹　伟　王　敏　刘　礼　李　影　吕　星　许心怡	2015
31	基于ISO 15189标准的实验室质量管理体系的建立及应用	中南大学湘雅二医院医疗新技术成果三等奖	胡　敏　唐玲丽　卿之驹　项忠元　蒋洪敏　任亚萍　检验科全体	2016
32	血常规复检规则的应用、验证及优化	中南大学湘雅二医院医疗新技术成果二等奖	胡　敏　蒋姣伏　杨一芬　莫喜明　杨佳锦　吴文静	2017
33	血常规复检规则的应用、验证及优化	中南大学临床研究与医疗新技术成果一等奖	胡　敏　蒋姣伏　杨一芬　莫喜明　李荣华	2017

医疗技术成果

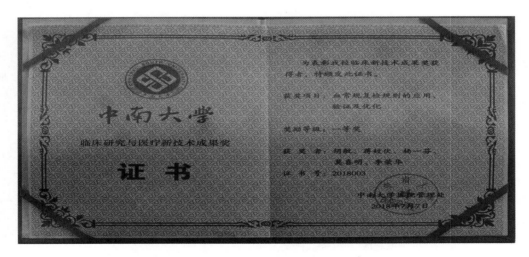

胡敏等获中南大学临床研究与医疗新技术成果奖一等奖

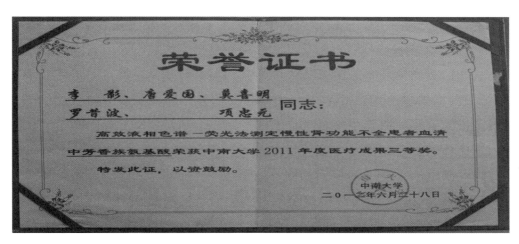

李影等获中南大学 **2011** 年度医学成果三等奖

第一节　本科生教学

　　中南大学湘雅二医院临床检验学教研室在"百年湘雅"的历史长河中属年轻一员，1985 年 4 月，经国家教委及原卫生部批准，湖南医科大学设置医学检验专业，当年纳入全国统一招生，招收本科生，毕业后授予医学学士学位。1986 年 6 月经湖南医科大学批准，正式成立医学检验系，下设临床生物化学、临床微生物学与免疫学、临床血液学、临床检验学等教研室。1986 年 11 月经湖南医科大学批准成立湖南医科大学附属第二医院临床检验学教研室，王继贵出任首任教研室主任，周赛琴任教研室副主任。依托前期中专及大专教学经验的积淀，在王继贵主任的领导与组织下，成立专门的教学班子，开展教学活动。自建立教研室以来，历任主任、副主任及全体教职工热爱教学事业，认真履行教师职责，认真做好教学工作。其间，担任教研室领导职务的有：邓宝爱于 1992 年 7 月—1994 年 12 月任教研室副主任；唐爱国于 1994 年 9 月—2006 年 9 月任教研室副主任，2006 年 9 月—2014 年 3 月任教研室主任；卿之驹于 1998 年 9 月任教研室副主任；胡敏于 2009 年 9 月—2014 年 3 月任教研室副主任；2014 年 3 月任教研室主任；唐玲丽于 2014 年 9 月任教研室副主任。

　　自 1986 年教研室成立后，"临床基础检验学"是检验专业教学的主干课程之一。传承湘雅优良教学传统，教研室的教学管理严谨规范，为保证教学工作的有序开展，教研室逐步制定和完善各项教学制度，包括集体备课、预讲及评议、集体听课与课评、预实验、实验作业批改和教学档案管理、各级人员岗位职责、考勤制度等一整套规章制度，严把教学质量关。制度的建立与不断完善，有力地促进了各项教学活动的开展，保证了教学秩序的正常运行。

　　教研室重视教学，教师教学责任心强，注重教师教学能力的培养，教研室发挥老教师"传、帮、带"的作用，引领青年教师成长。首先，青年教师实验课带教与理论课授课均须进行预讲,预讲教案须高年资教师审阅、修改,预讲时教研室全体教师参与听课并课后讲评,提出问题与改进意见。若问题较多,则需重新备课,修改教案,再次预讲,直至通过。其次为中青年教师制订培训计划,建立教师培训、考核和奖励机制,鼓励、支持中青年教师考研、读博,鼓励和资助教师到国内外进修、深造,近几年来有 3 名教师出国进修,研修期满后,全部顺利归国,先后成为教研室骨干力量。加强青年教师的培养力度,经常开展讲课比赛,教学技能培训,不定期主办读书或学术报告会,鼓励青年教师参加各类学术活动,扩大知识面,提高学术水平。经过严格把关及培训,一批青年教师得到锻炼和培养,相继成为教研室教学骨干,形成一支老、中、青相结合、爱岗敬业、富有创新力的师资队伍。

1990 年 9 月由湖南医科大学医学检验系、湖南医科大学附属第一医院、湖南医科大学附属第二医院共同组建临床检验学教学小组,开创联合办学新模式。王继贵老师首次承担医学检验系 1988 年级"临床检验学基础""临床生物化学检验及技术"质量控制课程的理论教学。王继贵老师学识渊博,理论联系实践,他备课认真,讲课时概念清楚,条理分明,逻辑严谨,善于表达,课堂教学生动有趣,他的授课深受同学们的欢迎。王继贵老师讲授的课程曾被检验系推荐为全校观摩教学课,课后深得师生好评。自 1990 年开始,邓宝爱、唐爱国、卿之驹、钟政永、胡敏、蒋洪敏、唐玲丽、莫喜明、唐亚梅等老师相继承担湘雅医学院医学检验系本科班、高检班、大专班等多层次的"临床基础检验学"理论课教学任务。2015 年配合中南大学湘雅二医院教务部教学改革,首次承担湘雅医学院 2012 级临床医学 8 年制医学生早期临床见习教学任务。教研室 2015 年 9 月中旬收到教务部下达的教学任务,10 月初就要进行理论授课,时间紧、任务重,教学主任第一时间召集教学骨干召开教学准备会,根据临床医学 8 年制医学生的特点,结合教研室的实践情况选定理论授课教材、制订教学计划、安排理论与见习带教内容。教学计划制订后,承担理论教学的老师积极备课、预讲,最终顺利完成教务部下达的教学任务。2015 年完成 8 年制医学生理论教学 5 学时,见习带教 12 学时。2016 年,完成 2013 级临床医学 8 年制医学生早期临床见习理论教学 5 学时,见习带教 12 学时。

除理论教学外,实验教学亦为本科生教学不可缺的一环。1989 年 9 月,教研室选派邓宝爱、夏运成 2 名教师脱产承担湖南医科大学医学检验系本科生的"临床基础检验学"实验课教学任务。此后教研室每学年均选派 1~2 名教师脱产承担实验课教学任务。脱产教师须参加教研室各项教学活动,如集体备课、理论课及实验课预讲、理论听课、教学评议、预实验、实验带教、学生实验报告批阅、教学总结等。实验带教老师为丰富实验教学内容,到附属医院检验科收集有教学意义的临床病理标本,如各种白血病外周血涂片、血尿、脓尿、胸腔积液、腹水、脑脊液、精液、白带等样本,供学生实验操作、学习、示教。为解决教研室仪器设备短缺的难题,带教老师克服困难,从医院检验科借用血液分析仪、尿液分析仪等自动化仪器供学生进行实验操作,丰富实验教学内容,加强学生动手能力的培养。

教研室注重现代教学手段的应用，自制教学用挂图、投影片、录像片供实验教学使用。此外，教研室还分批次组织学生到医院检验科进行早期临床见习，让同学们早期接触临床，了解检验流程、检验技术和仪器设备等新进展，开阔学生视野，加深对基础知识的理解。为强化学生对基础知识的学习，主办临床检验知识抢答赛，丰富学生学习生活，激发学生学习热情。实验教学亦注重与时俱进，2015 年文凯良等老师拍摄实验微课：WBC 计数、血涂片制备、WBC 分类计数、血液分析仪及尿液分析仪的使用。微课存放到云盘，实时共享，随时调用，供同学们学习。这些举措的组织和实施丰富了临床检验基础的教学内容，全面提升了教学质量，提高了学生学习兴趣及动手能力，为学生在今后的临床实习打下坚实基础。

　　临床实习是医学教育的关键时期，是医学生接触临床，把理论所学应用到为患者服务的过程，是学生生活向职业生活的过渡阶段。医学检验是一门集基础及临床医学、检验技术于一体的综合学科，要求所培养的学生毕业后能够从事临床医学检验、医学检验教学与科研工作。如何保证临床实习的教学质量，提高学生的综合素质，增强学生的竞争力，是一项十分重要的任务，已成为现代检验医学教育的重要环节。中南大学湘雅二医院临床检验学教研室作为临床教学单位，对生产实习带教非常重视。自 1988 年开始承担湖南医科大学医学检验系本科生生产实习带教任务以来，教研室在努力提高带教老师自身综合素质的前提下，为增强带教老师的教学意识在教学方法上做出有益的探索。教研室首先按照湖南医科大学医学检验系的实习计划为每一位实习学生制订详细的实习轮训计划，计划下放至专业组，专业组设实习督导老师，督导老师将计划分配至带教老师，带教老师严格按照计划完成实习带教任务。其次，做好实习学生的岗前培训、质量意识及职业道德素养的培训。学生进入生产实习的第一天，教学主任亲自挂帅，组织学生进行培训，了解教研室基本情况，学习各种规章制度，教育学生树立正确的实验室生物安全意识、质量管理意识；教育学生应具备良好的医德医风，树立起"以患者为中心"的服务意识。培养学生树立正确的人生观、价值观，培养其形成科学的工作态度和严谨的工作作风。最后，带教老师在平时的实习教学中，十分注重对学生实践操作能力、临床应变及沟通能力、创新能力和科研能力的培养。各专业组带教老师经常组织学生进行小讲课，将一些临床特殊病例、重要知识点综合归纳，组织学生讨论分析，培养学生临床思维能力及综合分析问题、解决问题的能力。在日常的带教过程中，教研室还不定期地举行师生交流会，让带教老师了解学生的学习情况及思想动态，及时调整知识结构和带教方法，让学生给带教老师提意见和建议，找出问题，共同解决，做到教学相长。同时还定期举行带教老师的教学研讨会，大家相互交流带教经验，以利于共同提高。在学生生产实习期间，加强与检验系的联系，教研室通过各种方式不定期与检验系交流实习带教情况，尤其是学生发生大的不良事件时，及时与检验系沟通，寻求一致的处理解决办法。检验系亦定期或不定期派老师深入教研室进行教学检查，了解学生学习及思想情况，关心学生成长。1988 年度顺利完成检验系检验专业本科生 85 级 10 人实习带教任务。自此开始，教研室相继承担中南大学湘雅医学院及湖南师范大学医学院、重庆医科大学、泸州医学院、昆明医学院、南昌大学、南华大学、湖北中医药大学、湘南学院、益阳医学高等专科学校、永州职业技术学院、湘潭职业技术学院等学校医学检验系学生的生产实习带教任务，目前，每年培训实习学员 90 余人。

1994 年按照湖南医科大学医学检验专业本科人才培养目标和培养要求，教研室开始医学检验专业学生毕业论文指导工作。教研室高度重视，成立本科生毕业论文指导小组，成员由教学主任及各专业组长担任。毕业论文指导小组专门制订详细的指导计划，实行毕业论文"导师负责制"，指导老师必须由中级及中级以上职称或硕士以上学历，且具备一定科研能力和论文写作水平的老师担任。指导老师在学生论文选题、文献查阅、综述写作、开题报告、预实验、正式实验、数据统计、论文撰写等环节中严格把关，以确保学生按时优质完成论文写作。教研室每年均组织学生进行论文答辩，学生通过口头或 PPT 报告等形式，围绕论文选题目的、方法、结果和结论等主要内容进行答辩。评委老师针对每个学生论文提出相关问题，由学生即时回答，以考察同学们对论文的熟悉程度和对专业知识的掌握程度，同时评委指出毕业论文中存在的不足，提出修改意见。医学检验本科生通过参与毕业论文撰写全过程的综合训练，对培养学生获取知识和应用知识能力、创新能力、实践能力、逻辑思维能力、团队协作精神以及挖掘学生学习潜能等起到了积极的促进作用，为其毕业后开展进一步的科研工作打下良好基础。

教学工作与时俱进，教学改革时有创新。进入 20 世纪 90 年代，教研室在王继贵主任的带领下，开始积极探索教学改革和课程建设。1995 年湖南医科大学附属第二医院临床检验学教研室与湖南医科大学附属第一医院临床检验学教研室共同承担的课程"临床基础检验学"，参加湖南医科大学组织的第 5 批优秀课程评估，被湖南医科大学评为本科生教学"优秀课程"。1996 年临床检验学教研室被湖南医科大学检验系评为"优秀教研室"。1997 年王继贵、唐爱国与湖南医科大学附属第一医院临床检验学教研室陈林立等共同承担教学科研项目"开拓联合共创新路，高质量培训高级人才"获湖南医科大学校级教学成果二等奖。2009 年，唐爱国等完成的教学项目"色氨酸及其代谢物检测新技术"荣获中南大学实验技术成果一等奖。2012 年王敏指导 2008 级本科生申报的课题"营养条件改变逆转耐甲氧西林金黄色葡萄球菌(MRSA)的研究""肿瘤坏死因子-α(TNF-α)受体基因多态性与强直性脊柱炎易感性的相关性研究"分获 2012 年中南大学大学生创新课题资助和立项。2013 年王敏指导 2009 级学生申报的课题"碳青霉烯类耐药的肺炎克雷伯菌耐药机制的初步研究"获 2013 年全国大学生创新课题资助。

教材建设是学科建设的重要环节，也是教学改革的重要内容，教研室根据教学需要，制订切实可行的教材建设计划，同时鼓励教师自编教材为课程建设做贡献。1990 年王继贵参编医学检验系全国统编教材《生物化学检验技术》，自编《临床生物化学质量控制及方法学评价》教材供检验系本科生教学使用。1996 年湖南医科大学检验系为提高检验专业学生的专业英语阅读能力,由李志坚主编,王继贵、唐爱国等参编《医学检验专业英语》教材,供学生学习专业英语使用。王继贵、唐爱国等采用此教材为93级学生进行专业英语双语教学,通过课后的教学反馈,同学们学习兴趣浓厚,专业英语的阅读及交流能力得到提高。2005年胡敏参编高等医学院校教材《临床检验仪器学实验教程》。2006年5月检验系组织部分教师编写《临床检验诊断学进展》教材,教研室唐爱国、卿之驹、蒋洪敏参与编写,教材供本校学生使用,对拓展学生的知识面及自学能力培养取到很好的作用。2015年胡敏参编《临床检验基础》(第三版)。

在多年的教学实践中,临床检验教研室的教师们在付出辛勤汗水与心血的同时,亦收获桃李满天下的喜悦,收获了湖南医科大学、湖南师范大学医学院和湖南医科大学第二临床学院授予的种种鼓励和荣誉。1993年蔡乾英在医学教育工作中成绩显著,被湖南医科大学第二临床学院评为"先进教师";在实习带教工作中成绩突出被湖南医学专科学校评为"优秀实习指导教师"。1996年唐爱国在教学工作中成绩显著,被湖南医科大学第二临床学院评为"优秀带教老师"。1998年钟政永在临床教学工作中,成绩突出,被湖南医科大学第二临床学院评为"优秀脱产教学个人"。2000年钟政永获中南大学湘雅医学院检验系组织的第三届教师授课比赛一等奖;中南大学湘雅医学院组织的第三届教师授课比赛优秀奖。2005年,湖南师范大学医学院授予卿之驹"优秀带教老师"称号。

部分实习生(含本科、大专及中专生)名单见表3-1、表3-2和表3-3。

表3-1　中南大学湘雅医学院(原湖南医科大学)医学检验系1985级~2015级在湘雅二医院检验科实习生名单

年度	实习生
1988年8月~1989年6月	1985级医学检验专业10人(6男,4女) 男:钟政永(组长)、刘运科、农生洲、邓家德、余洪立、林发全 女:刘阳、罗绮宁、罗蓉、熊华
1989年8月~1990年6月	1986级医学检验专业10人(5男,5女) 男:伍勇(组长)、刘志辉、刘忠泉、李子阳、卢业 女:秦立新、邱先桃、吕江容、王春翠、刘彬
1990年8月~1991年6月	1987级医学检验专业11人(7男,4女) 男:蒋洪敏(组长)、章小东、杨波、孙长青、彭志文、郑彤、谢海 女:刘靖、成珍珍、卓菲、关平
1992年8月~1993年6月	1988级医学检验专业10人(4男,6女) 男:吴昊、石庆府、龚文胜、吴英平 女:陈志妹(组长)、朱美玲、李钰、王冬梅、凌四海、席云
1993年8月~1994年6月	1989级医学检验专业8人(2男,6女) 男:黄涛(组长)、刘建红 女:陈萍、王倩、石青峰、叶玉芬、张勤、陈燕达

续表3-1

年度	实习生
1994年8月~1995年6月	1990级医学检验专业12人(8男,4女) 男:秦鹏(组长)、任立晟、杨宝财、张志浩、冷锋、余启华、王厚照、姚冬明 女:孟巧、杨慧敏、郭辉、王艳
1995年8月~1996年6月	1991级医学检验专业11人(6男,5女) 男:关伟东(组长)、胡永红、徐修才、申群喜、曹伟、周栋根 女:郑秋月、李艳君、莫芮、陈永玲、谢小述
1996年8月~1997年6月	1992级医学检验专业12人(7男,5女) 男:海志杰、彭建明、周建平、孙昂、戴国奎、胡庆丰、李崇剑 女:陈芳(组长)、钱纯、唐亚梅、李文青、邓雪莲
1997年8月~1998年6月	1993级医学检验专业12人(8男,4女) 男:罗方军、姜孝新、闫祖炜、冉起川、杨黎、夏文进、冯磊、张杰 女:窦宇红(组长)、谭湘芳、王良梅、秦永华
1998年8月~1999年6月	1994级医学检验专业15人(9男,6女) 男:陈齐头、邱升强、李美忠、吴智勇、吕青松、周秦、李子博、莫喜明、阳茂春 女:孙莉(组长)、王爱华、熊丽红、欧元祝、张慧、程春香
1999年8月~2000年6月	1995级医学检验专业12人(7男,5女) 男:党鑫堂、王峰、杨盛清、巩继勇、江河、冯钢、陈若虹 女:谢雯(组长)、陶科、朱伟彦、李海凤、李海侠
2000年8月~2001年6月	1996级医学检验专业14人(9男,5女) 男:饶若、秦彦珉、于自强、刘涛、徐杰峰、章杰、周彬雷、陈骥、陈基强 女:李荣华(组长)、洪敏、陶莹、张莹、章登珊
2001年8月~2002年6月	1997级医学检验专业11人(4男,7女) 男:夏军辉(组长)、旷开其、邵听军、邝昊宇 女:曹艳林、杨丽娜、官燕飞、胡蓉、鲍渝霞、沈熔、曹文
2002年7月~2003年6月	1998级医学检验专业11人(5男,6女) 男:杨辉(组长)、郑松柏、王健、罗辉、龚强 女:徐琳女(副组长)、郑慧娟、姚碧容、邓毅、胡蓉、简翠
2003年7月~2004年6月	1999级医学检验专业7人(5男,2女) 男:李润生(组长)、陈智勇、李涛、张林、杨波 女:余俊、李虹
2004年8月~2005年6月	2000级医学检验专业12人(5男,7女) 男:田磊(组长)、马凯、李勋、何苗、段志坚 女:贾凯、游莉、杨莉、王景秀、欧阳慧、刘安、王英

续表3-1

年度	实习生
2005年8月~2006年6月	2001级医学检验专业11人(5男,6女) 男:项忠元(组长)、黄荣福、杨威、秦建平、王明燊 女:牟琴、李玲、甸子琴、岳婵娟、陈珊珊、葛畅
2006年8月~2007年6月	2002级医学检验专业20人(5男,15女) 男:孟凡超、许峰、任明、谭继伟、邓锐 女:吴苑(组长)、黄峥兰、符爽、刘伟、张凯、张倩、张慧慧、张雅洁、周招华、付炅、李采霞、焦海晶、范婧、张晓蕾、唐翌姝
2007年8月~2008年6月	2003级医学检验专业20人(8男,12女) 男:潘阳、马峥、陈体、李桂才、何斌、贾双荣、王奕明、周勇 女:王瑶(组长)、尹好、周沐青、关雪、吴燕(检二)、桑奕雯、石辉芳、马丽、刘娴、齐小梅、董珊珊、张竞
2008年7月~2009年6月	204级医学检验专业20人(5男,15女) 男:杨传信(组长)、张勤敏、肖荐、邓垂文、夏林锋 女:侯舒毅、周晓萍、李晓娇、李晶、秦俊峰、赵男、郭雅春、常丹丹、申菲、杜世杰、张彩红、胡晖、许常清、柯买春、曾海燕
2009年7月~2010年6月	2005级医学检验专业20人(8男,12女) 男:樊洪(组长)、李锦超(副组长)、田国东、王丹、王超、苏长青、周中意、朱俊 女:王妹妹、葛肖宏、曾玉钦、徐荣、黄玉梅、郭怡华、迟月、黄佳斯、冯银、杨静芬、邓晓宇、王媛媛
2010年7月~2011年6月	2006级医学检验专业20人(7男,13女) 男:唐红卫、陈金龙、夏发达、黄亿源、杨佳锦、王文超、李小刚、 女:王维(组长)、许志玲(副组长)、李俏、武熹、陈金桃、蔡慧君、杨静静、武婷、肖四方、魏超、公跃华、肖淑珍、王圣涵
2011年7月~2012年6月	2007级医学检验专业22人(5男,17女) 男:杨全(组长)、刘翔、王振丹、赵宏深、贾晓阳 女:李春凤(副组长)、刘琴、胡晓娟、井爽、马瑞玉、李芮冰、王涵、周晓君、林蕾、周利君、冯宇洁、陈春梅、余青、王茜、王艳兰、李静、谭哲琼
2012年9月~2013年6月	2008级医学检验专业2人(2女) 女:彭婷、张娟
2013年7月~2014年6月	2009级医学检验专业25人(7男,18女) 男:杜文涵(副组长)、赵志丹、蔡新养、杨海东、吕少刚、张学奇、周卫 女:林明樾(组长)、任瑞、郎雯竞、张宸梓、蒋军移、冯明洁、贺理、余微婷、岳贺佳、杨素丽、王雁、周彩虹、孙静薇、邓丹宁、高萌、任浩、申婷、蒲瑞阳

续表3-1

年度	实习生
2014年7月~2015年6月	2010级医学检验专业25人(5男,20女) 男:舒玲斌(组长)、王艺达、刘旭祺、吴双、苏志乐 女:吴琼(副组长)、刘昶煦、郝瑾、李雨浓、王欣、王冉月、刘畅、胡雪南、王思萱、张娟、李欣、刘月、谷怡珊、杨源青、邢子禾、刘宁、欧阳琳达、毛莉妍、王竹、贺腊姑
2015年7月~2016年6月	2011级医学检验专业19人(5男,14女) 男:张旺(组长)、柏乐、杨航、程优、平杰丹 女:龙琪琛(副组长)、林慧、彭姣、高雪丹、杜宇娜、谭婉莹、张巧梅、方续方、宋欢、董智慧、卢淑华、易亚男、汪婷婷、谢慧萍
2016年7月~2017年6月	2012级医学检验专业21人(6男,15女) 男:喻丹(组长)、李崟冉、杨翔、韦子瀚、赵达是、占冬辉 女:罗蓉蓉(副组长)、曲朔莹、杜钰莹、谢希真、张丰羽、黄碧欣、魏欢、王秦晋、崔鹏媛、潘轶、李素皎、温婧、张婧嫄、莫芊芊、牛雨佳
2016年7月~2017年6月	2013级医学检验技术专业20人(5男,15女) 男:杜超(副组长)、廖春波、党同远、曹洪川、吕霖 女:谢璐鸿(组长)、闫麒、吴佳丽、张雪芹、刘首娉、浣西莎、蒋洁、卢晨曦、莫凡、刘俊兰、何凤珍、边调调、卢忆思、王雪玉、向哲邑
2017年7月~2018年6月	2014级医学检验技术专业27人(5男,22女) 男:蒋硕(组长)、张建东、罗爱博、杨啸吟、阴晟 女:唐朝敏(副组长)、张敏洁、吴紫薇、厉天颖、白婧、黄愉雯、张颖君、李思佳、龙培艳、王芳、闫睿、陈芷阳、何宇佳、王凤霞、雷蕴轩、何姝仪、赵梦瑶、刘蕾、刘利萍、覃淇、金利子、寇秦洁
2018年7月~2019年6月	2015级医学检验技术专业19人(7男,12女) 男:李康(副组长)、李坤鹏、方嘉伟、沈书丞、张文涛、孙伟、贡觉顿珠 女:王冰琦(组长)、郭聪慧、胡淑婧、廖雪淳、庄思琪、段昱娟、刘阳旭、陈诗怡、彭一枝、张雪莹、耿瑞蔓、梁莹莹
小计	469人,男生180人,女生289

表3-2 湖南师范大学医学院(原湖南省卫生学校、湖南省职工医学院、湖南医学高等专科学校)医学检验系在湘雅二医院检验科实习生名单(部分)

年度	实习生
1980—1981 (3人)	湖南省卫生学校:王先西、游学科、袁新民
1982—1983 (10人)	湖南省卫生学校:彭健、张华香、邓旦生、刘红日、唐传荣、唐小异、罗树红、刘琼、王桂芳、林红乐

续表3-2

年度	实习生
1983—1984 （10人）	湖南省卫生学校：丁为汉、徐军发、刘巧突、周吉云、吴杨、赵长荣、郭勤、陈立华、扈祚喜、胡小军
1984—1985 （9人）	湖南省职工医学院：聂新章、龚道元、俞宏玖、杨明生、杨建国、田明礼、钟再毅、陈亦男、刘再勋
1986—1987 （12人）	湖南省职工医学院：李群、周春生、匡多秀、肖科云、邓爱云、梁庄球、徐丽君、刘焕君、钟学美、易文平、唐卫国、李平福
1996—1997 （4人）	湖南医学高等专科学校：蒋国平、李先平、唐艳、戴仲珊
以下均为湖南师范大学医学院	
2012—2013 （12人）	陈玉龙（组长）、黄永秀、唐晴琴、彭娟、杨昆、张雯佳、吴思颖、王悫歆、董彩霞、陈春媛、屈晶晶、刘茵茵
2013—2014 （13人）	王莉莉（组长）、胡艳、王艳、赵勤飞、杨雪梅、向满林、高光雪、徐演、陈远远、高丽媛、贾晓静、赵菊芬、贺子翔
2014—2015 （12人）	周涛（组长）、刘强、李金龙、李安广、陈海露、王熔、李琼琼、陈晨、刘思阳、李梅、谢益欣、刘亚萍
2015—2016 （12人）	李郁（组长）、颜利梅、徐敏、郑天宇、郭思婷、苏海伦、王彦洁、段欣欣、霍涛、吴姣姣、李勇波、龙曙萍
2016—2017 （12人）	陈丽军（组长）、韩朝阳（副组长）、周婷、袁任民、杜修洁、潘利沙、朱易、卢文静、谭树东、罗红、冯丽君、朱易
2017—2018 （12人）	张雯琪（组长）、肖轶卉、傅佳丽、毛伟、蔡维、宋晨晨、周芷江、刘洋、谭雨伦、董雨菲、申卓、吴斌
2018—2019 （12人）	蔡婧瑶（组长）、刘仪、张宛钰、孙梅、刘枫、唐湘婷、刘莲、周颖、高晨、胡致祥、杨博伟、吴逢曦
小计	134人

表3-3　其他实习生名单（部分）

年度	学校/实习生
1959—1962 （7人）	湖南医学院第二附属医院医学检验班： 陈月园、黄频仍、李庆文、石菊秋、王桂阳、王志仁、肖芳兰
1970—1971 （7人）	湖南医学院第二附属医院医训队医学检验专业： 蔡谱发、李默秋、粟庆辉、唐爱国、徐春桃、曾耀星、左泽志
1971—1972 （4人）	湖南医学院第二附属医院医训队医学检验专业： 李良友、李炎升、刘军华、周美媛

续表3-3

年度	学校/实习生
1975—1977 （15人）	湖南医学院第二附属医院医训队医学检验专业： 陈世昌、陈再祥、傅冀辉、高新娥、葛鸣黔、黄益宇、李宪、龙宪河、罗庆云、孙双树、唐贵奇、魏望远、吴平英、伍贤平、尹先仲
1985—1986 （18人）	湖南医学院成人教育1983级医学检验大专班：黄建良、李宁沙、谭勇、黄力越、李文、邓军卫、郑韬、肖湘玲、肖柯玲、聂英、彭莉、李晴、罗嫩玲、刘礼、蒋萍、蒲卫平、苏涛、徐林本
1986—1987 （23人）	湖南医学院成人教育1984级医学检验大专班：梁日初（组长）、蒋姣伏（副组长）、谢军（副组长）、邓军野、黄山宁、龚蓉、舒辉、张伟、彭新凯、李芳芳、唐坤、贺湘洲、黄慧谦、陈键、姚冬梅、朱谦、戴经松、黄明、王永康、李双、李岚、刘清、张虹
1993—1994 （10人）	湖南医科大学成人教育1991级医学检验大专班：曹虹、周志芳、陈珑珑、姜文玲、邓兵、卢进、卢晓虹、谭文、张懿、何劲松
小计	84人

附：指导本科生获教学成果和课题（部分）

2011年：王敏荣获2011届中南大学湘雅医学院医学检验专业优秀毕业论文指导奖。

2012年：王敏荣获2012届中南大学湘雅医学院医学检验专业优秀毕业论文指导奖。

王敏指导2008级本科生申报"营养条件改变逆转耐甲氧西林金黄色葡萄球菌（MRSA）的研究"和"肿瘤坏死因子-α（TNF-α）受体基因多态性与强直性脊柱炎易感性的相关性研究"分别获得2012年中南大学大学生创新课题资助和立项。

2013年：王敏指导的学生论文《利用噬菌体随机肽库筛选强直性脊柱炎特异性血清标志物》，被评为2008届中南大学优秀毕业论文设计一等奖。

王敏指导2009级学生申报"碳青霉烯类耐药的肺炎克雷伯菌耐药机制的初步研究"获2013年全国大学生创新课题资助。

2014年：王敏指导的学生毕业论文《鲍曼氏不动杆菌arm A基因的分布与耐药性的研究》，被评为2009级中南大学优秀毕业论文设计二等奖。

王敏指导的学生毕业论文《产NDM-1的肺炎克雷伯菌耐药机制的初步研究》，获中南大学湘雅医学院医学检验系2014届优秀毕业论文二等奖。

2015年：王敏荣获2010届"强生"中南大学湘雅医学院医学检验专业优秀毕业论文指导奖。

2016年：王敏指导的学生毕业论文 *Effects of lentivirus-mediated SEC3 gene on proliferation, migration and invasion of Hela cells* 获中南大学湘雅医学院医学检验系2016届优秀毕业论文一等奖。

2017年：王敏指导的学生毕业论文《金黄色葡萄球菌肠毒素C3蛋白的原核表达及超

抗原活性研究》，获中南大学湘雅医学院医学检验系 2017 届毕业论文优秀奖。

　　项忠元指导的学生毕业论文《不同妊娠期 PRL 水平的变化及参考区间的建立》获中南大学湘雅医学院医学检验系 2017 届优秀毕业论文三等奖。

本科生教学留影

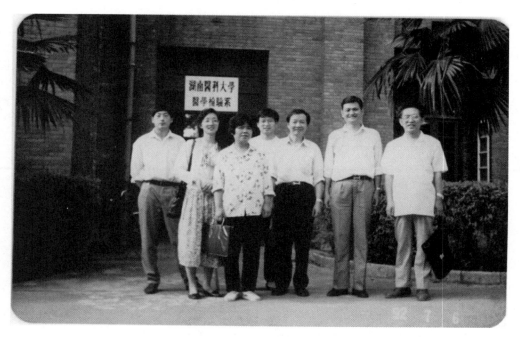

王继贵老师（右 1）、邓宝爱老师（左 3）与"临床基础检验学"教学组教师们

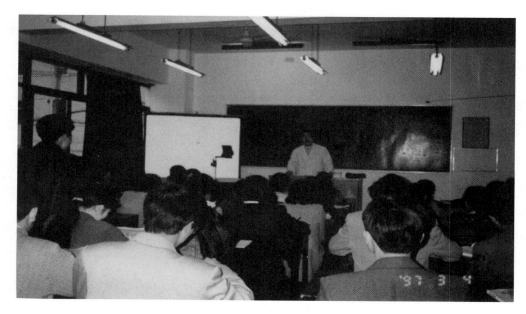

王继贵老师为检验系本科生授课

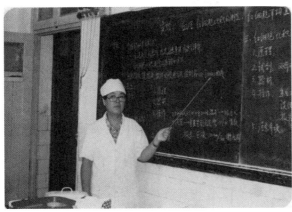
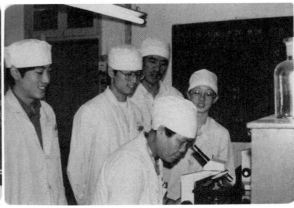

邓宝爱老师为检验系本科生讲授实验课和指导学生做实验

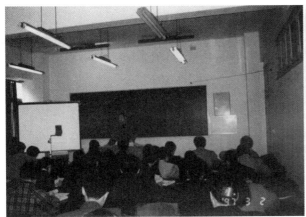
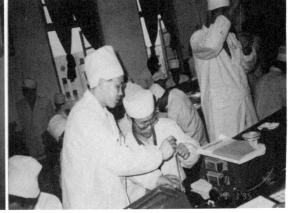

唐爱国老师为检验系本科生授课和指导学生做实验

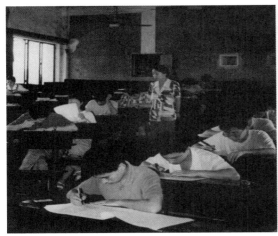
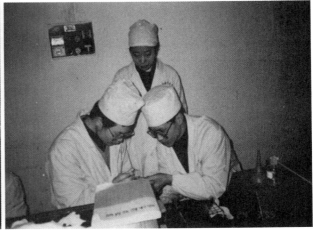

胡敏老师在监考检验系本科生理论考试和指导学生做实验

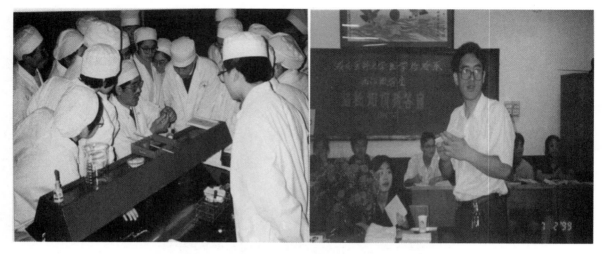

钟政永老师指导检验系学生做实验和组织学生的知识竞赛活动

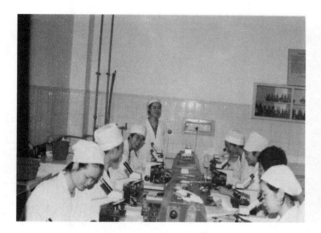

蒋春洁老师指导检验系学生做实验

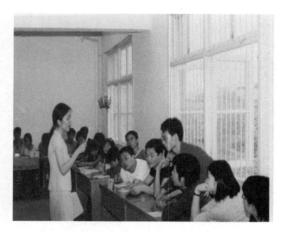

陈芳老师组织学生的知识竞赛活动

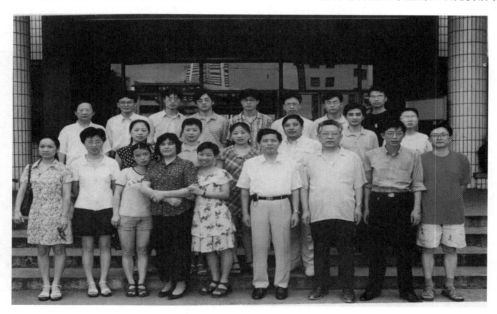

欢送湖南医科大学医学检验系 1999 届本科实习生

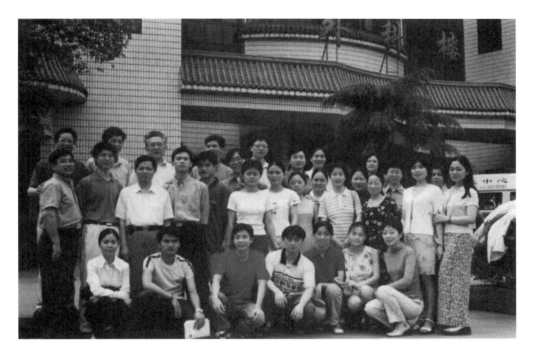

欢送湖南医科大学医学检验系 2000 届本科实习生

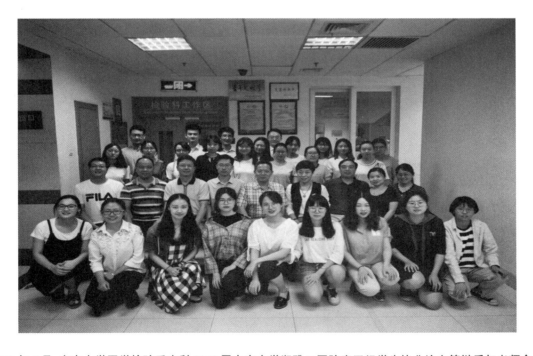

2018 年 6 月,中南大学医学检验系本科 2018 届中南大学湘雅二医院实习组学生毕业论文答辩后与老师合影

第二节 研究生培养

20 世纪 70 年代末,我国的研究生招考工作得到逐步恢复。湖南医学院第二附属医院(现中南大学湘雅二医院)的内科、外科、精神科、耳鼻喉科等临床学科开始招收硕士研究生。但许多临床学科的实验室不健全,研究生缺乏必要的实验条件,便将检验科作为了研究生的课题实验基地。在 70 年代末至 80 年代初,先后有内分泌科和胆道外科等临床科室的多名硕士研究生,如许樟荣、李永国、杨连粤和张柏和等来检验科进行为期数月的学习或完成研究生课题实验,检验科的王继贵、杨锡兰、杨桂英等老师参加实验技术带教。1990—1993 年,由王继贵主任与湖南医科大学生化教研室卢义钦主任,联合招收培养的生物化学硕士研究生卿之驹的"淋球菌菌毛抗原的提取"课题实验由王继贵主任指导并在检验科完成,毕业后留检验科工作,成为湖南省内首个在医院检验科工作的硕士毕业生。

1999 年,唐爱国被遴选为硕士研究生指导教师,科室于 2000 年开始招收生物化学与分子生物学硕士学位研究生,2003 年科室成为临床检验诊断学硕士学位点,唐爱国作为导师当年开始招收临床检验诊断学硕士学位研究生。2009 年,唐爱国被遴选为博士研究生指导教师,2010 年开始招收临床检验诊断学博士学位研究生。卿之驹、蒋洪敏、夏运成、胡敏、唐玲丽、王敏和王勇军等先后被遴选为临床检验诊断学硕士学位研究生指导教师,目前科室有临床检验诊断学博士研究生指导教师 1 名、临床检验诊断学硕士研究生指导教师 8 名。

至 2018 年共招收硕士研究生 105 人、博士研究生 6 人;已毕业硕士研究生 87 人、博士研究生 5 人。培养的研究生多人荣获湖南省优秀研究生及中南大学优秀研究生荣誉称号,多篇硕士毕业论文被评为湖南省优秀硕士生毕业论文及中南大学优秀硕士生毕业论文。

教研室通过系列的教学手段与方法积极鼓励研究生开展各项学术活动、科研创新活动、社会实践活动和文体活动,参与各项课题申报工作,培养学生创新能力。2017—2018 年,2016 级硕士生柏乐和林慧、2017 级硕士生向哲邑,由导师推荐至美国进行学习与学术交流。

检验科研究生指导教师名录见表 3-4,检验科硕士研究生名录见表 3-5,博士研究生名录见 3-6,检验科研究生承担的科研课题见表 3-7,所获奖项见表 3-8。

表 3-4 检验科研究生指导教师名录

姓名	导师	初任时间	主要研究方向
王继贵	硕导	1990 年（联合招生）	生物化学技术及其临床应用研究
唐爱国	硕导	1999 年	高效液相色谱技术及其临床应用研究
唐爱国	博导	2009 年	生物化学与分子生物学技术临床应用研究
夏运成	硕导	2002 年	肾脏病与血液净化学
卿之驹	硕导	2005 年	自身免疫性疾病的检验与临床应用
蒋洪敏	硕导	2005 年	心血管疾病标志物诊断试剂盒的研究
胡 敏	硕导	2007 年	血脂与动脉粥样硬化和炎症与脂代谢紊乱
唐玲丽	硕导	2008 年	性传播疾病相关机制研究
王 敏	硕导	2015 年	细菌耐药、药敏监测研究等
王勇军	硕导	2017 年	输血相关的血液免疫学

表 3-5 检验科硕士研究生名录

入学年份	姓名	导师	毕业论文题目
1990	卿之驹	卢义钦 王继贵	淋球菌菌毛抗原的提取
1999	王清平	唐爱国	高效液相色谱法检测血清色氨酸及其临床应用初探
2000	文江平	唐爱国	高效液相色谱法检测血清中芳香族氨基酸及其临床应用探讨
2001	洪 敏	唐爱国	高效液相色谱—荧光检测法测定血清苯丙氨酸和酪氨酸及其临床应用
	王 强	唐爱国	高效液相色谱荧光法检测精神分裂症患者及一级亲属血小板 5-羟色胺
	唐亚梅	唐爱国	Th1/Th2 型细胞因子失衡与自身免疫性甲状腺疾病的关系研究
	陈 芳	唐爱国	湖南地区汉族人群 CD14 启动子-159 位点基因多态性与冠心病的关系的研究
2002	莫喜明	唐爱国	末梢血苯丙氨酸和酪氨酸的测定及临床应用
2003	王 瑞	唐爱国	高效液相色谱紫外法测定血清犬尿氨酸和色氨酸及其临床应用
	李 江	夏运成	健康人尿有形成分参考值建立与红细胞激光参数临床应用价值
2004	皮兰敢	唐爱国	高效液相色谱荧光法测定血清犬尿喹啉酸和色氨酸及其临床应用
	刘 适	蒋洪敏	缺血修饰蛋白在急性冠脉综合征早期诊断中的作用
2005	杨丽媛	唐爱国	退学
	罗昔波	唐爱国	在线衍生高效液相色谱—荧光检测法测定血清犬尿氨酸和色氨酸及其临床应用
	敖 翔	唐爱国	主动外排泵对铜绿假单胞菌摄入硅纳米颗粒的影响
	杨一芬	卿之驹	白癜风患者血清甲状腺自身抗体及甲状腺激素检测研究
	陈远林	蒋洪敏	肾移植亚临床排斥反应 IL-2, IL-6, IL-8, IL-10 的表达及干预研究

续表3-5

入学年份	姓名	导师	毕业论文题目
2006	卜艳红	唐爱国	胰岛素受体底物影响小鼠前脂肪细胞和前成骨细胞分化的作用及机制
	肖乐东	唐爱国	高效液相色谱荧光法测定血清犬尿氨酸和犬尿喹啉酸及其临床应用
	邹国英	蒋洪敏	颅脑损伤患者血清 MPO，Hcy 的临床应用研究
	曹伟	卿之驹	亚胺培南和美罗培南体外诱导铜绿假单胞菌耐药的实验研究
2007	项忠元	唐爱国	高效液相色谱荧光法同时测定血清色氨酸、犬尿氨酸和犬尿喹啉酸及其在 SLE 中的应用
	任亚萍	唐爱国	高效液相色谱—荧光法同时测定肺癌患者血清色氨酸和酪氨酸
	周前选	唐爱国	可调波长高效液相色谱—荧光法同时测定色氨酸和 5-羟色胺
	王天菊	卿之驹	同型半胱氨酸转甲基酶的提纯和活性测定
	何雪梅	蒋洪敏	S-腺苷同型半胱氨酸水解酶的提纯及应用
2008	李影	唐爱国	高效液相色谱—荧光法同时测定慢性肾功能不全患者血清中芳香族氨基酸
	穆萨	唐爱国	高效液相色谱—荧光法同时测定重性抑郁障碍患者血清酪氨酸、5-羟色胺和色氨酸
	黎照环	胡敏	测定人血清载脂蛋白 M 双抗体夹心 ELISA 法的建立及其在 2 型糖尿病中的应用
	谭功军	卿之驹	胱抑素 C 试剂盒的研发及临床应用
	杨丽华	蒋洪敏	铁蛋白与糖尿病肾病早期微炎症状态的关系探讨
	张裕	蒋洪敏	氯吡格雷个体化用药相关基因 CYP2C19＊2 质粒标准品的构建
	彭爱红	蒋洪敏	赤芍 801 诱导类风湿关节炎成纤维样滑膜细胞凋亡研究
2009	蔡小慧	卿之驹	TAGAP 基因易感性与类风湿关节炎的关联研究
	唐浩能	唐玲丽	神经肽 Y 对 3T3-L1 前脂肪细胞增殖与分化的影响及其作用机制的研究
	陈月梅	蒋洪敏	β2-微球蛋白检测试剂的研发及临床应用
	彭灿辉	夏运成	唾液尿素，肌酐，尿酸水平在慢性肾脏病中临床意义的研究
	王社盈	唐爱国	长沙地区健康成年人血细胞分析参考区间的调查
	石坚	蒋洪敏	血清 IMA、NSE、HCY 联合检测对急性脑血管疾病的临床应用研究
2010	吕星	卿之驹	重组人心肌肌钙蛋白 T 的表达及纯化
	周后刚	胡敏	载脂蛋白 M 与胆汁酸的相互作用及可能机制研究
	张将	唐爱国	长沙地区健康成人血清 AFP、CEA、tPSA 参考区间的调查
	刘波	唐爱国	不同妊娠时期血清 PCT 水平的变化及其参考区间的建立
	李春芸	唐爱国	海口地区健康成年人 ALT、TBIL、DBIL、CREA、UREA 参考区间的建立
	齐志强	唐爱国	湖南地区非结核分枝杆菌临床分离株菌种的鉴定及耐药性分析
	徐飞	胡敏	骨科大手术后载脂蛋白 M 与凝血指标关系研究
	朱秋良	蒋洪敏	NGAL 在 2 型糖尿病早期肾病诊断中的临床应用价值

续表3-5

入学年份	姓名	导师	毕业论文题目
2011	郭伶霞	胡　敏	载脂蛋白 M 与细菌感染程度及其调节机制的研究
	杨佳锦	唐爱国	湖南长沙地区成年人血清胃蛋白酶原乳胶增强免疫比浊法的参考区间建立及初步临床应用
	杨静静	唐爱国	精神分裂症发育小鼠模型的研究和利培酮干预剂量的筛选
	李龙平	唐爱国	Kaiso 和 CyclinD1 在乳腺癌组织中的表达及相关性研究
	李海英	卿之驹	中性粒细胞明胶酶相关脂质运载蛋白与狼疮性肾炎活动性及病理分型关系的初步研究
	刘梦婕	蒋洪敏	α1-微球蛋白试剂盒的研发及临床应用
	成　平	夏运成	肌酐、尿酸干化学检测试纸条的临床应用研究
	卢　姿	胡　敏	海南地区肥胖及 2 型糖尿病人群血清 RBP4 的变化分析
2012	王　玲	胡　敏	抗菌肽 lycosin-I 体外抗呼吸道常见耐药菌活性研究
	左　灿	卿之驹	肌红蛋白试剂的研发及临床应用
	王艳兰	卿之驹	长链非编码 RNA MALAT1 与 NEAT1 在脑胶质瘤中表达的初步研究
	陈春梅	夏运成	原发性肾病综合征激素抵抗与 CYP450 酶活性关系的探索
	刘　琴	蒋洪敏	NGAL 试剂的研发和临床应用
	吴秀继	唐爱国	T2DM 患者铁代谢指标与血栓弹力图检测的临床意义
	张艳果	唐爱国	退学
	朱浩稳	蒋洪敏	乙型肝炎病毒表面抗原和抗体同时阳性样本产生机制研究
	陈　滔	蒋洪敏	吉首地区汉族与土家族成人正常人群生化指标的分析及生物参考区间的建立
2013	郝　柳	唐爱国	甲基苯丙胺滥用与嵌合蛋白 2 基因启动子区甲基化改变的研究
	刘茵茵	胡　敏	apoM 通过 PI3K/AKT/NF-κB 信号途径调节动脉粥样硬化的机制研究
	李　慧	胡　敏	载脂蛋白 M 经 1-磷酸鞘氨醇 1 受体途径实现抗炎功能的机制研究
	彭　婷	唐玲丽	长沙地区淋病奈瑟菌头孢曲松耐药相关基因的检测及其 por，tbpB 基因的序列变异和系统进化研究
	伍　仙	唐玲丽	梅毒螺旋体 Hsp10 的表达纯化、免疫特性及诱导 THP-1 细胞分泌前炎症细胞因子的研究
	丁思意	蒋洪敏	患者数据控制法在临床生化室的运用研究
	蒋媛媛	蒋洪敏	基于失效模式的风险分析在生化室的应用评价
	李利秀	夏运成	用微量指血检测乙肝表面抗原 ELISA 试剂盒的研发
	黄佳斯	胡　敏	功能凝血酶原、异常凝血酶原在不同肝病患者中的临床应用价值探讨
	李　晶	胡　敏	蛇毒凝血酶原、功能性凝血酶原及异常凝血酶原监测华法林抗凝强度的临床研究

续表3-5

入学年份	姓名	导师	毕业论文题目
2014	杨修登	唐爱国	首发精神分裂症患者外周血催产素系统相关基因表达研究
	李碰玲	唐爱国	新生儿耐碳青霉烯类肺炎克雷伯菌的分子流行病学研究
	杜文涵	胡敏	载脂蛋白 M 与系统性红斑狼疮的相关性及维生素 D3 通过 VDR 调控 apoM 表达的研究
	申婷	胡敏	乙型肝炎病毒通过肝 X 受体 α 调控载脂蛋白 M 表达的研究
	陈若虹	胡敏	肝素结合蛋白在细菌颅内感染诊断中的应用
2015	谢益欣	唐爱国	金黄色葡萄球菌肠毒素 C3 体外对宫颈癌细胞增殖及杀伤研究
	杨敏	唐爱国	IMPA2 通过调控磷脂酰肌醇信号通路促进宫颈癌生长分化的研究
	贺腊姑	胡敏	载脂蛋白 M 通过选择 1-磷酸鞘氨醇受体实现抗炎功能机制的研究
	谭丽	胡敏	抗菌肽 lyconsin-Ⅰ 体外抗白假丝酵母菌活性研究
	郑台青	蒋洪敏	患者数据质控法在实验室质量管理中的应用研究
	王永杰	蒋洪敏	在读，题目待定
2016	柏乐	胡敏	谷氨酰胺调节 IPF 肺成纤维细胞凋亡的表观遗传机制研究
	林慧	唐玲丽	衣原体在小鼠小肠中的定植规律及其机制研究
	刘青林	唐玲丽	基于转录组测序的淋病奈瑟菌抗氧化应激机制初步研究
	张衍	王敏	IMPA2 通过调控 MAPK 信号通路促进宫颈癌增殖和转移的作用和机制的初步研究
	杨源青	蒋洪敏	患者数据均值法在临床生化室内质量控制策略中的应用
2017	向哲邑	胡敏	MeCP2 调控肺纤维化细胞 a-SMA 表达的表观学机制研究
	吴佳丽	胡敏	载脂蛋白 M 对细胞炎症因子表达的影响及其机制研究
	付瑶阳	唐玲丽	GSDMD 介导的细胞焦亡在沙眼衣原体感染中的机制研究
	胡倩	唐玲丽	基于转录组学的淋菌奈瑟菌耐酸机制研究
	袁千钦	唐玲丽	长沙地区淋病奈瑟菌耐药机制及分子流行病学研究
	罗伶俐	王敏	LncRNAACTA2-AS1/mir-143-3p/SMAD3 轴参与调控宫颈癌发生发展的分子机制研究
	谭珊	王敏	PAGE4 蛋白特征分析及其对宫颈癌细胞表型的影响
	罗灿	王敏	基于蛋白组学的 CRKP 耐 FEP/AVI 的耐药机制的初步研究
2018	陈芷阳	胡敏	载脂蛋白 M-1-磷酸鞘氨醇在肝纤维化中的受体激活机制的研究
	吴紫薇	胡敏	Lycosin-Ⅰ 对 CRAB 的体外抑菌活性及外膜囊泡影响的研究
	方奕元	唐玲丽	细胞焦亡在促进沙眼衣原体感染中的作用及机制研究
	冯晓晶	唐玲丽	细胞焦亡在沙眼衣原体感染巨噬细胞中的作用及机制研究
	刘蕾	王敏	IMPA2 阻断宫颈癌细胞线粒体凋亡并诱导紫杉醇耐药机制研究
	阴晟	王敏	转读博士学位
	范可欣	王勇军	胎母输血综合征危险因素分析及其预测模型的建立

表 3-6 检验科博士研究生名录

入学年份	姓名	导师	毕业论文题目
2010	莫喜明	唐爱国	基于人体自身 BPIFA1 蛋白的新型抗菌活性肽的设计与抗白色念珠菌机理研究
2011	黄 猛	唐爱国	健康老年人群 Scr、ALT 和 PG 参考区间的建立及其参考改变值的研究
	穆 萨	唐爱国	长沙地区健康人群部分临床检验项目参考区间的研究
	袁育林	唐爱国	靶向肿瘤新生血管的双特异性 T 细胞衔接器 hEND-CD3/BiTE 的构建及抗肿瘤研究
	黎村艳	唐爱国	NRG1ErbB4 信号通路在 SZ 发病机制及临床诊断中的应用研究
2013	胡耀华	唐爱国	退学

表 3-7 检验科研究生承担的科研课题录

项目	年份	研究生	导师	题目
中南大学研究生创新课题	2012	张 将	唐爱国	高效液相色谱荧光法检测血清色氨酸代谢产物的研究
长沙市科技计划	2013	郭伶霞周后刚	胡 敏	载脂蛋白 M 在胆汁酸代谢调节中相关机制研究
中南大学研究生创新课题	2015	刘茵茵	胡 敏	ApoM-s1p 轴的抗动脉粥样硬化作用及其机制研究
中南大学研究生创新课题	2015	李 慧	胡 敏	载脂蛋白 M 通过选择性结合 1-磷酸鞘氨醇受体实现抗炎功能的机制研究
中南大学研究生创新课题	2015	杨修登	唐爱国	外周血淋巴细胞 NRG1/ErbB4 表达变化在精神分裂症诊断中的作用研究
中南大学研究生创新课题	2016	杜文涵	胡 敏	类风湿关节炎患者血清 apoM 含量及 LXR 途径调节其表达机制的研究。
中南大学研究生创新课题	2017	贺腊姑	胡 敏	载脂蛋白 M 通过选择 1-磷酸鞘氨醇受体实现抗炎功能机制的研究
中南大学研究生创新课题	2017	谭 丽	胡 敏	抗菌肽 lyconsin-I 体外抗白假丝酵母菌活性研究
中南大学研究生创新课题	2017	谢益欣	唐爱国	金黄色葡萄球菌肠毒素 C3 体外活化 T 细胞抗肿瘤作用
中南大学研究生创新课题	2017	杨 敏	唐爱国	耐碳青霉烯类的肺炎克雷伯菌相关的双组分信号转导系统的研究
中南大学研究生创新课题	2017	林 慧	唐玲丽	精氨酸脱羧酶(speA)在淋病奈瑟菌耐酸中的功能研究

表 3-8 检验科研究生所获奖项

获奖年份	获奖者	导师	所获奖项
2007	皮兰敢	唐爱国	中南大学优秀硕士毕业生，湖南省优秀硕士毕业生
	王天菊	卿之驹	中南大学优秀研究生
2009	罗昔波	唐爱国	中南大学优秀硕士学位论文
2010	卜艳红	唐爱国	中南大学优秀硕士学位论文
	罗昔波	唐爱国	湖南省优秀硕士学位论文
2011	李 影	唐爱国	湖南省医学会检验学术会议一等奖
	项忠元	唐爱国	中南大学优秀硕士学位论文
	卜艳红	唐爱国	湖南省优秀硕士生毕业论文
	唐浩能	唐玲丽	2009—2011 年度中南大学优秀共产党员 2010—2011 年度中南大学优秀研究生干部 2011 年度中南大学研究生朋辈心理互助工作先进个人
	穆 萨	唐爱国	国家优秀外国留学生奖学金
2012	项忠元	唐爱国	湖南省优秀硕士生毕业论文
	唐浩能	唐玲丽	湖南省教育厅湖南省普通高等学校 2012 届"优秀毕业生" 中共湖南省委工作委员会湖南省普通高校"优秀学生党员"
	吕 星	卿之驹	中南大学优秀研究生
2013	李 影	唐爱国	湖南省优秀硕士学位论文 中南大学优秀硕士学位论文
	黄 猛	唐爱国	中南大学《联邦医学教育奖学金》一等奖学金 中南大学优秀毕业博士研究生
	杨静静	唐爱国	国家奖学金
	王 玲	胡 敏	湖南省医学会检验专业委员会年会优秀壁报奖
2014	王 玲	胡 敏	湖南省中西医结合会年会优秀论文三等奖 湖南省中青年检验年会优秀论文二等奖
2015	杨佳锦	唐爱国	中南大学优秀硕士学位论文
	李利秀	夏运成	国家奖学金
	蒋媛媛	蒋洪敏	国家奖学金 中南大学优秀研究生
	李 慧	胡 敏	湖南省检验医学学术大会优秀论文三等奖 湖南省中西医结合学会检验医学专业委员会第七次学术会议优秀论文三等奖
2016	李碰玲	唐爱国	国家奖学金
	杜文涵	胡 敏	中南大学优秀研究生

续表3-8

获奖年份	获奖者	导师	所获奖项
2017	贺腊姑	胡敏	国家奖学金
	谭丽	胡敏	湖南省医师协会检验医师分会2017年年会暨第二届检验与临床高峰论坛优秀论文一等奖
	杨修登	唐爱国	中国医学装备协会检验医学分会第三届全国临床检验装备技术与应用学术大会优秀论文奖
	谢益欣	唐爱国	优秀研究生 国家奖学金 湖南省医师协会检验医师分会2017年年会暨第二届检验与临床高峰论坛中荣获优秀论文二等奖
	杨敏	唐爱国	《中南大学联邦医学教育奖学金》一等奖学金 湖南省医学会检验专业委员会2017年学术年会中荣获优秀论文一等奖 第六届东方检验医学学术会议优秀论文
	向哲邑	胡敏	第一届长城检验医学会议"青年之声"优秀奖
2018	贺腊姑	胡敏	湖南省医师协会检验医师分会2018年年会暨第三届检验与临床高峰论坛优秀论文三等奖
	贺腊姑	胡敏	2018年湖南省医学会检验医学学术会议优秀论文三等奖
	张衍	王敏	湖南省医师协会检验医师分会2018年年会暨第三届检验与临床高峰论坛优秀论文三等奖
	张衍	王敏	2018年湖南省医学会检验医学学术会议优秀论文二等奖
	杨敏	唐爱国	2018年湖南省医学会检验医学学术会议优秀论文三等奖
	杨敏	唐爱国	湖南省医师协会检验医师分会2018年年会暨第三届检验与临床高峰论坛优秀论文三等奖
	谭丽	胡敏	2018年湖南省医学会检验医学学术会议优秀论文三等奖
	谭丽	胡敏	湖南省医师协会检验医师分会2018年年会暨第三届检验与临床高峰论坛优秀论文特等奖
	田菁菁	王敏	湖南省医师协会检验医师分会2018年年会暨第三届检验与临床高峰论坛优秀论文二等奖
	谢益欣	唐爱国	湖南省医师协会检验医师分会2018年年会暨第三届检验与临床高峰论坛优秀论文三等奖

研究生获奖证书（省级及以上，部分展示）

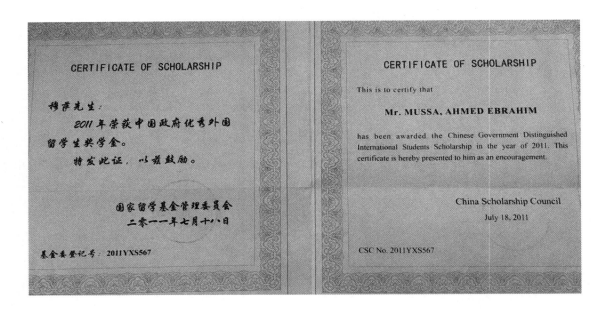

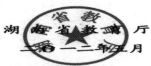

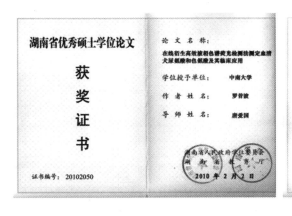

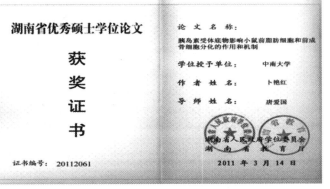

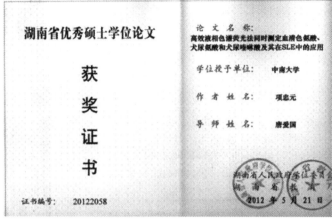

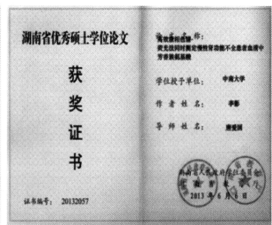

硕士毕业论文答辩会留影

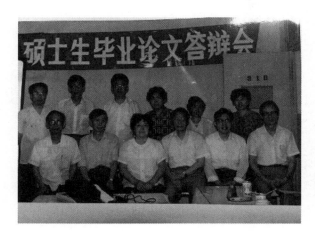

卿之驹硕士毕业论文答辩会

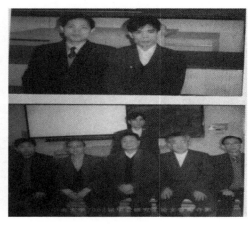

王清平硕士毕业论文答辩会

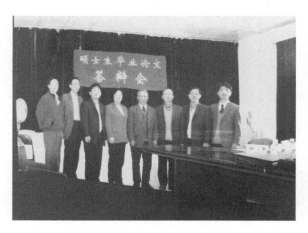

文江平硕士毕业论文答辩会

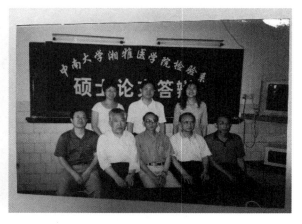

洪敏硕士毕业论文答辩会

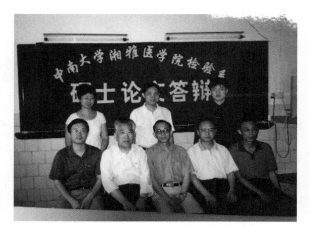

王强硕士毕业论文答辩会

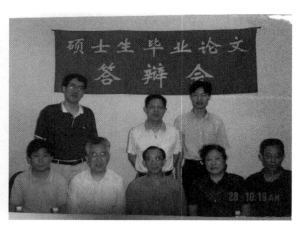

莫喜明硕士毕业论文答辩会

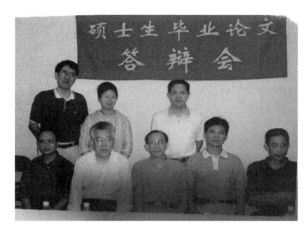

唐亚梅硕士毕业论文答辩会

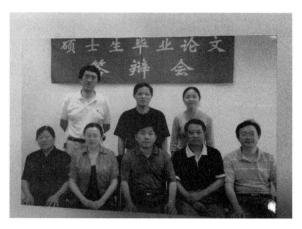

陈芳硕士毕业论文答辩会

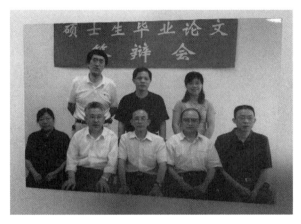

王瑞硕士毕业论文答辩会

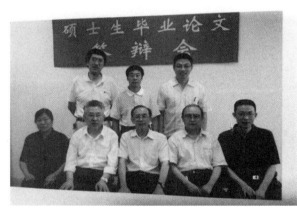

李江硕士毕业论文答辩会

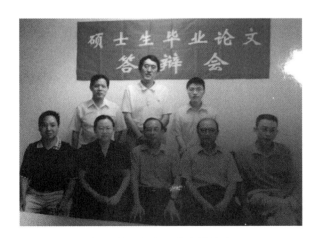

皮兰敢硕士毕业论文答辩会

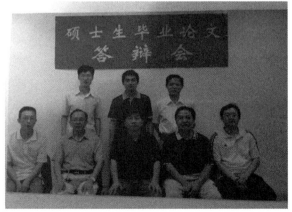

罗昔波硕士毕业论文答辩会

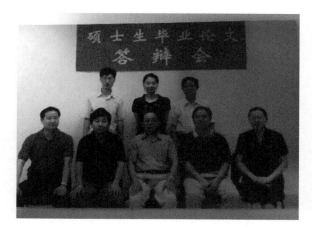

敖翔硕士毕业论文答辩会

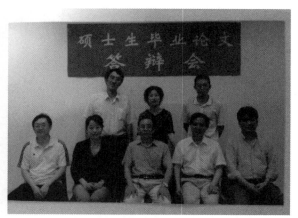

杨一芬硕士毕业论文答辩会

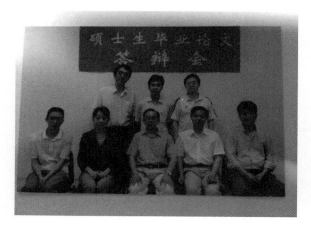

陈远林硕士毕业论文答辩会

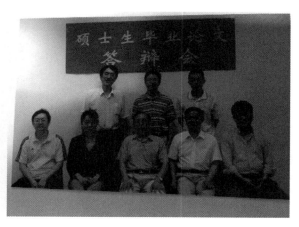

曹伟硕士毕业论文答辩会

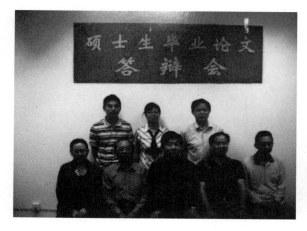

卜艳红硕士毕业论文答辩会

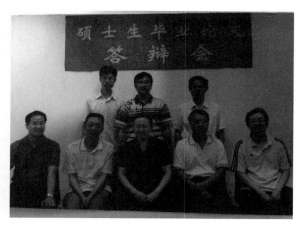

肖乐东硕士毕业论文答辩会

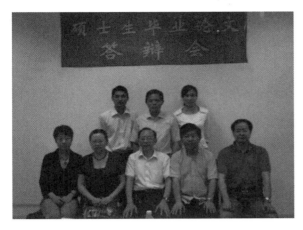

任亚萍硕士毕业论文答辩会

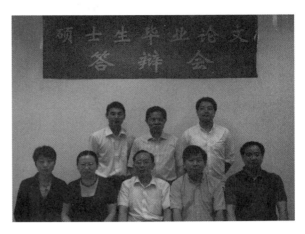

项忠元硕士毕业论文答辩会

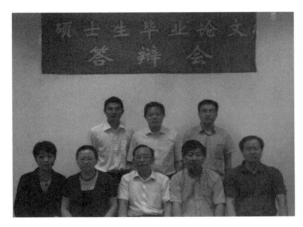

周前选硕士毕业论文答辩会

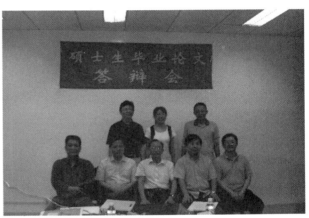

王天菊硕士毕业论文答辩会

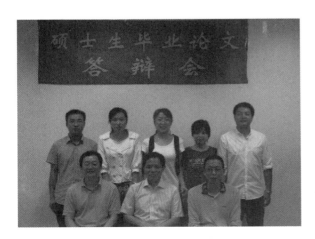

2010 届硕士毕业生与导师合影

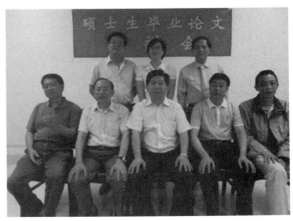

黎照环硕士毕业论文答辩会

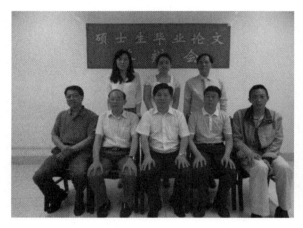

李影硕士毕业论文答辩会

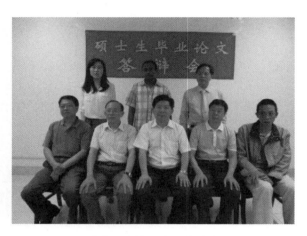

穆萨硕士毕业论文答辩会

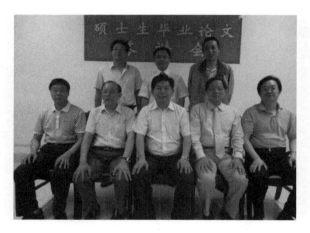

谭功军硕士毕业论文答辩会

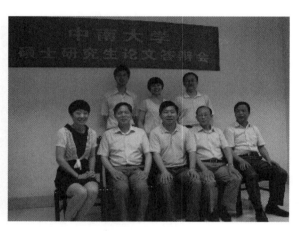

彭爱红硕士毕业论文答辩会

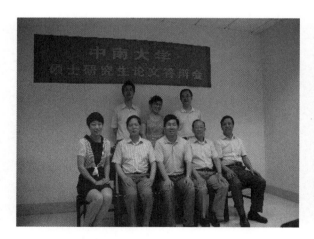

杨丽华硕士毕业论文答辩会

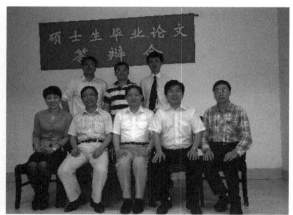

唐浩能硕士毕业论文答辩会

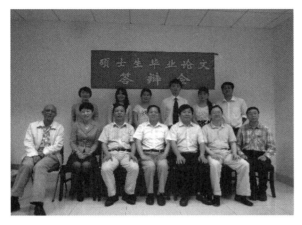

2012届硕士毕业生与导师答辩委员会专家合影

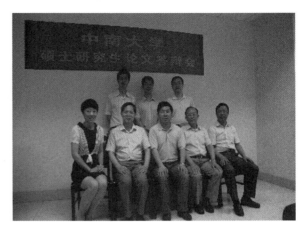

张裕硕士毕业论文答辩会

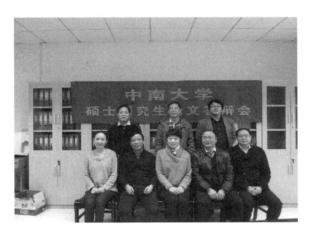

王社盈硕士毕业论文答辩会

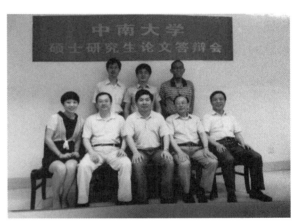

吕星硕士毕业论文答辩会

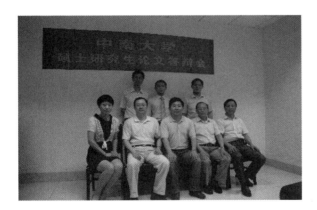

张将硕士毕业论文答辩会

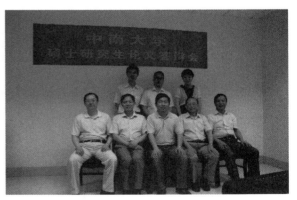

周后钢硕士毕业论文答辩会

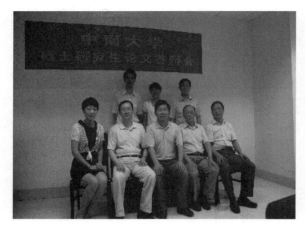

李春芸硕士毕业论文答辩会

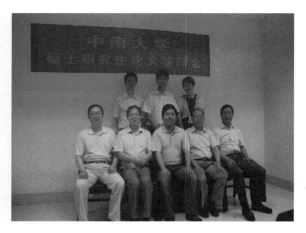

徐飞硕士毕业论文答辩会

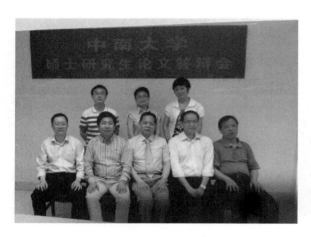

郭伶霞硕士毕业论文答辩会

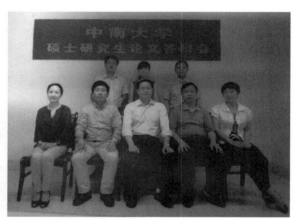

杨静静硕士毕业论文答辩会

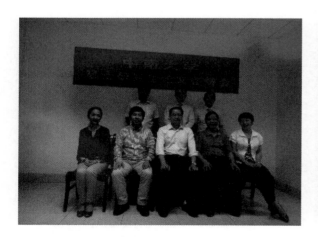

杨佳锦硕士毕业论文答辩会

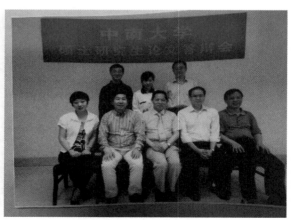

刘梦婕硕士毕业论文答辩会

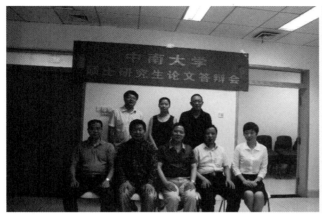

左灿硕士毕业论文答辩会

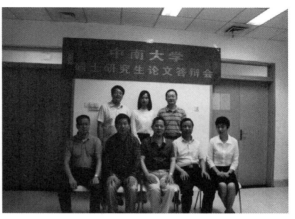

刘琴硕士毕业论文答辩会

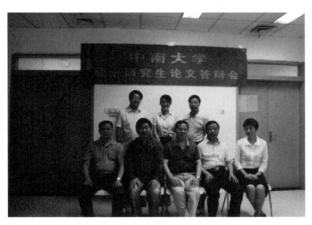

陈春梅硕士毕业论文答辩会

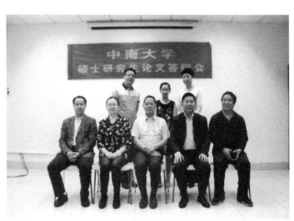

刘茵茵硕士毕业论文答辩会

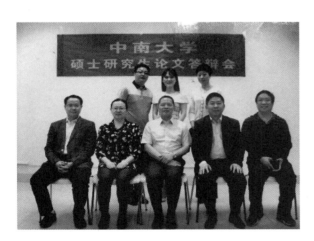

李慧硕士毕业论文答辩会

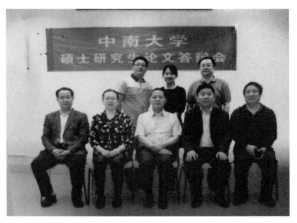

蒋媛媛硕士毕业论文答辩会

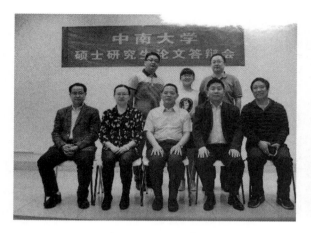

丁思意硕士毕业论文答辩会

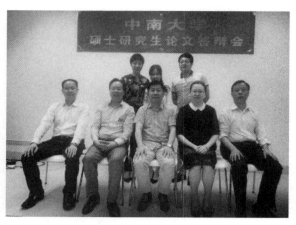

申婷硕士毕业论文答辩会

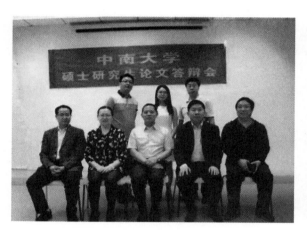

李利秀硕士毕业论文答辩会

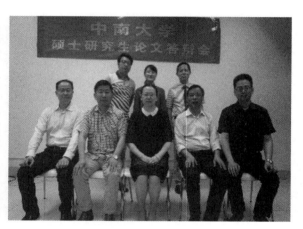

李碰玲硕士毕业论文答辩会

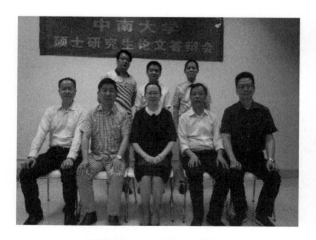

杨修登硕士毕业论文答辩会

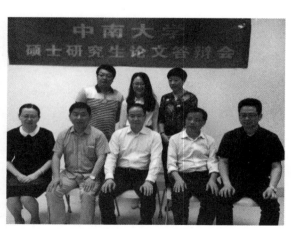

李晶硕士毕业论文答辩会

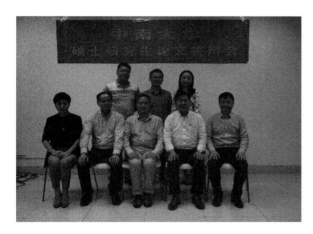

伍仙硕士毕业论文答辩会

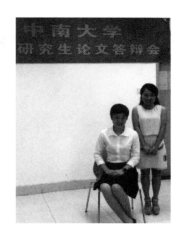

王玲硕士毕业论文答辩会

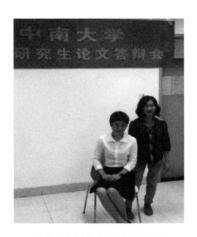

卢姿硕士毕业论文答辩会

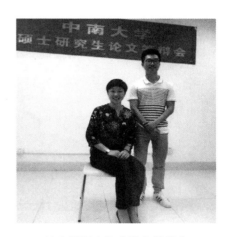

杜文涵硕士毕业论文答辩会

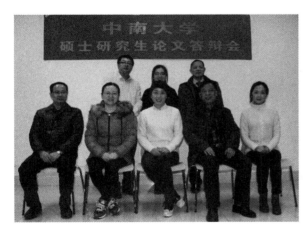

郝柳硕士毕业论文答辩会

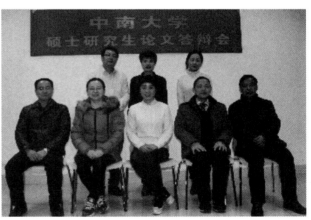

彭婷硕士毕业论文答辩会

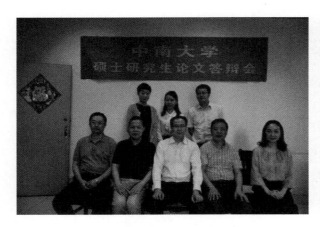

贺腊姑硕士毕业论文答辩会

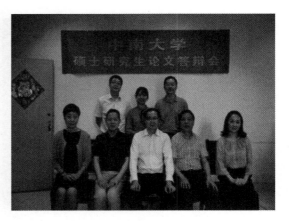

郑台青硕士毕业论文答辩会

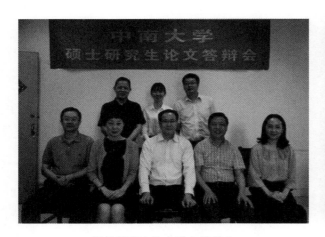

谢益欣硕士毕业论文答辩会

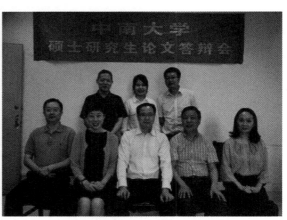

杨敏硕士毕业论文答辩会

博士论文答辩会留影

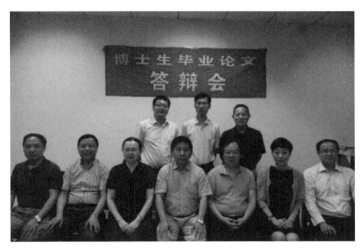

莫喜明博士学位论文答辩会

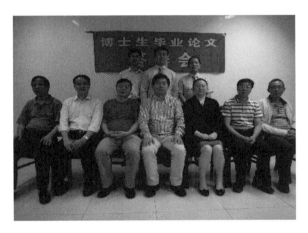

黄猛博士学位论文答辩会

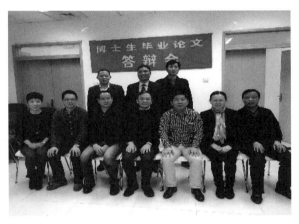

袁育林博士学位论文答辩会

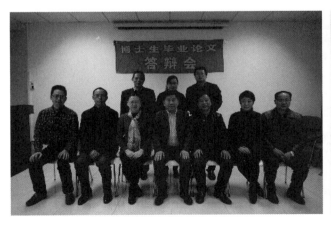

黎村艳博士学位论文答辩会

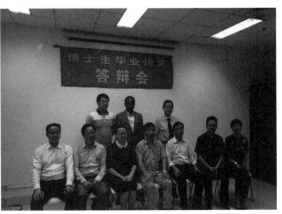

穆萨博士学位论文答辩会

第三节　住院医师规范化培训工作

住院医师规范化培训(以下简称住培)是医学生毕业后教育的重要组成部分,对于培训临床高层次检验医师,提高医学检验质量极为重要,发挥了医学终身教育承前(医学院校基本教育)启后(继续医学教育)的重要作用,是医学临床专家形成过程的关键所在。以前,我国未实施住院医师规范化培训制度,医学生从院校毕业,未经二级学科培养就直接分配到医院从事临床工作,毕业后的工作能力和水平相当程度上取决于所在医院的综合能力及水平,严重影响、制约了医疗队伍的整体素质的提高。1996 年,湖南医科大学附属第二医院在原卫生部统一部署下开展了新时期的住院医师规范化培训工作,经过二十余年的探索和实践,初步形成了一整套具有中南大学湘雅二医院特色的住院医师培训体系。

2005 年,检验医学科按照卫计委制定的《住院医师规范化培训基地认定标准(试行)》和《检验医学科专业基地认定细则》,组建中南大学湘雅二医院住院医师规范化培训检验医学基地。唐爱国任基地负责人和教学主任,钟政永任教学秘书。

基地设临床血液体液、临床生物化学、临床微生物学、临床免疫学和临床细胞分子生物学五个亚专业,各亚专业分设负责人 1 名。董存岩任临床血液体液亚专业负责人、蒋洪敏任临床生物化学亚专业负责人、曹伟任临床微生物学亚专业负责人、秦立新任临床免疫学亚专业负责人、梁好任临床细胞分子生物学亚专业负责人。住培学员在基地轮训计划由教学秘书制订,各亚专业负责人组织实施,住培学员的临床轮训由医院住培办统一安排,临床轮训科室包括呼吸内科、消化内科、内分泌科、心血管内科、血液科和肾病内科。

基地自 2014 年开始试运行 ISO 15189 实验室质量体系认证以来,已经通过了中国合格评定国家认可委员会(CNAS)的初评审和复评审,目前已经建立了与国际接轨的质量管理体系,通过认可的实验室检测结果被国际实验室认可合作组织 170 余个国家和地区的成员承认。此外,检验医学基地还是湖南省艾滋病初筛实验室、湖南省临床基因扩增实验室,湖南省临床分子诊断中心挂靠单位,湖南省首家检验专科区域医疗联合体。

为保证培训工作的有序开展,基地逐步制定和完善住院医师规范化培训相关规章制度,包括住院医师管理及考核制度、教学指导小组职责、教学管理小组(协调员)职责、经费管理制度、教学主任职责、项目主管职责、指导老师职责、亚专业负责人职责、培训工作会议记录、档案管理制度等,在教学实践中,通过制度来规范住院医师及指导老师的管理,不断提高医学检验基地教学和管理水平。

基地住培带教实行导师负责制。基地成立之初,严格按检验医师规范化培训师资要求进行指导老师的选拔。指导老师由科室遴选,每个亚专业选拔 2~3 名,指导老师需热爱医学教育事业,具备良好的医德医风,具有一定的科研、教学能力,任中级专业技术职务 3 年以上,接受国内、省内专业协会,中南大学或医院住培办主办指导老师任职资格培训,经考核合格取得指导老师任职资格后方可担任。唐爱国、卿之驹、胡敏、蒋洪敏等 12 名老师获检验医学基地首批指导老师任职资格，图 3-2 为唐爱国参加培训基地主任工作会议时的合影。

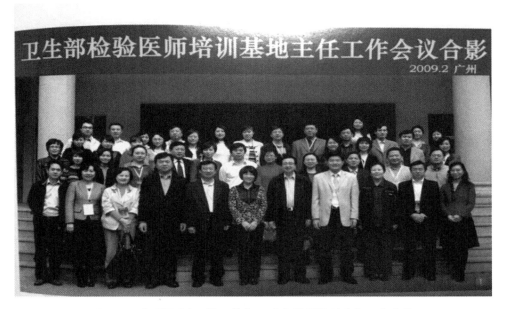

图 3-2　唐爱国主任(第二排右 3)参加培训基地主任工作会议

基地住培带教按教学主任—教学秘书—指导老师—带教老师模式对学员进行培训和管理。基地住培教学小组为每一个住院医师制定适合个人的培训方案，包括轮训科室和学习课程，并制订详细的年计划、月计划。要求每一位住院医师每年必须完成一定量的读书报告会和学术沙龙等活动，参与医学检验专业学生的生产实习带教工作，在每个亚专业轮训期间承担实习学员临床小讲课，每年参加 1~2 次由基地或检验专业学会组织的学术活动，全方位地提高学员的专业素养。每位培训学员进入基地后，项目主管为学员选择一名指导老师，随时接受住院医师提问，解答学习中疑难问题，为学员确定工作学习方向，为其提供工作、学习和生活全方位的指导。带教老师采用分层次教学、因材施教等教学方法，对学员实施以临床实践为基础的教学模式，强调临床思维的培养与训练，培养学员将理论知识应用于临床实践的能力，培养用正确的思维方法分析解决临床实践问题的能力，培养构建个体思维方式、主动思考，能不断在实践中改进的能力。培养学员良好的职业道德和医德医风，良好的人文素养和法律意识，培养学员具备良好的团队协作精神，有效的临床沟通能力、专业相关的临床操作技能。培训期间，带教老师关注学员的身心健康，重视学员的心理教育，要求学员平时与带教老师多进行双向沟通与交流，指导学员明确学习与生活目标，端正心态，以积极的态度、饱满的工作热情投入到繁杂的学习和生活中。同时，基地亦注重对带教老师的临床教学技能、专业教学能力、考核评估能力的培养，注重为师之道的培养，建立全员参与、全面发展及全程培养的师资培养体系。

2006 年，中南大学与美国雅礼协会（Yale-China Association）就住院医师培训项目进行了广泛的合作与学术交流。通过学习与借鉴耶鲁大学医学院住院医师培训的先进理念和方法，持续改进培训模式，形成了以"四大理念""六大目标"为核心的具有湘雅特色的住院医师培训体系。12 月，经卫计委组织的专家评审组的现场评估检查，检验医学科住院医师规范化培训基地顺利通过初级评审。2007 年，检验医学培训基地通过卫计委专家组复审，成为湖南省首批检验医学科住院医师规范化培训基地之一。2008 年开始招收规范化培训学员 1 名，接受 6 名临床医学住院医师（专科医师）基地轮训。

2011 年 4 月，中南大学与美国雅礼协会住院医师培训合作项目首期师资培训班在中南大学湘雅二医院开班。基地住培项目主管和部分指导老师参加了培训。通过学习耶鲁大学住院医师培训的特色教学方法，如一分钟教学法、角色扮演、问题为导向（problem-based learning，PBL）的教学方法及以"三明治"式评估反馈教学法，全面提升基地指导老师的教学能力及教学水平；通过借鉴耶鲁大学住院医师培训反馈及评价考核方法，建立教学系统双向评估系统、住院医师评估系统、住院医师自我评估系统、定期临床操作技能考核系统，进一步完善基地教学评估与考核体系，提高基地整体教学及管理能力。此后，中南大学和医院住培办不定期主办类似的培训活动，基地均委派住培项目主管和指导老师参加。2011 年招收住院医师 2 名，其中 1 名学员为深圳市医学教育中心委托培养的社会化学员。该学员在基地培训期间表现优秀，获湘雅二医院"优秀住院医师"称号，在王敏导师的悉心指导下，以并列第一作者在 SCI 刊物发表论文一篇，培训结束后回深圳工作。之后该学员于 2016 年考取王敏教授在职硕士研究生，在基地继续学习深造。2011 年科室主持中南大学检验医学基地住院医师专业一、二阶段规范化基本技能操作考试各 1 次。此后每年均委派住培项目主管或基地指导老师主持或参加中南大学检验医学基地住院医师一、二阶段规范化基本技能操作考试。

2014 年开始，卫健委推行新的住院医师培养模式。为适用新形势的发展要求，全面推进和落实住院医师规范化培训的改革工作，经湘雅二医院院务会决定，在各住培基地设置负责住培工作的项目主任，重新遴选项目主管，设立基地住培管理指导小组。按照医院的统一部署，成立检验医学基地住院医师培训管理指导小组。胡敏任住培项目主任，钟政永任项目主管，曹伟、项忠元、蒋娇伏任项目组成员，陈莎任项目协调员。基地下设亚专业亦进行部分调整：莫喜明任临床血液体液亚专业负责人，蒋洪敏任临床生物化学亚专业负责人，曹伟任临床微生物学亚专业负责人，秦立新任临床免疫学亚专业负责人，王敏任临床细胞分子生物学亚专业负责人。2014 年招收住院医师培训学员 6 名，其中社会化学员 2 名。2014 年根据招生规模，开始调整理论授课计划，共完成系统化住培理论授课 28 学时。2016 年根据医院住培办的指导精神，为满足住培教学需要，将住培理论授课计划调整至每学年 40 学时。为完善住培出科考核体系，基地在原有的理论、技能操作出科考试题库的基础上，5 个亚专业各新建 4 套理论、技能操作考题来扩充出科考试题库，进一步完善基地住培考核评估体系。2016 年湖南省卫健委正式推行全省统一的住院医师规范化培训结业考试，将住培结业考试纳入规范化轨道。学员在规定时间内完成相关专业的培训内容，培训过程全部考核取得合格成绩，取得执业医师资格证后参加专业理论和临床实践能力结业考核，考核合格则取得住院医师培训合格证。基地 1 名学员报名参考，顺利取得检验医师培训合格证。基地项目主管钟政永被湖南省毕业后医学教育委员会聘为湖南省住院医师规范化培训临床实践能力结业考核检验医学科考官，聘期 2 年。2017 下学期，基地参照王前主编的卫计委住院医师培训规划教材《临床检验医学》，制订新的教学计划，重新调整理论授课内容，2017 年住培理论授课 80 学时，每次理论授课安排 1 名教学经验丰富的高年资教师随堂听课，课后组织教学点评，此举为提高基地教师的理论授课水平，提高教学质量起到积极促进作用，亦得到住培学员的好评。表 3-9 为住院医师和专科医师培训学员名单。

表 3-9　住院医师和专科医师培训学员名单（35 人）

姓名	性别	学历	类别	年级
罗昔波	男	硕士	中南大学湘雅二医院	2008 年
项忠元	男	硕士	中南大学湘雅二医院	2010 年
任亚萍	女	硕士	中南大学湘雅二医院	2010 年
李　影	男	硕士	中南大学湘雅二医院	2011 年
张晓煜	女	本科	社会化	2011 年
王　玲	女	硕士	专硕	2012 年
左　灿	女	硕士	专硕	2012 年
陈春梅	女	硕士	专硕	2012 年
刘　琴	女	硕士	专硕	2012 年
陈月梅	女	硕士	中南大学湘雅二医院	2012 年
唐浩能	男	硕士	中南大学湘雅二医院	2012 年
丁思意	女	本科	专硕	2013 年
申　婷	女	硕士	专硕	2014 年
杨修登	男	硕士	专硕	2014 年
李碰玲	女	硕士	专硕	2014 年
杜文涵	男	硕士	专硕	2014 年
杨佳锦	男	硕士	中南大学湘雅二医院	2015 年
黄华兰	女	硕士	中南大学湘雅二医院	2015 年
陈璇琳	女	本科	社会化	2015 年
王　洁	女	本科	委培	2015 年

续表3-9

姓名	性别	学历	类别	年级
贺腊姑	女	本科	专硕	2015 年
谢益欣	女	本科	专硕	2015 年
郑台青	女	本科	专硕	2015 年
段超英	女	本科	中南大学湘雅二医院	2016 年
杨源青	女	硕士	专硕	2016 年
刘青林	男	硕士	专硕	2016 年
田菁菁	女	硕士	专硕	2016 年
张 衍	女	硕士	专硕	2016 年
王 熔	女	硕士	社会化	2016 年
罗 灿	女	硕士	专硕	2017 年
袁千钦	女	硕士	专硕	2017 年
李云颢	女	本科	社会化	2017 年
吴伟民	男	博士	中南大学湘雅二医院	2017 年
王泽友	男	博士	中南大学湘雅二医院	2017 年
谭树东	男	学士	社会化	2018 年

第四节　进修学员培训工作

检验科自 1959 年起开始接收检验进修学员前来科室学习。

1979 年，检验科被原卫生部批准为临床进修教育基地，成为全国性检验技术进修教育基地之一。1980 年 11 月，首届"全国临床生化检验技术培训班"开学，学员来自广东、辽宁、吉林、四川、山东、湖南等省份，培训期为一年。培训班采用理论授课与实践操作培训相结合的模式。王继贵负责制订教学计划及课程安排，统计学及质量控制课时为 40 学时，生物化学检验课课时 20 学时，生化技术课课时 20 学时。王继贵负责讲授统计学、质量控制；王继贵、袁大伟、唐爱国等老师讲授临床生化检验及技术。实践技能培训除跟班进行临床操作外，还开设一些特殊试验（如凯氏定氮法总蛋白、清蛋白定量测定）要求学员同时进行准确性、重复性、回收率等方法学实验，在此基础上在省内率先研制出总蛋白、清蛋白标准品并应用于临床；通过免疫家兔、豚鼠等自制 AFP 抗体；开展圆盘电泳、结合珠蛋白定量等特殊试验，激发学员学习兴趣，培养学员的科研基本功，此培训模式得到学员认可，学员学习积极性非常高。全国临床生化检验技术培训班连续举办了 6 届。此举为医学检验人才培养及提高检验医学水平贡献了一份力量。随着形势的发展，此后临床进修教育基地改为不连续举办生化检验进修班，招收省内外学员来基地进修培训。

1983 年 9 月检验科举办首期细菌学、免疫学检验技术进修班。夏天明、蔡乾英、钱文生、李安华等老师采用自编教材为进修学员讲授理论课，课余时间则跟班进行实践培训。自此，检验科全面接受省内外学员来科室进行细菌学、免疫学、临床检验、生物化学等专业的进修培训。

除此之外，还接纳其他需要进修特定科目(包括阴道细胞学检验、老年医学检验等特定项目)的学员。科室各位老师本着认真负责的态度，手把手教学，受到各位进修学员的一致好评，科室老师与许多学员均建立了深厚的友谊，许多学员回原单位后还念念不忘在检验科的学习经历，经常通过信件、电话与科室教师进行工作及学习情况交流。

中南大学湘雅二医院检验科不断完善自身软硬件建设，经过 60 年的发展建设，积累了丰富的进修培训管理经验，管理制度不断完善、规范。检验科的进修人员来自湖南、湖北、广东、广西、海南、云南、贵州、江西、福建、河南、河北、山东、山西、浙江、山东、四川、青海、甘肃、新疆、辽宁、吉林等 21 个省(自治区)的各级医院，以及部队、企业、工厂医院。

据不完全统计 1974—2018 年共计进修人员 689 人，见表 3-10。

表 3-10　部分进修人员名录(1974—2018 年)

年份	姓名	性别	单位
1974 年(6 人：男 2 人，女 4 人)	易世华	男	湖南省汉寿县人民医院
	周艮田	男	湖南省斗笠山煤矿医院
	吴 芳	女	长沙工学院
	赵瑞月	女	河北邯郸地区医院
	姚 龙	女	湖南省卫生学校
	刘赵明	女	湖南省益阳地区卫生学校
1975 年(11 人：男 7 人，女 5 人)	孔庆兰	女	湖南省肿瘤医院
	成 琳	男	新疆生产建设兵团
	谭家良	男	湖南省衡阳市二医院
	李建初	男	湖南省衡阳市二医院
	赵文伟	女	湖南省韶山医院
	熊国森	男	湖南省血吸虫病防治所
	张富元	男	解放军 364 医院
	刘冬秀	女	湖南省常德市人民医院
	贺桂枝	女	湖南省衡阳医学高等专科学校
	唐国梁	男	湖南省株洲市二医院
	夏国光	男	湖南省邵阳卫生学校

续表3-8

年份	姓名	性别	单位
1976年(9人： 男3人，女6人)	周冬华	女	湖南省长沙市第三医院
	姚剑君	女	湖南省冶金防护防治研究所
	张海云	男	湖南省长沙市第二医院
	李淑荣	男	湖南省结核病医院
	李丽荷	女	湖南省衡阳医专附属医院
	彭绍德	女	湖南省临武县人民医院
	吴桂仪	女	湖南省邵阳液压件厂
	史瑞芬	女	新疆自治区哈密矿务局职工医院
	邱正民	男	湖南省岳阳地区人民医院
1977年(8人： 男3人，女5人)	曾慈庭	男	湖南省邵阳地区卫生防疫站
	陈四昌	男	湖南省马王堆干部疗养院
	周特雄	男	湖南省沅江县血防站
	黄运彩	女	湖南省马田煤矿
	刘纪菊	女	湖南省郴州市立医院
	孙玉兰	女	湖南绸厂职工医院
	关晶莹	女	湖南省长沙市精神病医院
	刘玉娥	女	湖南中医学院第一附属医院
1978年(16人： 男6人，女10人)	姚国良	女	湖南省长沙市人民汽车公司
	王开淑	女	长沙矿山设计院卫生所
	刘赐恩	男	湖南省沅江县人民医院
	卢明元	男	湖南省韶山医院
	王松华	男	湖南省精神病医院
	廖元德	女	湖南省冶金防护防治研究所
	左泽志	男	湖南省灰汤干部疗养院
	罗守成	男	新疆自治区哈密红星医院
	周顺姣	女	湖南省湘潭地区人民医院
	罗菊荣	女	湖南省益阳县人民医院
	李则英	女	湖南省劳动卫生研究所
	刘兰云	女	湖南省立新煤矿职工医院
	刘祖安	女	湖南省长沙市韭菜园医疗防治站
	周一戎	女	四川省长纲医院
	陈正球	男	湖南省沅江县南大血防组
	李苏民	女	湖南省涟源县人民医院

续表3-8

年份	姓名	性别	单位
1979年(13人: 男5人,女8人)	盛飞飞	女	湖南省长沙铁路医院
	王银波	男	湖南省沅江县血防院
	管玉兰	女	湖南省长沙标准件厂医务室
	丁进芳	女	甘肃省人民医院
	钱 瑛	女	湖南省长沙市第三医院
	王中谊	女	湖南省长沙灯泡厂保健站
	张京媛	女	湖南省长沙杜家园老干所
	刘登元	男	湖南省邵阳地区医院
	贝运良	男	湖南省浏阳县人民医院
	胡桂芳	女	湖南省马田煤矿职工医院
	王毅勇	男	湖南省沅江县血防院
	曾宪贵	男	湖南省精神病医院
	骆运枝	女	湖南省长沙市第二医院
1980年(13人: 男2人,女11人)	王抗援	女	湖南省长沙曙光电子管厂
	黄秀岑	女	新疆自治区第三建筑公司医院
	赵文伟	女	湖南省韶山医院
	方茂敏	女	湖南省长沙市第三医院
	郭芝平	女	湖南省湘潭卫生学校
	刘玉环	女	湖南省桃林铅锌矿职工医院
	唐贵奇	男	湖南省灰汤干部疗养院
	晏祝军	女	江西省萍乡市人民医院
	张训中	女	湖南省沅江县人民医院
	刘建云	女	湖南省益阳市人民医院
	唐合瑜	男	湖南省桂阳县人民医院
	邹清纯	女	湖南省汉寿县人民医院
	杨桂香	女	湖南省水利修造厂
1981年(22人: 男6人,女16人)	李富耀	男	湖南省千山红农场职工医院
	张白霞	女	湖南省长沙鼓风机厂
	秦 静	女	湖南省益阳市中医院
	赵洪根	男	解放军14医院(新疆)
	张瑞霞	女	贵阳医学院附属医院
	陈少铎	男	湖南省桑植县人民医院
	李梅妮	女	河南医学院附属医院
	陈淑珍	女	辽宁省肿瘤医院

续表3-8

年份	姓名	性别	单位
	贾香玉	女	吉林医学院附属医院
	田　新	女	湖南省慈利县中医院
	陈慧敏	女	湖南中医学院第一附属医院
	李有媛	女	湖南省邵阳市第二医院
	王　平	女	湖南怀化三六四医院
	钟　荔	女	解放军366医院
	瞿宠猷	男	湖南省龙山县人民医院
	陈丽青	女	湖南省千山红农场职工医院
	易　敏	女	湖南省第六工程公司职工医院
	王爱玲	女	湖南省湘潭工程公司职工医院
	钟为镇	男	湖南省地质局职工医院
	张志刚	男	湖南省益阳刘家湖血防院
	白玉明	女	湖南大学卫生科
	黄金娥	女	湖南省零陵县人民医院
1982年(17人, 男9人, 女8人)	杨　阳	女	四川省成都市第三医院
	杨万军	男	湖南省道县人民医院
	刘建华	男	湖南省湘潭地区人民医院
	刘青原	女	浙江省宁波卫生学校
	莫旦隆	男	广西自治区人民医院
	王智聪	男	湖南省长沙市第一医院
	谭本清	男	湖南省常德地区人民医院
	熊国淼	男	湖南省寄生虫病防治研究所
	范桂英	女	湖南省邵阳市第一人民医院
	谭特生	女	湖南省涟源县人民医院
	安肇璋	女	云南省昆明市第一人民医院
	何吉娟	女	湖南省郴州市一人民医院
	邓穗德	男	广东省广州市一人民医院
	樊秀华	女	湖北医学院附属第一医院
	张荣生	男	湖南省宜章县人民医院
	王荣保	男	湖南省汉寿县人民医院
	邢献志	女	解放军长沙第三炮校卫生科

续表3-8

年份	姓名	性别	单位
1983 年(21 人：男 11 人,女 10 人)	张　莉	女	湖南省湘东化工机械厂医院
	李新岳	女	湖南省卫生学校
	龙石武	男	湖南省郴州第一人民医院
	龙宪河	男	湖南省绥宁县人民医院
	艾廷坤	男	湖北医学院附属第二医院
	赵　华	女	江西省第二人民医院
	艾新华	女	贵州省安顺地区医院
	杨　新	女	湖南省益阳地区人民医院
	罗天玉	男	广西自治区南溪山医院
	罗永富	男	湖南省邵阳地区卫生学校
	冯学新	男	湖南省湘乡县人民医院
	李跃兰	女	湖南省平江县人民医院
	曹新沂	女	湖南省公安总队医院
	胡秋和	男	湖南省桃源县人民医院
	龙国文	男	湖南省湘潭地区人民医院
	邓建强	男	湖南省望城县人民医院
	杨伏林	男	湖南省常德地区血防医院
	王芝秀	女	湖南省怀化地区第一人民医院
	赵婵娟	女	中南勘测设计院
	刘国前	男	解放军 181 医院(桂林)
	王中谊	女	湖南省长沙灯泡厂保健站
1984 年(24 人：男 13 人,女 11 人)	钟乃海	男	广西自治区妇幼保健院
	刘苏莎	女	湖南省物资局医务所
	黎金莲	女	湖南省湘潭市防疫站
	万水秀	女	湖南省株洲动力机械公司医院
	谭慕兰	女	湖南省湘西自治州医院
	唐鸽明	男	湖南省人民银行疗养院
	张静平	女	湖南省岳阳地区血防院
	伍志刚	男	湖南省常德县防疫站
	马永明	男	广西自治区柳州地区人民医院
	蒋荣胜	男	湖南省怀化地区第一人民医院
	陈春霞	女	湖南省常德县人民医院
	刘亲仁	男	湖南省湘乡县人民医院
	彭怀燕	女	湖南省邵阳地区人民医院

续表3-8

年份	姓名	性别	单位
	于利丽	女	河南医学院第一附属医院
	王正清	男	水电八局乌江职工医院
	曹宏障	男	湖南省桂阳县人民医院
	刘建元	男	湖南省安化县人民医院
	武勇建	女	湖南省辰溪县人民医院
	黎海波	男	湖南省临澧县人民医院
	雷智能	男	湖南省新化县人民医院
	于利丽	女	广州军区后勤军代处卫生所
	曹　辉	女	湖南省宁乡县血防院
	唐定国	男	湖南省花垣县民族医院
	邹大聪	男	湖南省湘阴县洞庭区中心卫生院
1985年(27人：男14人,女13人)	彭国祥	男	湖南省安化县人民医院
	唐孟霞	男	湖南省宁乡县人民医院
	雷立斌	男	湖南省桂阳县人民医院
	曾曼华	女	湖南省益阳市人民医院
	周集训	男	湖南省常德县蒿子港区医院
	杨良令	女	湖南省涟源县人民医院
	滕树宪	男	湖南省保靖县人民医院
	童明华	女	湖南省平江县人民医院
	盛茂地	男	湖南省冷水滩市人民医院
	周建国	女	湖南省澧县人民医院
	沈秀平	女	湖南省长岭炼油厂职工医院
	刘霞辉	男	解放军163医院
	欧阳球明	男	湖南省彬州地区卫生学校
	邢孔慈	男	广东省海南琼中县人民医院
	单润松	男	江苏省徐州医学院附属医院
	任凤珍	女	河北省邯郸地区医院
	李凤英	女	河北省人民医院
	苗湘云	女	湖南省株洲市立一医院
	朱爱洁	女	湖南省邵阳市第一人民医院
	刘觉年	女	湖南省长沙黑色矿山设计院医务室
	单德明	男	湖南省建材职工医院
	林彦彬	男	广东省海南农垦一医院
	谭德保	男	湖南省南湾湖农场卫生队
	谢宝华	女	河南省平顶山市一医院
	姚　阳	女	湖南省马王堆疗养院老干所
	李晓菲	男	湖南省邵阳市第一人民医院
	杨原梅	女	湖南省济阳县人民医院

续表3-8

年份	姓名	性别	单位
1986年（20人：男8人，女12人）	周达毅	男	湖北省来凤县人民医院
	俞宏玖	男	湖南省涔澹农场医院
	沙新平	男	湖南省桃源县人民基院
	刘援朝	女	湖南省安江疗养院
	冯素娥	女	湖南省株洲市立一医院
	左昭仪	女	湖南省岳阳化工总厂职工医院
	暨美满	男	湖南省商业局职工医院
	罗贤瑞	男	湖南省株洲市立一医院
	凡遵志	男	湖南省安仁县人民医院
	丁国辉	男	水电八局职工医院
	王晓梅	女	湖南省桑植县人民医院
	熊清瑛	女	湖南省花垣县人民医院
	姚晓玲	女	湖南省儿童医院
	任春仙	女	山西省晋中地区第二人民医院
	谢瑞泉	男	湖南省岳阳市人民医院
	涂桂华	女	湖南省常德县人民医院
	马雅可	女	江西中医学院附属医院
	胡月云	女	湖南省长沙客车修制厂保健站
	梁悦屏	女	湖南省蓝山县卫生局
	夏代永	男	湖南省维尼纶厂医院
1987年（19人：男11人，女8人）	李映霞	女	湖南中医学院第一附属医院
	李志坚	男	湖南省有色地质防治医院
	向洪波	男	湖南省龙山县人民医院
	向秋姬	女	湖南省资兴市中医院
	徐美林	男	湖南省南县人民医院
	危　丹	女	广西自治区皮肤病防治所
	邱钦镇	男	湖南省江永县人民医院
	王保林	男	湖南省黔阳县人民医院
	周根志	男	湖南省湘阴县人民医院
	郑乐方	男	湖南省长沙市第一医院
	史淑琴	女	湖南省岳阳市一医院
	张纯珍	女	湖南省望城县人民医院
	刘志超	男	湖南省益阳县人民医院
	汤建华	女	湖南省益阳地区人民医院

续表3-8

年份	姓名	性别	单位
	何好球	女	湖南省汝城县人民医院
	冯光亮	男	湖北省襄阳市人民医院
	付国华	女	江西省萍乡矿务局职工总医院
	杨泽民	男	湖南省武警总队医院
	刘长光	男	湖南株洲冶炼厂职工医院
1988年(18人：男9人，女9人)	彭金球	女	湖南长沙铁路医院
	陈燕萍	女	江西省萍乡矿务局职工总医院
	何　伟	男	湖南省慈利县人民医院
	向建军	男	湖南省龙山县人民医院
	贺荣生	男	湖南省冷水滩市人民医院
	陈莉莎	女	湖南省益阳县大潭口血防站
	罗成清	男	湖南省永顺县人民医院
	易淑元	女	湖南省株洲县第一人民医院
	罗彩兰	女	湖南省长沙市第三医院
	卢九妹	女	湖南省安仁县第二人民医院
	肖锦霞	女	湖南省岳阳洞庭氮肥厂职工医院
	陈仕林	男	湖南省永州市人民医院
	张新桥	男	解放军198医院(郴州)
	王芳姣	女	衡阳医学院附属第二医院
	肖　晋	男	湖南省常德德山医院
	吴小妮	女	湖南省永顺县人民医院
	薛智军	男	湖北省襄北农场医院
	孙汉初	男	湖南省娄底地区人民医院
1989年(5人：男1人，女4人)	宋献明	女	湖南煤炭坝煤矿职工医院
	侯杨荣	女	湖南省第六工程公司职工医院
	杨彩和	女	湖南冷水滩市人民医院
	贺春莲	女	湖南长岭炼油厂职工医院
	张桂雄	男	湖南攸县人民医院
1990年(14人：男7人，女7人)	袁仕林	女	湖南省第六工程公司职工医院
	蒋红旗	男	湖南宜章县人民医院
	唐　文	男	湖南东安县人民医院
	江　婷	女	湖南省第六工程公司职工医院
	王跃萍	女	湖南怀化市第二医院
	刘长光	男	湖南株洲冶炼厂职工医院

续表3-8

年份	姓名	性别	单位
	常晓迪	男	湖南长沙县牌楼乡医院
	朱建福	男	湖南攸县人民医院
	黄露萍	女	湖南省精神病医院
	贺遵玉	女	衡阳医学院第一附属医院
	许建华	男	湖南华容县人民医院
	曹　慧	女	湖南湘潭市一医院
	谭海泓	女	湖南开关厂职工医院
	洪　超	男	广西徐闻县人民医院
1991年(25人：男12人,女13人)	赵文中	男	河北邯郸地区医院
	李　颖	女	湖南株洲财贸职工医院
	陈金玉	女	湖南株洲市第一人民医院
	陈志初	男	湖南锡矿山矿务局职工医院
	衡湘军	男	湖南省武警总队医院
	张　红	女	湖南慈利县人民医院
	覃业芳	女	湖南石门县石板桥乡卫生院
	梁庄求	男	湖南怀化市人民医院
	梁远侏	男	湖南零陵地区人民医院
	李庆芳	女	湖南华容县人民医院
	罗艳凤	女	湖南邵阳第二人民医院
	杨安治	男	湖南通道县人民医院
	刘丽丽	女	青海医学院附属一医院
	谭悦斌	女	湖南茶陵湘东铁矿医院
	罗丽萍	女	湖南桃源县城关医院
	蔡细英	女	湖南株洲市一医院
	张淑琼	女	云南红河州医院
	雷昌荣	男	湖南桂阳县人民医院
	李光年	男	湖南芷江县中医院
	张久玉	男	湖南湘潭市第三人民医院
	黄振年	男	湖南衡山县人民医院
	易文平	男	湖南株洲市妇幼保健院
	龙爱华	女	湖南涟源钢铁厂医院
	姜海清	女	湖南长沙市第二医院
	张抗生	男	湖南省临床检验中心

续表3-8

年份	姓名	性别	单位
1992年(22人：男13人，女9人)	田国军	男	湖南桃源纺织厂职工医院
	彭司珍	女	湖南湘西自治州中医院
	姚成荣	男	湖南邵东县人民医院
	肖玲英	女	湖南湘潭县中医院
	陈勇昕	男	湖南洞庭氮肥厂职工医院
	张德年	男	湖南桃江县三医院
	陈建文	男	湖南城步县人民医院
	龚厚胜	男	湖南新化县第二人民医院
	陈鑫	男	湖南维尼纶厂医院
	毕良莎	女	湖南黔阳县人民医院
	周敏	女	湖南常德第四人民医院
	马中义	男	江西省萍乡矿务局总医院
	龙一武	男	湖南常德市第三医院
	李仁妹	女	湖南零陵地区人民医院
	文双吾	男	湖南湘潭县中医院
	卢宇	女	湖南临澧县人民医院
	黄荣祥	男	湖南道县人民医院
	张淑琼	女	云南红河州医院
	陈先其	女	湖南长沙卷烟厂职工医院
	杨萍	女	湖南长沙印染厂职工医院
	胡立平	男	湖南衡阳铁路医院
	雷中剑	男	湖南嘉禾县人民医院
1993年(20人：男3人，女17人)	邓建东	男	湖南望城县七二二医院
	邱越	男	湖南汝城钨矿职工医院
	刘朝红	女	湖南凤凰烟厂职工医院
	何惠娟	女	湖南江永县桃川医院
	赵隆梅	女	湖南湘潭市二医院
	漆晓美	女	湖南省外经委医务室
	李艳芳	女	湖南冷水江锡矿山矿务局医院
	黄晓霞	女	云南曲靖地区白茅一人民医院
	孙艳红	女	湖南冷水江市人民医院
	毕良莎	女	湖南黔阳县人民医院
	李跃兰	女	湖南平江县人民医院
	李顺安	女	湖南湘潭市二医院

续表3-8

年份	姓名	性别	单位
	孟祥霞	女	湖南农学院医院
	周凤年	女	湖南锡矿山矿务局职工医院
	李玉珍	女	湖南岳阳铁路医院
	方哲平	男	湖南邵阳市中心医院
	高碧芳	女	湖南汉寿县人民医院
	许海芳	女	广西柳州铁路中心医院
	易小红	女	湖南黔阳县人民医院
	隋　霞	女	湖南省老年病医院
1994年(8人：男4人,女4人)	彭图花	女	湖南花垣县人民医院
	邓温善	男	湖南武警总队医院
	谢丽云	女	湖南冷水江锡矿山矿务局医院
	易小红	女	湖南黔阳县人民医院
	侯小琳	女	湖南石门县人民医院
	陈德平	男	湖南湘东医院
	辛忠军	男	湖南临澧县中医院
	李凡金	男	湖南浏阳市人民医院
1995年(15人：男5人,女10人)	欧阳锋	男	江西井冈山市人民医院
	李胜华	女	湖南涟源钢铁厂职工医院
	朱朝晖	女	湖南冷水江钢铁厂医院
	陈　利	女	湖南益阳市中心医院
	刘陆生	男	湖南长沙卷烟厂职工医院
	李亚英	女	湖南常德市第六人民医院
	刘　伶	男	湖南辰溪县人民医院
	欧阳宏	女	湖南岳阳鹰山石化医院
	陈　利	女	湖南益阳市中心医院
	朱朝晖	女	湖南冷水江钢铁厂医院
	刘　伶	男	湖南辰溪县人民医院
	卿秀平	女	湖南冷水滩市人民医院
	欧阳韵玲	女	湖南南县人民医院
	王意成	男	湖南衡阳县人民医院
	刘筱玲	女	湖南怀化地区第一人民医院

续表3-8

年份	姓名	性别	单位
1996年(10人：男8人,女2人)	周吉云	男	湖南隆回县人民医院
	郭　勤	男	湖南省寄生虫病研究所
	胡德云	男	湖南安化县第二人民医院
	唐定平	男	湖南冷水滩市人民医院
	刘　平	男	广东省深圳市沙井医院
	钟　林	男	湖南汉寿矫形外科医院
	周　云	男	湖南湘乡市人民医院
	周晓卫	女	湖南郴州市第四医院
	卢志明	男	湖南白云家电总厂职工医院
	邹首华	女	湖南安化县第二人民医院
1997年(10人：男2人,女8人)	罗　君	女	广东韶关粤北医院
	沈　晖	男	湖南长沙市第一医院
	李善娥	女	湖南汉寿县人民医院
	谭志军	男	湖南祁阳县人民医院
	付元元	女	湖南岳阳市第二医院
	马湘玲	女	湖南衡阳中西医结合医院
	蔺承艳	女	湖南贵阳市第二人民医院
	蒋　慧	女	湖南道县人民医院
	周雪梅	女	湖南永州市潇湘医院
	王丹妹	女	海南医学院附属一医院
1998年(8人：男6人,女2人)	王先枫	男	湖南安东县中医院
	陈凤翔	男	湖南安乡县人民医院
	皮定宇	男	湖南攸县第二人民医院
	章　伟	男	湖南湘潭县人民医院
	罗武林	男	湖南韶峰集团职工医院
	符仲军	男	湖南花垣县人民医院
	罗　蓓	女	湖南省化纤研究院医务室
	贺菊晖	女	湖南株洲三三一医院

续表3-8

年份	姓名	性别	单位
1999年(17人：男11人,女6人)	李小兵	男	湖南江华县第二医院
	易树君	男	湖南长沙市五医院
	王益民	男	湖南汉寿县人民医院
	陈艳晖	男	湖南新邵县太芝庙医院
	刘国林	男	湖南怀化铁路医院
	全承胜	男	湖南怀化市妇幼保健院
	段国庆	男	湖南郴州市第三医院
	周　政	女	广西桂林市人民医院
	刘浮辉	男	湖南湘乡市第二医院
	王朝燕	女	湖南邵阳市第一人民医院
	胡曙光	男	湖南岳阳县人民医院
	付艳红	女	湖南涟钢职工医院
	杨惠军	女	湖南医学高等专科学校
	陈小红	女	湖南涟源市人民医院
	黄志敏	男	湖南汨罗市中医院
	罗于超	男	湖南汉寿县人民医院
	罗赛英	女	湖南长沙铁路医院
2000年(17人：男10人,女7人)	杨培勇	男	湖南浏阳市人民医院
	郭远含	男	湖南桂东县人民医院
	伏　钢	女	湖南省劳卫院职工医院
	蒋剑秋	男	湖南会同县人民医院
	黄莉芝	女	湖南株洲市第二医院
	刘晓年	男	湖南衡东县人民医院
	彭仁枝	男	湖南涟源市人民医院
	黄红卫	男	湖南桂阳县人民医院
	刘新平	男	湖南醴陵市中医院
	李海英	女	湖南长沙市红十字门诊部
	罗春华	女	湖南衡阳县人民医院
	兰　喆	女	湖南华容卫校
	戴鹏程	男	湖南湘潭市第三医院
	刘长喜	男	湖南株洲市中医院
	谭　萍	女	广东省深圳市盐田区人民医院
	苏　峰	男	湖南汉寿县人民医院
	邓兰平	女	湖南中医学院第一附属医院

续表3-8

年份	姓名	性别	单位
2001年(18人：男11人,女7人)	李海英	女	湖南长沙市红十字会医院
	王 虹	女	湖南桂阳县人民医院
	黄瑞生	男	湖南桂东县人民医院
	杨 滔	男	湖南岳阳市长炼职工医院
	肖科云	男	湖南省交通医院
	陈要文	男	湖南浏阳市人民医院
	徐晓英	女	湖南江南机器厂职工医院
	杨远健	男	湖南城步县人民医院
	向小虎	男	湖南华江县第一人民医院
	曾平源	男	湖南洞口县人民医院
	曾广益	男	湖南新化县中医院
	黄常洪	男	湖南郴州核工业部二四〇医院
	周百花	女	湖南锡矿山中心医院
	罗波涌	女	湖南江南医院
	何爱国	男	湖南电力职工疗养院
	周建峰	男	湖南湘潭县人民医院
	蒋 燕	女	湖南岳阳县人民医院
	熊文琴	女	湖南常德市第一中医院
2002年(16人：男6人,女10人)	郭令凤	女	湖南益阳市人民医院
	殷殿华	女	湖南安化县第二人民医院
	刘和莲	女	湖南隆回县人民医院
	甘建玲	女	江西省萍乡市妇幼保健院
	陈学冲	男	湖南岳阳市妇幼保健院
	刘海燕	女	湖南桂阳县人民医院
	严纪伟	男	湖南郴州市第三人民医院
	罗玉容	女	湖南龙山县人民医院
	刘晓霞	女	湖南华容县人民医院
	欧纪湘	女	湖南宜章县人民医院
	张志湘	男	湖南安仁县中医院
	张伶辉	男	湖南邵阳市肿瘤医院
	周艳红	女	湖南醴陵市第一医院
	贺安吉	男	湖南绥宁县人民医院
	肖健青	男	湖南资兴矿务局总医院
	伍梅兰	女	湖南长沙卷烟厂职工医院

续表3-8

年份	姓名	性别	单位
2003 年(18人: 男 8 人,女 10 人)	胡荷花	女	湖南汉寿县人民医院
	杨建国	男	湖南永州市中医院
	吴 魁	男	湖南安化县人民医院
	李新娥	女	湖南城步县人民医院
	甘劲锋	男	湖南湘潭市第三医院
	肖星星	男	湖南新化县人民医院
	易朝阳	男	湖南华容县人民医院
	黄晓玲	女	湖南溆浦县人民医院
	王霞辉	男	湖南株洲六〇一医院
	周开波	女	湖南衡东县人民医院
	危卫平	女	湖南安化县人民医院
	何承龙	男	湖南桂东县人民医院
	冯 樱	女	湖南省工商银行疗养院
	李 蜂	男	湖南衡山县人民医院
	李 静	女	湖南祁阳县人民医院
	罗仕碧	女	湖南花垣县人民医院
	覃水银	女	湖南湘西自治州民族中医院
	宋健芳	女	湖南吉首市人民医院
2004 年(16人: 男 5 人,女 11 人)	王革红	女	湖南涟源市石马山中心医院
	刘辉萍	女	湖南攸县第二医院
	王 辉	女	湖南长沙铁路医院
	刘忠实	男	湖南湘乡市人民医院
	龙 骅	女	湖南新化县人民医院
	朱华山	男	湖南湘西自治州中医院
	郭佐华	男	湖南湘潭县人民医院
	宋红娟	女	湖南江华县妇幼保健院
	陈海峰	女	湖南芷江县人民医院
	肖 涛	女	湖南安化县第二医院
	张 懿	女	湖南长沙铁路医院
	蒋云峰	男	湖南祁阳县中医院
	张 伟	男	湖南湘西自治州中医院
	王志男	女	湖南攸县人民医院
	屈 奕	女	湖南安仁县人民医院
	胡云姣	女	湖南湘潭县人民医院

续表3-8

年份	姓名	性别	单位
2005年(17人：男3人，女14人)	戴丽桃	女	湖南长沙市中医院
	谭飞	女	湖南新邵县人民医院
	邓湘荣	女	湖南铁合金厂医院
	罗喜花	女	湖南安仁县人民医院
	毛鸿华	男	湖南石门县人民医院
	谭育青	女	湖南株洲市第四医院
	邓菱萍	女	湖南安化县人民医院
	罗艳	女	湖南郴州市第三医院
	黄爱民	女	湖南宜章县人民医院
	张昕	女	湖南有色地质防治医院
	符志刚	女	湖南攸县人民医院
	廖学峰	女	湖南湘一潭钢铁厂职工医院
	陈先荣	男	湖南株洲市第二医院
	李欢庆	男	湖南宁远县人民医院
	李冰波	女	湖南郴州市第一医院
	唐海霞	女	湖南郴州市第三医院
	杨群英	女	湖南郴州市第四人民医院
2006年(17人：男5人，女12人)	邓飒兵	女	湖南衡东县人民医院
	刘长武	男	湖南武冈市人民医院
	孙际明	男	湖南省地矿医院
	叶春梅	女	湖南长沙市中医院
	邹红	女	湖南湘潭市第一人民医院
	袁兴彬	男	湖南湘潭市江南医院
	曾霞芳	女	湖南岳阳市第二医院
	蒋祁陵	女	湖南祁阳县中医院
	郑华妮	女	湖南华容县人民医院
	朱含花	女	湖南桂阳县人民医院
	施旭东	男	湖南祁阳县中医院
	夏献颗	女	湖南湘潭县人民医院
	王彬	男	湖南湘阴县人民医院
	刘冬霞	女	湖南宜章县杨梅山医院
	吴颖	女	湖南岳阳市第三医院
	刘莉	女	湖南桃江县肿瘤医院
	陈辉兰	女	湖南石门县人民医院

续表3-8

年份	姓名	性别	单位
2007年(17人：男8人,女9人)	任继龙	男	湖南岳阳市中医院
	廖云锋	男	湖南望城区人民医院
	何宏武	男	湖南溆浦县中医院
	袁　立	女	湖南安仁县第一医院
	熊劲芝	女	湖南郴州市第一人民医院
	武　艺	女	湖南资兴市中医院
	邵志兵	男	湖南岳阳市岳阳楼区人民医院
	易志刚	男	湖南株洲市人民医院
	黄美红	女	湖南绥宁县人民医院
	李毅刚	男	湖南省劳卫所医院
	吴佳玲	女	湖南长沙市中心医院
	刘轶娟	女	湖南涟源市人民医院
	熊志勇	男	湖南石门县人民医院
	彭素香	女	湖南湘潭市第一医院
	朱阳春	男	湖南沅江市人民医院
	毛　敏	女	湖南汨罗市人民医院
	王　琳	女	湖南岳阳市第一人民医院
2008年(17人：男4人,女13人)	成惠兰	女	湖南湘潭市第三人民医院
	周小年	女	湖南石门县人民医院
	黄　强	女	湖南郴州市第一医院
	罗　静	女	湖南隆回县人民医院
	吕鸣媚	女	湖南邵阳县第二人民医院
	曹星杰	男	湖南省中医研究院
	肖启兰	女	湖南凤凰县第三人民医院
	李　燕	女	湖南安化县清塘铺镇中心医院
	姜贻海	男	湖南武冈市人民医院
	孙佩兰	女	湖南桃江县人民医院
	王启娣	女	湖南保靖县人民医院
	胡玉桃	女	湖南保靖县中医院
	冷伟霞	女	湖南华容县人民医院
	何勇军	男	湖南永兴县人民医院
	王志国	男	湖南石门县人民医院
	刘崇梅	女	湖南龙山县人民医院
	张虹明	女	湖南宁远县人民医院

续表3-8

年份	姓名	性别	单位
2009年(23人：男6人，女17人)	莫庆飞	女	湖南桃江县人民医院
	李朝辉	女	广东省深圳市龙岗区人民医院
	谢春燕	女	广东省深圳市龙岗区人民医院
	唐华	女	湖南冷水滩跃进机械有限公司职工医院
	王文君	女	湖南岳阳广济医院
	万小洁	女	湖南省结核病医院
	余艳艳	女	湖南省结核病医院
	向志满	女	湖南保靖县人民医院
	朱萍	女	湖南龙山县人民医院
	方霞	女	湖南岳阳市岳阳楼区人民医院
	杜贵年	男	广西贵港市人民医院
	冯雪林	男	山东省即墨区人民医院
	周妮	女	湖南省劳卫所附属医院
	彭丽华	女	湖南郴州市第四人民医院
	冯新国	男	湖南株洲三三一医院
	刘平	男	湖南航天医院
	徐增华	男	湖南永州市第四人民医院
	王在斌	男	湖南株洲市人民医院
	蒋海燕	女	湖南永州市人民医院二院
	欧玉珍	女	湖南龙山县人民医院
	姚秀平	女	湖南龙山县人民医院
	姚丽花	女	湖南龙山县人民医院
	彭建宏	女	湖南长沙市精神病医院
2010年(9人：男4人，女5人)	李志霞	女	湖南临湘市人民医院
	王芳	女	湖南新宁县人民医院
	毛桂梅	女	湖南芷江县人民医院
	王智新	男	湖南新化县人民医院
	刘斌	男	湖南永顺县人民医院
	田张鸿	男	湖南龙山县人民医院
	李红	女	新疆医科大学第五附属医院
	张祥	男	湖南龙山县人民医院
	杨玲	女	湖南常德市第一中医院

续表3-8

年份	姓名	性别	单位
2011年（9人：男1人，女8人）	阳泽剑	女	湖南省地矿医院
	陈　勇	男	湖南攸县人民医院
	贾述平	女	湖南龙山县人民医院
	姚　辉	女	湖南邵阳医学专科学校附属医院
	薛　冰	女	新疆医科大学第五附属医院
	徐　笛	女	新疆医科大学第五附属医院
	刘淑云	女	湖南长沙新开铺社区卫生服务中心
	郭　芳	女	湖南邵阳市第四人民医院
	熊　涓	女	湖南浏阳市妇幼保健院
2012年（14人：男4人，女10人）	卢　珊	女	新疆医科大学第五附属医院
	邓　宁	男	湖南宁乡市人民医院
	胡　杰	男	湖南浏阳市人民医院
	张亚灵	女	湖南湘乡市中医院
	刘　峰	男	湖南安化县计生服务站
	谭志霞	女	湖南长沙市精神病医院
	贺颖庭	女	湖南汨罗市中医院
	马　岚	女	甘肃省嘉峪关市第一人民医院
	杨兰辉	女	云南省红河州第一人民医院
	刘　慧	女	湖南长沙仁和医院
	唐　倩	女	湖南株洲市中医伤科医院
	徐　赞	男	湖南湘潭市湘钢医院
	高　欣	女	湖南澧县人民医院
	蔡明敏	女	湖南攸县妇幼保健院
2013年（9人：男4人，女5人）	刘宁宁	女	河南省郑州市第十人民医院
	周祥祯	男	湖南衡阳市妇幼保健院
	周立华	男	湖南攸县妇幼保健院
	曹步云	男	湖南益阳市第四人民医院
	郝素娥	女	甘肃省临泽县人民医院
	黎村艳	女	湖南省人民医院
	胡芳芳	女	湖南桂阳县中医院
	张云松	男	云南省红河州第一人民医院
	孙延生	女	广东省深圳市蛇口人民医院

续表3-8

年份	姓名	性别	单位
2014年(10人: 男2人,女8人)	李　冉	女	湖南株洲恺德心血管病医院
	唐三华	女	湖南吉首市人民医院
	胡莉丽	女	湖南永州市第四人民医院
	宋　范	女	湖南益阳医专附属医院
	陈春玲	女	湖南湘南学院附属医院
	王　焱	女	山东即墨区人民医院
	潘　彦	女	湖南永州职业技术学院附属医院
	廖奇峰	男	广东省深圳市蛇口人民医院
	陈丽丹	女	湖南安仁县第二人民医院
	李　爽	男	广西区南溪山医院
2015年(12人: 男6人,女6人)	向清文	男	湖南龙山县人民医院
	王美云	女	湖南益阳市人民医院
	龚　军	男	湖南长沙融城医院
	谢　鹏	男	江西省宜春市妇幼保健院
	谭　浩	男	湖南省妇幼保健院
	李继专	男	湖南长沙市八医院
	陈川萍	女	广西合浦县人民医院
	彭　琼	女	江西省宜春市妇幼保健院
	曾建兴	男	福建省晋江市医院
	李艳娟	女	湖南长沙市第四医院
	李　艳	女	广东省深圳龙岗区第二人民医院
	张芝云	女	湖南永州市中心医院
2016年(12人: 男3人,女9人)	江世柳	男	湖南新宁县人民医院
	蒋　峰	女	广西桂林市第二人民医院
	徐　灿	女	湖南平江县第一人民医院
	任　苗	女	湖南岳阳市中医医院
	郑　路	女	湖南桑植县中医院
	孙　柏	女	甘肃省河西学院附属张掖人民医院
	蒋　昀	女	湖南省洪江市人民医院
	王宁禄	男	广东省深圳市蛇口人民医院
	陈俊芳	女	广东省深圳市蛇口人民医院
	常玉杰	女	广西桂林市第二人民医院
	蒋文华	男	湖南洪江市人民医院
	谌　睿	女	湖南常德职业技术学院附属第一医院

续表3-8

年份	姓名	性别	单位
2017年（19人：男9人，女10人）	林 海	男	湖南新宁县人民医院
	李均锐	男	湖南南宁市社会福利医院
	陈志友	男	广东省深圳市蛇口市人民医院
	赵美英	女	广东省深圳市蛇口市人民医院
	王婷婷	女	河南省漯河医学高等专科学校
	邹梨梨	女	湖南长沙市第八医院
	廖 琳	女	湖南郴州市第一人民医院
	唐日升	男	湖南长沙市精神病医院
	杨 滔	男	湖南航天医院
	唐小正	男	海南省皮肤性病防治中心
	谭 玲	女	湖南攸县妇幼保健院
	李俊鹏	男	湖南浏阳市人民医院
	祝祥丽	女	湖南合浦县人民医院
	唐春丽	女	湖南邵阳县第二人民医院
	吕鸣媚	女	湖南邵阳县人民医院
	钟小群	男	广东省深圳市蛇口人民医院
	余万利	男	广东省深圳市蛇口人民医院
	陈春梅	女	中南大学湘雅五医院
	左 灿	女	中南大学湘雅五医院
2018年（21人：男9人，女12人）	刘 浩	男	湖南张家界市中医医院
	吕鸣媚	女	湖南邵阳县人民医院
	兰支华	男	湖南城步县人民医院
	易易卉	女	湖南攸县妇幼保健院
	易方荣	女	湖南洪江市人民医院
	陈隆霞	女	湖南株洲市人民医院
	李小艳	女	湖南平江县第一人民医院
	闫薇臣	男	海南省皮肤性病防治中心
	卢珊珊	女	广西壮族自治区河池市复退军人医院
	袁 雯	女	湖南湘潭市第一人民医院
	姚 龙	男	湖南邵阳学院附属第一医院
	刘桂英	女	贵州省金沙县中医院
	邹文武	男	湖南省长沙市第三医院
	欧日丽	女	湖南省岳阳市二人民医院
	易倩倩	女	湖南省江洪江市人民医院

续表3-8

年份	姓名	性别	单位
	张佳纯	女	广东省深圳市蛇口人民医院
	吴 军	男	湖南省邵阳县人民医院
	王明明	男	湖南中医药高等专科学校附一医院
	谢文坦	男	广西自治区贵港市人民医院
	舒 芬	女	湖南省长沙县黄花镇卫生院
	胡鹏飞	男	湖南省永州市三医院

合计(689人;男289人,女400人)

第一节　检验科的科研发展概述

中南大学湘雅二医院检验科的科研发展历史可以追溯至医院建院之初，1959 年检验科生化室在《湖南医学院学报》上发表了 2 篇研究论文《比浊法测定血清中白蛋白与球蛋白含量之微量快速测定》《血糖超微量法测定》，至此，拉开了检验科进行科学研究的序幕。

20 世纪 60 年代，由于临床需求，检验科在进行常规微生物检测时，也尝试着进行中草药抑菌试验的研究。检验科前辈们白天上班，晚上熬药、浓缩、抽提再进行抑菌试验，先后尝试了 100 多种中药（如子母药、黄连等）。虽然实验成果受限于当时条件并没有发表，但是作为检验科初期为数不多的从临床实际应用出发进行的科研尝试，也为后面的检验科研事业做了很好的铺垫。

20 世纪 70 年代，检验科的前辈们在艰苦的环境中开创出了一片科研新局面。在王继贵主任的带领下，检验科前辈积极查阅中、英文文献，认真学习国外的先进方法，加以改良引进国内，或借鉴后大胆创新应用于临床。1973 年王继贵老师在湖南省内率先建立了包括血红蛋白电泳、血红蛋白溶解度测定等一系列血红蛋白分离及鉴定的实验方法，先后检出多例 α、β 海洋性贫血病例，提高了临床对遗传性血红蛋白病的诊治水平。1975 年检验科在国内率先开展了包括尿液儿茶酚胺定性及半定量试验、尿 VMA 定性及定量试验等一整套嗜铬细胞瘤诊断技术的研究，为临床诊断提供帮助的同时也促进了科室的科研发展。此后 20 年间先后建立或引进多项检验方法、技术，其中在国内首先开展的血清脂肪酶的比浊测定法、尿液 5-羟吲哚乙酸比色测定法、血清清蛋白快速测定法，在方法完善后向全国推广，获得业界好评。此外还积极开展了多项国内领先的检测技术或方法的建立和研究，如补体水平测定、醋酸纤维薄膜血清蛋白电泳、尿液 VMA 比色法、糖化血红蛋白柱层析法、血红蛋白新比色法、Hb-H 包涵体检测法、Ⅳ型胶原肽测定方法等。这些方法在当时经同行专家评议均达到了国内领先水平，为临床诊疗提供重要的参考依据。

从 1980 年开始，检验科连续 6 年主办了"全国临床生化检验培训班"，检验科在向学员教授基本的实践技能及临床操作外，还指导学员进行一些创新性的实验研究，如凯氏定氮法总蛋白、白蛋白定量测定，并在此基础上在省内率先研制出总蛋白、白蛋白标准品并应用于临床；通过免疫家兔、豚鼠等方式自行研制出 AFP 抗体等。这些创新研究的尝试启发了思维，为以后的科研打下了基础。

20 世纪 80 年代，随着检验科学术地位的提高，检验科老师的科研意识也逐渐增强。1985 年黄频仍老师主持的"长沙地区艰难梭菌病原学及快速诊断方法学研究"科研课题获湖南省卫生厅资助，这也是检验科第一个获得资助的厅级课题。与此同时，检验科的老师们也开始与其他学科尝试进行科研合作，并取得了一定的成果。黄频仍老师参与的课题"长沙地区婴幼儿急性下呼吸道感染病毒病原学及临床研究"获湖南省卫生厅 1987 年度科技成果三等奖、湖南省科委科技进步四等奖。

1988 年 10 月，王继贵教授作为高级访问学者赴美国耶鲁大学医学院 New Haven 医院实验医学中心研修。回国后，他相继引进多项国外先进技术并进行改良、优化，在国内引起了重大反响。王继贵教授先后发表《环孢菌素的生化代谢》《环孢菌素临床研究的进展》等论文，受到国内高度重视，《医学信息杂志》全文转载，并应邀到湖南省生物化学年会上做专题报告。王继贵教授还针对当时国内血涂片染色中存在的问题进行改良和优化，历时 9 个月，推出了一种改良的血膜染色剂，并经光谱分析证实优于旧的瑞氏染色液。新方法克服了旧法中染料需加温、研磨、着色不稳定等缺点，在甲醇溶剂中加入 2% 聚乙烯吡咯烷酮（PVP），促进瑞氏染粉的溶解，使溶解度提高了 2 倍，并省去研磨和加温等手续，经过 524 例血片和 35 例骨髓片染色证实：新的血膜染色剂不仅染色速度快，无染料沉着，而且背景明亮，核染色质清晰，胞浆颗粒鲜明易辨，还可用于自动化分析系统。1990 年 10 月，经专家鉴定，此项目填补了我国在这一研究领域的空白，同年获得湖南省医药卫生科技成果四等奖。

20 世纪 90 年代检验科学术氛围日渐浓厚，参与编写了 10 多部专著教材，尤其值得一提的是，由王继贵教授主编、检验科多位老师参编的《临床生化检验》第一版、第二版均获得全国检验同行的一致好评。《临床生化检验》第二版在 1997 年获湖南医科大学优秀科教专著三等奖。1995 年蔡乾英、童明华、王继贵几位老师针对血培养阳性率不高的现状进行了"血液细菌快速培养"的研究，找到了一种可中和抗生素、消除补体免疫因子并能抵抗巨噬细胞吞噬作用的化学物质——聚茴香脑磺酸钠，并将其应用于血液培养基中。通过对几百例血标本的培养，最终证实这种新型培养基不仅将培养时间缩短了一倍，同时，阳性率也提高了 7%～8%，该项目同年也获得湖南省医药卫生科技进步三等奖，之后受省卫生厅的委托举办推广学习班两届。1997 年唐爱国主持的"荧光法测定血清（浆）谷胱肽过氧化物酶的研究"获湖南省医药卫生科技进步三等奖。我院检验科与湖南医科大学附属第一医院检验科共同承担的教学科研项目"开拓联合共创新路，高质量培训高级人才"获湖南医科大学校级教学成果二等奖；同年唐爱国参与的项目"荧光法测定血液中脂质氧化损伤标志物及抗氧化物的研究与临床应用"获河南省卫生厅科技成果二等奖。1998 年，卿之驹的论文"免疫印迹技术联合检测 7 种 ENA 抗体的临床意义"被评为湖南省医学会优秀学术论文一等奖。1999 年唐爱国建立的 HPLC-UV 法同时测定血清 Phe 和 Tyr 实验方法正式应用于临床，论文《高效液相色谱法快速直接测定血清苯丙氨酸和酪氨酸》获全国临床化学与检验医学大会"优秀论文三等奖"。2000 年，唐爱国主持的课题"高效液相色谱法在临床检验中的应用"获湖南省医药卫生科研进步三等奖。

自 2001 年开始，检验科的科研工作得到了进一步发展。2003 年、2004 年科室连续 2 年举办国家级医学继续项目"检验医学新进展"培训班；连续 2 年举办检验科学术论文交流会；2003 年检验科教研室被授予临床检验诊断学硕士学位点，借助于教学相长，检验科的科研力量得到进一步增强。2005 年检验科迁入医院新建外科大楼，医疗用房面积增大，科研基础设施逐步完善。2006 年科室为庆贺王继贵教授七十华诞暨从医五十年，举行专题学术研讨会；这些举措进一步增强了学术交流，同时也使检验科的科研学术能力得到提高。2001—2008 年，检验科以第一作者（或通讯作者）发表各类中文论文超过 150 篇。值得一提的是，2008 年检验科首次在 SCI 收录期刊发表论文，该年科室人均发表论文数首次进入院内前十名，这些均标志着检验科的科研水平正式迈上新台阶。与此同时，检验科申报课题并获得立项的数量明显增多，2003—2008 年共有 9 项湖南省厅级课题获得资助，而王敏 1 项课题于 2008 年获得国家自然科学基金青年项目资助，检验科也实现了对国家级课题项目申报"零"的突破。

2009 年，唐爱国教授被遴选为临床检验诊断学博士研究生指导教师，检验科的研究生导师队伍进一步壮大，包括唐爱国教授、卿之驹教授、胡敏教授、蒋洪敏教授、唐玲丽教授、夏运成教授等。湘雅二医院检验科研究生的招生人数也进一步增加，平均每年招收研究生 4~6 人。导师们对研究生的辛勤指导也收获了一批科研成果及奖励。检验科指导的研究生论文连续 4 年获评湖南省优秀硕士学位论文，多名研究生论文获评中南大学优秀硕士学位论文；2 名硕士研究生获得湖南省优秀毕业生称号；多名研究生获得中南大学研究生自主探索创新项目资助；研究生主持的 1 项课题获中南大学医疗技术成果三等奖。

2011 年检验科分子生物学实验室通过原卫生部审核验收，检验项目得以进一步丰富，检验科陆续开展了海洋性贫血基因筛查、肿瘤循环细胞检测、心血管疾病个体化用药监测、病原微生物基因检测等多个项目，在满足临床需求的同时也大大促进了科研的发展。近 10 年来，检验科大力引进高端人才，积极完善科研平台的建设，目前已形成了包括高效液相色谱检测平台、肿瘤诊断及预后监测平台、个体化用药基因监测平台、病原微生物鉴定诊断平台在内的与临床密切结合的多个科研平台。随着科研投入的增多，科研产出也明显增多，近 10 年检验科获得立项的类项目（课题）达 20 余项，尤其是 2015—2018 年，我科共获得 4 项国家自然科学基金面上项目或青年项目资助。近 10 年来，科室以第一作者（通讯作者)发表各类研究论文 300 余篇, 其中 SCI 收录论文 50 余篇。唐爱国教授主持的"血浆 GSH 荧光测定法的建立及临床应用研究"获 2009 年湖南省医学科技奖三等奖;"色氨酸及其代谢物检测的新技术"获 2009 年中南大学实验技术成果一等奖;"芳香族氨基酸及其代谢产物快速检测与应用"获 2013 年度湖南省科学技术进步二等奖。王敏教授获评湖南省医药卫生"225"工程骨干人才, 王继贵教授被授予"湖南省医学会终生成就奖"。

自 1977 年湖南省医学会检验专业委员会成立以来, 在王继贵主任的带领下, 科室积极参加学会、学术活动。1979 年、1984 年王继贵连续担任湖南省医学会第一、二届检验专业委员会委员和副主任委员;1988—2005 年, 王继贵连续担任湖南省医学会第三、四、五、六届检验专业委员会主任委员;2005—2013 年, 王继贵教授担任湖南省医学会检验专业委员会名誉主任委员。1988—2006 年, 王继贵主任连续当选湖南省医学会第九、十、十一届理事会理事或常务理事。王继贵主任还担任 1991—1995 年湖南科学技术进步奖评审委员会特邀评审员、湖南省医院评审委员会评审员。2005—2018 年, 唐爱国教授先后担任湖南省医学会检验专业委员会第七届副主任委员、第八届候任主任委员、第九届主任委员、第十届名誉主任委员。胡敏主任担任湖南省医学会检验专业委员会第九届副主任委员、第十届候任主任委员。

与此同时, 科室的科研学术成就也得到了全国同行的认可。王继贵教授于 1991—2004 年连续当选为中华医学会检验学会第三、四、五届委员;1999 年 4 月当选为中华医学会第二十二届理事会理事;同时在 1987—2003 年被连续聘为《中华医学检验医学杂志》第三、四、五届编委会编委。唐爱国教授、胡敏教授、唐玲丽教授等人目前也在中华医学会检验医学分会、中国医师协会检验医师分会、中华医学会健康管理学分会、中国老年保健医学研究会检验医学分会等国家级学术团体中担任常务委员、委员或青年委员。检验科多人在《中华医学检验医学杂志》《中华临床医师杂志(电子版)》《实用检验医师杂志》《国际检验医学杂志》等重要学术期刊担任编委或审稿人。检验科老师也积极参与编写各类专著, 传播学术影响力。检验科担任主编或副主编的专著、教材 5 部, 参与编写各类专著、教材 24 部。

检验科积极参与国内外学术交流。近年来检验科陆续主办或承办了"省级临床微生物学与免疫学检验进修班""中南大学湘雅二医院医疗联盟医院检验医学论坛""临床微生物学检验学术沙龙""血栓与止血学术沙龙""自身抗体检测技术临床应用研讨会""临床血液、体液形态学检验学术研讨会""血栓、止血检验与临床学术交流会"等省级以上学术交流活动, 自 1981 年至今, 检验科共主办各类省级以上学术会议或培训班 20 余次, 这些举措大大促进了检验领域的学术交流, 进一步扩大了检验科的学术影响力。与此同时, 检验科积极参加全国大型检验学术会议、美国临床化学协会(American Association of Clinical Chemists, AACC)等国际重要学术会议;派人员出国访问深造。2010 年胡敏教授前往美国弗吉利亚联邦大学生物化学部从事胆汁酸及胆固醇代谢的基础及临床研究;2011 年唐玲丽教授赴美国得克萨斯州立大学圣安东尼奥健康科学中心微生物免疫系进行博士后研究；2016 年，青年学者吕星前往美国阿拉巴马大学伯明翰分校进行交流学习。这些举措对培养高水平检验医学人才，为后续参与国际科研合作打下了良好的基础。检验科人员学校任职及国家研修访学见表 4-1 和表 4-2 所示。

表 4-1　检验科人员学术任职一览表

姓名	学术兼(任)职	时间
胡　敏	中国医师协会检验医师分会第四届委员会委员	2018—
胡　敏	中华医学会检验医学分会第十届委员会委员	2018—2021
胡　敏	中华医学检验杂志编委	2018—
胡　敏	中国临床实验室管理杂志第二届编委会编委	2018—
胡　敏	湖南省医学会第十届检验专业委员会候任主任委员	2017—2021
胡　敏	湖南省医学会第九届检验专业委员会副主任委员、秘书	2013—2017
胡　敏	湖南省医学会第八届检验专业委员会委员	2009—2013
胡　敏	湖南省医师协会第一届检验医师分会副会长	2016—2020
胡　敏	湖南省健康服务业协会医卫检验分会第一届理事会常务副理事长	2016—
胡　敏	湖南省医院协会第三届检验专业委员会委员	2011—2018
胡　敏	中国中西医结合学会第一届检验医学专业委员会青年委员	2014—
胡　敏	湖南省医院协会第三届临床检验管理专业委员会委员	2012—
胡　敏	湖南省医学教育科技学会第一届医学检验教育专业委员会副秘书长	2012—
胡　敏	湖南省医学教育科技学会第一届医学检验教育专业委员会副主任委员	2018—
胡　敏	中国中西医结合学会检验医学专业委员会心血管病检验诊断学术委员会委员	2015—
胡　敏	中华医学会健康管理学分会第三届委员会检验学组委员	
胡　敏	湖南省康复医学学会心理康复专业委员会第二届委员会委员	2014—
胡　敏	中华医学会检验医学分会第九届委员会临床实验室管理学组委员	2015—
胡　敏	《中华临床实验室管理电子杂志》第一届编辑委员会特邀编委	2014—
王继贵	中华医学会第二十二届理事会理事	1999—2005
王继贵	湖南省医学会第九届理事会理事	1988—1993
王继贵	湖南省医学会第十届理事会理事	1993—2000
王继贵	湖南省医学会第十一届理事会理事、常务理事	2000—2006
王继贵	中华医学会检验学会第三届委员会委员	1991—1996
王继贵	中华医学会检验学会第四届委员会委员	1996—2000
王继贵	中华医学会检验学会第五届委员会委员	2000—2004
王继贵	中华检验医学杂志第三届编委会编委	1987—
王继贵	中华检验医学杂志第四届编委会编委	1993—
王继贵	中华检验医学杂志第五届编委会编委	1998—
王继贵	湖南省医学会第八届检验专业委员会名誉主任委员	2009—2013

续表4-1

姓名	学术兼(任)职	时间
王继贵	湖南省医学会第七届检验专业委员会名誉主任委员	2005—2009
王继贵	湖南省医学会第六届检验专业委员会主任委员	2000—2005
王继贵	湖南省医学会第五届检验专业委员会主任委员	1995—2000
王继贵	湖南省医学会第四届检验专业委员会主任委员	1990—1995
王继贵	湖南省医学会第三届检验专业委员会主任委员	1985—1990
王继贵	湖南省医学会第二届检验专业委员会副主任委员	1981—1985
王继贵	湖南省医学会第一届检验专业委员会委员	1977—1981
王继贵	湖南省生物化学与分子生物学学会理事	1993—2010
唐爱国	中国医师协会检验医师分会第三届委员会委员	2013—2017
唐爱国	中国医师协会检验医师分会第四届委员会常务委员	2017—2020
唐爱国	中国医师协会检验医师分会老年疾病检验医学专业委员会第一届委员会委员	2016—2019
唐爱国	湖南省生物化学与分子生物学学会理事	2010—2013
唐爱国	湖南省生物化学与分子生物学学会理事	2014—2017
唐爱国	湖南省医学会第七届检验专业委员会副主任委员	2005—2009
唐爱国	湖南省医学会第八届检验专业委员会候任主任委员	2009—2013
唐爱国	湖南省医学会第九届检验专业委员会主任委员	2013—2017
唐爱国	湖南省医学会第十届检验专业委员会名誉主任委员	2017—2021
唐爱国	湖南省医院协会第二届临床检验管理专业委员会副主任委员	2006—2011
唐爱国	湖南省医院协会第三届临床检验管理专业委员会副主任委员	2011—2018
唐爱国	湖南省医师协会第一届检验医师分会顾问	2016—2020
唐爱国	湖南省健康服务业协会医卫检验分会第一届理事会顾问	2016—
唐爱国	中华医学会《中华临床医师杂志(电子版)》特邀审稿专家	2012—2014
唐爱国	中国医师协会《实用检验医师杂志》第一届编辑委员会编委	2010—2012
唐爱国	中国医师协会《实用检验医师杂志》第二届编辑委员会编委	2013—2017
唐爱国	《医学参考报》检验医学频道第一届编委会生化检验与临床专业委员会委员	2010—2014
唐爱国	湖南省医师协会第一届理事会理事	2006—2011
唐爱国	湖南省医学会第十三届暨湖南省医师协会第二届理事会理事	2011—2016
唐爱国	湖南省临床检验质量控制中心副主任	2014—
唐爱国	湖南省医学教育科技学会第一届医学检验教育专业委员会副主任委员	2012—
唐爱国	中国老年保健医学研究会检验医学分会常务委员	2018—
卿之驹	中华医学会医疗鉴定专家库成员	2014—
卿之驹	湖南省中医药和中西医结合学会检验医学专业委员会第一届、第二届副主任委员	2008—2017
卿之驹	湖南省医院协会临床检验管理专业委员会副主任委员	2001—
卿之驹	《国际检验医学杂志》常务编委	2009—2013

续表4-1

姓名	学术兼(任)职	时间
唐玲丽	中华医学会检验医学分会第九届委员会临床免疫学组委员	2015—
唐玲丽	中华医学会检验医学分会第九届委员会青年委员会委员	2015—
唐玲丽	湖南省医学会第十届检验专业委员会委员	2017—2021
唐玲丽	湖南省健康服务业协会医卫检验分会第一届理事会常务理事	2016—
唐玲丽	中国分析测试协会标记免疫分析专业委员会常务委员、分子诊断学组副组长	2016—
唐玲丽	中国微生物学会医学微生物学与免疫学专业委员会四体学组副组长	2016—2021
唐玲丽	海峡两岸精准医学协会 HPV 感染疾病专业委员会常务委员	2016—
曹 伟	原卫生部抗生素临床合理应用全国普及计划专家	2009—
曹 伟	《中南药学》杂志审稿专家	2013—
曹 伟	湖南省中医药及中西医结合学会检验医学专业委员会微生物学组副组长	2016—
莫喜明	湖南省医学会第九届检验专业委员会青年委员	2013—2017
王 敏	湖南省临床检验质量控制中心委员	2014—
蒋洪敏	湖南省医学会第六届检验专业委员会青年委员	2000—2005
蒋洪敏	中国老年保健医学研究会检验医学分会委员	2018—
项忠元	湖南省医师协会第一届检验医师分会青年委员	2016—2020
项忠元	湖南省医学会第十届检验专业委员会青年委员	2017—2021

表 4-2　检验科人员国际研修/访学一览表

姓名	时间	研修/访学单位	学习/研究内容	交流身份
唐爱国	1985 年 10 月	日本东京：日本 Waters 公司	HPLC 技术	研修
王继贵	1988—1989	美国耶鲁大学医学院 New Haven 医院实验医学中心	检验医学技术、实验室管理等	高级访问学者
胡 敏	2010—2010	美国弗吉尼亚联邦大学生物化学部	从事胆汁酸及胆固醇代谢的基础及临床研究	高级访问学者
唐玲丽	2011—2013	美国得克萨斯大学圣安东尼奥健康科学中心	从事衣原体的致病机理及疫苗研制的研究	博士后
吕 星	2016—2017	美国阿拉巴马大学伯明翰分校	肺纤维化的表观遗传机制	研修
柏 乐	2017—2018	美国阿拉巴马大学伯明翰分校		研究生交流学习
林 慧	2017—2018	美国得克萨斯大学圣安东尼奥健康科学中心		研究生交流学习
向哲邑	2018—2019	美国阿拉巴马大学伯明翰分校		研究生交流学习

检验科人员在省级及以上学会、协会任职证书

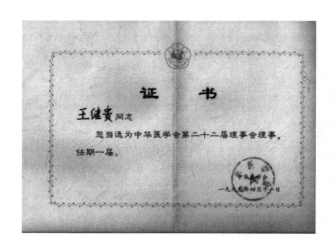

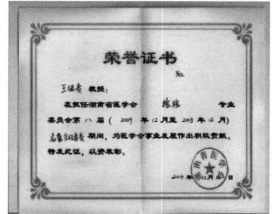

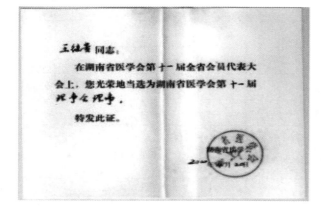

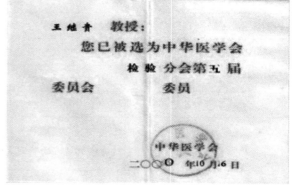

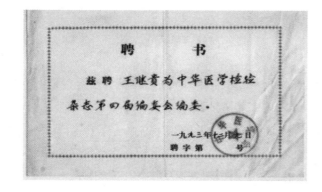

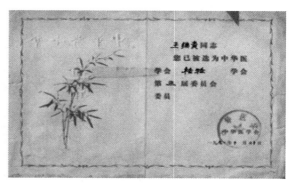

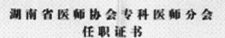

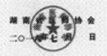

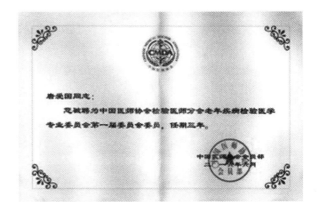

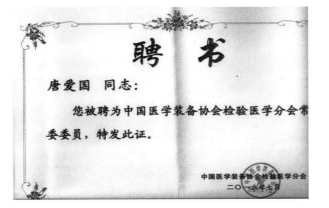

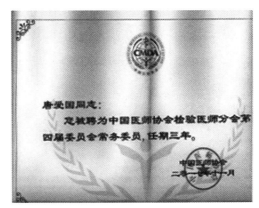

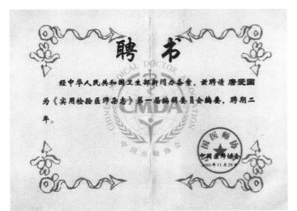

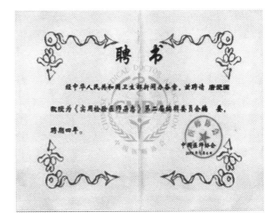

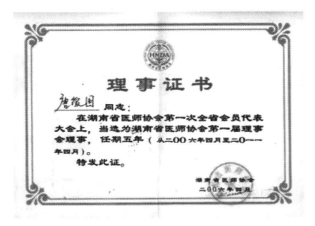

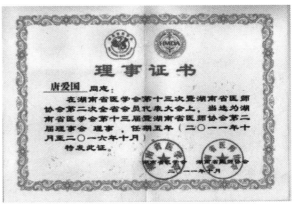

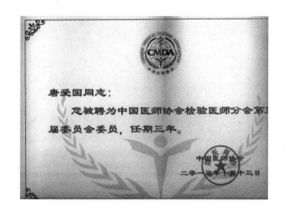

湖南省医学会专业委员会
任职证书

唐爱国 同志：
　　2009 年 12 月 当选 为湖南省医学会第 八 届 检验
专业委员会 候任主任委员 ，任期从 2009 年 12 月至 2013 年 12 月。
特发此证

湖南省医学会专业委员会
任职证书

唐爱国 同志：
　　2013 年 10月 当选 为湖南省医学会第 九 届 检验
专业委员会 主任委员 ，任期从 2013 年 10 月至 2017 年 10 月。
特发此证

湖南省医学会专业委员会
任职证书

唐爱国同 志：
　　2017年 10月 当选为湖南省医学会第 十 届 检验
专业委员会 名誉主任委员，任期从 2017 年 10 月至 2021 年 10 月。
特发此证

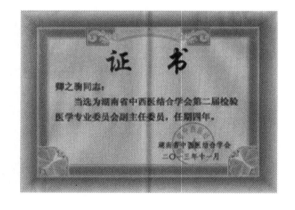

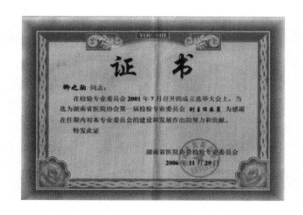

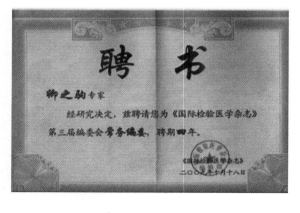

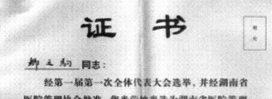

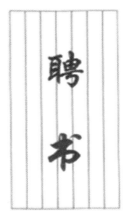

湖南省医学会专业委员会
任职证书

胡敏 同志：

2015 年 6月 增补 为湖南省医学会第 九 届 检验 专业委员会 副主任委员 ，任期从 2015 年 6月至 2017 年 6 月。

特发此证

湖南省医学会专业委员会
任职证书

胡 敏同志：

2017 年 10月 当选为湖南省医学会第 十 届 检验 专业委员会 候任主任委员 ，任期从 2017 年 10月至 2021 年 10月。

特发此证

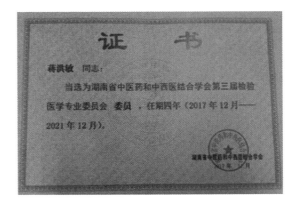

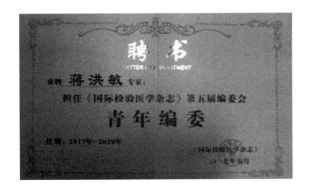

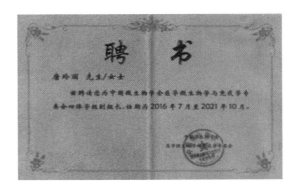

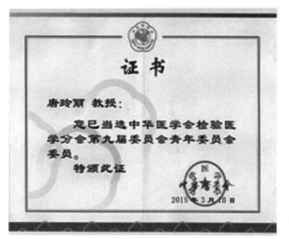
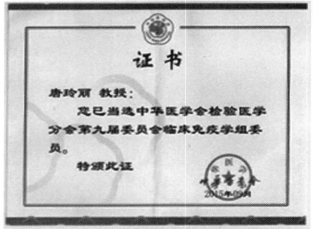
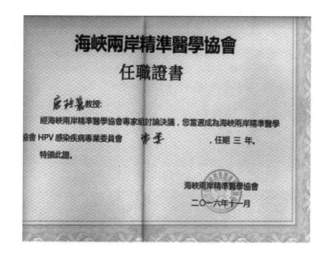
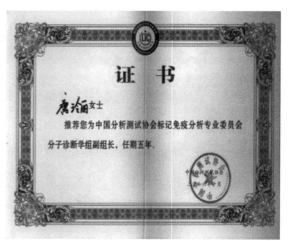

第二节　主要科研平台

目前检验科医疗业务使用面积超过 1000 m²，拥有固定资产接近 6000 万元。拥有 50 万元以上的仪器 30 余台，包括细菌培养仪、自动鉴定仪、大型全自动生化分析仪、全自动电化学发光分析仪、全自动酶联免疫分析仪、全自动特定蛋白分析仪、多参数五分类血细胞分析仪、全自动血凝仪、实时荧光定量基因扩增仪、流式细胞仪、全自动免疫发光仪、高效液相色谱仪、二氧化碳细胞培养箱、超净工作台、分子杂交仪、荧光显微镜、原位杂交仪、酶标仪、超速离心机、凝胶成像分析系统、蛋白检测系统等，基础实验设施一应俱全，能满足包括临床实验、基础实验在内的绝大多数科研需求。目前检验科具有的大型科研(临床)技术平台如下。

1. 肿瘤诊断及预后监测平台

恶性肿瘤严重危害人类健康。根据世界卫生组织的数据，2012 年全球约有 1400 万例新发癌症病例，约有 820 万例癌症患者死亡。恶性肿瘤筛查、肿瘤确诊后如何延长生存时间并提高其生活质量均是目前亟待解决的问题，因此肿瘤的诊断及预后监测意义重大。

（1）常规肿瘤标志物检测

常规肿瘤标志物检测主要利用酶联免疫吸附试验、电化学发光技术，根据抗原抗体反应原理对相关肿瘤标志物进行检测：鼻咽癌血清标志物（Rta-IgG、VCA-IgA、EA-IgA）、广谱肿瘤血清标志物（CEA、CA125 等）、肝癌血清标志物（如 AFP 与 PIVKA-II 的联合检测）、前列腺癌血清标志物（PSA、t-PSA）等。

（2）外周血循环肿瘤细胞（CTC）检测

循环肿瘤细胞（CTC）已被证实存在于多种恶性肿瘤患者的血液中，并且与患者的临床分期、生存期、药物疗效及早期复发和转移密切相关。CTC 检测实验，主要包括 CTC 的富集和 CTC 的鉴定两部分。CTC 的富集采用 IMMS 阴性富集法，逐步去除血液中的血浆、红细胞、白细胞等成分，实现血液中循环稀有细胞（含全部亚型的 CTC）的富集。IMMS 阴性富集法还适用于胸腹水、灌洗液、脑脊液、尿液等其他体液标本来源的肿瘤细胞的分离。CTC 的鉴定采用 imFISH 技术，将基因水平的荧光原位杂交（fluorescence in situ hybridization，FISH）与蛋白水平的免疫荧光染色相结合，是一种将细胞形态和遗传变异特征相结合的精准 CTC 鉴别方法。其中，FISH 被用于显示细胞核中 DNA 序列位置或染色体拷贝数。外周血循环肿瘤细胞的检测，能早期诊断肿瘤发生，判断是否转移，对诊断疗效和预后具有重要作用；同时根据血液中 CTC 的含量高低，可以用于证实肿瘤的存在、发病过程，评估患者的预后，识别患者的临床治疗效果。

（3）流式细胞检测

流式细胞术是细胞生物学、分子生物学、分子免疫学、单克隆抗体、激光技术、电子计算机技术等学科高度发展、综合的结晶，以其快速、灵活、灵敏定量的特征，广泛应用检验医学中的细胞分析、肿瘤分析、白血病分析、遗传学分析、免疫状态分析、微生物分析、血栓和止血栓分析。目前该平台重点检测：①淋巴细胞亚群检测，如 CD3、CD4 和 CD8 等，检测细胞免疫状态和移植排斥反应；②单个或亚群血小板糖蛋白的测定，为临床评估血小板活化程度提供早期、特异的诊断指标；③测定细胞 DNA 含量，用于判断良性肿瘤和鉴别良、恶性细胞。其中，淋巴细胞亚群分析实验通过特异性单克隆抗体（含荧光素）与外周血全血共孵育，通过溶血素去除红细胞，然后用流式细胞仪检测外周血中的各淋巴细胞亚群。采用 anti-CD3、anti-CD4、anti-CD8、anti-CD45、anti-CD16、anti-CD56 和 anti-CD19 抗体，不仅可以分析外周血中辅助性/诱导性 T 淋巴细胞、抑制性/细胞毒性 T 淋巴细胞、B 淋巴细胞和 NK 细胞在淋巴细胞中的比例，还可以借助特有的绝对计数管计算这些细胞在 1 mL 外周血中的绝对数量。因此,淋巴细胞亚群分析可作为一种患者总体免疫功能状态的评价手段,对肿瘤患者预后监测也具有非常重要的价值。恶性肿瘤患者免疫功能低下能够导致继发感染的产生,抑制机体的抗肿瘤免疫反应,而抗肿瘤免疫能够抑制肿瘤的发生发展,甚至清除肿瘤。

未来该平台还将进一步扩展进行下列新技术、新项目的科研及临床研究:基于 CTC 的肿瘤细胞突变位点分析、循环肿瘤 DNA(ctDNA)检测及其突变位点分析、肿瘤相关性淋巴细胞(TAL)表型分析及活性分析、基于突变基因的肿瘤患者个体化用药基因检测都将陆续开展。

2. 个体化用药基因监测平台

基于个体化用药和预后监测对相关疾病治疗意义重大。目前以临床诊断和药物基因组学为依据进行的个体化用药已成为新兴的精准医学模式的代表。在国内基因导向个体化药物治疗正处于快速发展的阶段,基因导向个体化药物治疗也是今后临床个体化用药的趋势。因此,开展个体化用药指导的基因检测项目可帮助临床医生个体化、差异化用药,从而保障临床用药安全和有效。

目前该平台涉及的个体化用药基因检测项目采用的技术是 PCR-荧光探针法,即针对不同基因位点设计特异性引物和探针组合,一个反应体系中通过两种不同通道检测一个位点的基因多态性。在反应体系中含有不同基因型模板的情况下,PCR 反应得以进行并释放不同的荧光信号。利用仪器对 PCR 过程中相应通道的信号强度进行实时监测和输出,实现检测结果的定性分析。对于高血压病患者,尤其是 H 型高血压病患者(高血压合并高同型半胱氨酸)高血压基因诊断,可以通过对相关重要的高血压基因以及高血压药物的相关基因的检测,指导高血压药物的个体化给药方式,提高用药效率,减少不良反应的发生。目前平台已有的项目涉及心血管相关药物的基因检测,包括 CYP2C9 和 VKORC1 基因(代表药物:华法林。CYP2C9 是细胞色素 P450 酶家族重要成员,可代谢华法林介导其在体内的清除;维生素 K 环氧化物还原酶复合物 1 基因即 VKORC1 编码华法林的药物作用靶点,与其药物敏感性相关)、CYP2C19 基因(代表药物:氯吡格雷。氯吡格雷主要经 CYP2C19 代谢活化后发挥抗血小板效应)、ApoE 和 SLCO1B1 基因(代表药物:他汀类。载脂蛋白 E 即 ApoE 参与血脂的运输、存储和排泄,有机阴离子转运多肽 1B1 即 SLCO1B1 在肝细胞摄取和清除内源性和外源性物质,如他汀类药物等)、MTHFR 基因(代表药物:依叶。MTHFR 参与叶酸代谢途径,介导同型半胱氨酸 Hcy 的清除,与 H 型高血压和心脑血管风险相关)。

3. 病原微生物鉴定、诊断平台

病原微生物包括病毒、细菌,支原体、衣原体等,是临床上重要的致病因素。随着人类活动的全球化,病原微生物感染也逐渐趋于全球化。各种此前闻所未闻的病毒、细菌也随之"进化"，并随人类活动而广泛传播。随着精准医疗时代的到来，病原微生物的快速检测可以为临床诊疗提供宝贵的证据。同时，基于分子生物学的检测技术为病原微生物的检测提供了重要手段。

（1）真菌快速检测平台

平台主要包括 G 实验、GM 实验和新型隐球菌荚膜抗原检测。G 实验和 GM 实验室是目前国际上诊断侵袭性真菌病最常用的血清诊断指标。G 实验、GM 实验和隐球菌荚膜抗原三者结合起来基本可以覆盖目前临床上导致侵袭性真菌的所有真菌种类，有助于快速、灵敏地辅助临床真菌感染性疾病的诊断。

（2）病原微生物分子检测平台

平台拥有的多套实时荧光定量 PCR 仪及普通 PCR 仪为病原微生物的实验室快速、准确的检测提供了重要支撑。即将引进的核酸全自动抽提仪进一步完善该分子检测平台的设备。同时，未来将引进高通量测序平台，进一步构建精准分子检测平台，实现对病原微生物的精准检测，达到对患者精准诊疗的目的，为临床疾病的精准诊断与治疗提供强有力的证据。

目前平台检测项目主要包括 EB 病毒 DNA 检测、人巨细胞病毒 DNA 检测、BK 病毒 DNA 检测、JC 病毒 DNA 检测、肺炎支原体 DNA 检测、单纯疱疹病毒 2 型 DNA 检测、沙眼衣原体 DNA 检测、解脲脲原体 DNA 检测、结核分枝杆菌 DNA 检测、人乳头瘤病毒高危 18 个型别 DNA 检测、淋球菌 DNA 检测等。即将开展的项目有呼吸道病原菌核酸检测、术前三项（丙肝、艾滋病、梅毒）快速 PCR 检测等项目。

（3）质谱检测平台

平台主要应用于微生物的检测诊断方向。传统细菌培养和鉴定周期长、影响因素多，阳性率低并且没有明确的种群标准，易造成误判，这些都将给临床的诊断和治疗带来疑惑和困难。质谱技术优势明显，可以应用于多种微生物标本，几乎可以鉴定所有的病原体并分型，可对病原的蛋白质、DNA、脂质和多肽等多种成分进行分析，检测速度快，样本用量少，样本前处理简单，特异性和准确性高。质谱技术的引进和应用，将大大提高细菌的鉴定能力，为临床合理使用抗生素提供很好的指导作用。

（4）病原微生物生物组学数据库

目前正筹建湖南省临床微生物的生物组学数据库及开放平台。科室通过收集临床分离株连续性抗生素敏感性监测结果，分析对抗生素的演变规律；应用 PFGE、IRS-PCR 和 RAPD 对收集的菌株进行基因组分型；针对不同菌株设计不同的管家基因，确立湖南省流行的克隆株；根据分型结果，对具有代表性的菌株行错配修复系统 mutS、mutL、mutH、uvrD 四种基因进行测序分析，并与 PubMed 的菌株一起构建进化树，对其亲缘关系进行验证；检测临床分离菌株 β 内酰胺酶基因（TEM-1，IMP，AmpC，OXA-23，OXA-24）、氨基糖苷类修饰酶［aac(3)-I，ant(3″)-I，aac(6′)-I，armA］、喹诺酮(gyrA，parC)、主动外排机制（adeB，adeRS）、整合子相关基因（Int1，Int2）、外膜蛋白及生物被膜的携带和表达情况。

4. 高效液相色谱检测平台

检验科自20世纪90年代开始利用高效液相色谱技术进行临床检验的科学研究及临床应用研究。该平台先后建立了唾液甲硝唑、血清（浆）三尖杉酯碱、5-羟色胺、5-羟吲哚乙酸、血清色氨酸、血清苯丙氨酸和酪氨酸等物质的高效液相色谱（HPLC）测定方法。

检验科利用该平台在国内率先建立HPLC-UV法和HPLC-FLD法同时快速测定芳香族氨基酸及其代谢产物，为遗传性代谢疾病的诊断提供敏感、特异的实验方法，如苯丙氨酸、酪氨酸及其比值可以用于早期诊断苯丙酮尿症。在国内首建血液肌酸、组胺、还原型谷胱甘肽（GSH）和谷胱甘肽过氧化物酶（GSH-PX）活性等物质的荧光分光测定方法，尤其是GSH荧光测定法和GSH-PX荧光测定法，方法快速、简便、灵敏、特异。与此同时，检验科通过该平台先后建立了以高效液相色谱技术为基础的检测色氨酸及其代谢产物犬尿氨酸和犬尿喹啉酸等测定方法。2007年检验科建立的血清犬尿氨酸高效液相色谱—荧光测定法为国际首创，由此创建高效液相色谱—荧光法同时测定色氨酸、犬尿氨酸及高效液相色谱—荧光法同时测定色氨酸、犬尿氨酸和犬尿喹啉酸的方法，并在国内率先应用于SLE、肾脏疾病、精神神经疾病和类风湿关节炎患者的检测。

该科研平台研究的相关论文获得多项院级以上奖励："芳香族氨基酸及其代谢产物快速检测与应用"获得湖南省科技进步二等奖；"血浆GSH荧光测定法的建立及临床应用研究"获得湖南省医学科技进步三等奖；连续4次获评湖南省优秀硕士学位论文；"色氨酸及其代谢物检测的新技术"获中南大学实验技术成果一等奖；此外，2项成果获得中南大学湘雅二医院医疗新技术成果二等奖，1项获中南大学湘雅二医院医疗新技术成果三等奖。发表各类论文100余篇，其中SCI收录论文20余篇。

第三节　科研方向

目前，在几代检验人的不断努力下，依托于检验科各专业方向，检验科已经稳定形成或逐步形成以下几个具有特色的研究方向。

1. 心血管疾病标志物诊断试剂盒的研究

该研究主要从事心血管疾病标志物相关诊断试剂盒研制及胶乳增强免疫比浊试验方法学方面的研究工作。

心血管疾病是危害人类健康的重要原因，包括冠心病、高血压病等，具有"发病率高、死亡率高、致残率高、复发率高"以及"并发症多"的特点。心血管疾病标志物对于心肌缺血、心力衰竭、心肌梗死等心血管疾病具有重要的诊断及预后价值。基于临床上需求及根据国内外最新研究进展，开发或改良了适应我国实际情况的部分心血管疾病诊断试剂盒。通过对同型半胱氨酸转甲基酶的提纯和活性测定，提纯出同型半胱氨酸转甲基酶，并建立了一整套提纯同型半胱氨酸转甲基酶的方案，可供科研、生产使用。利用基因工程技术在大肠埃希氏菌 BL21（DE3）中成功表达重组 hcTnT 蛋白，利用镍凝胶柱亲和层析法纯化得到了纯度较高的重组 hcTnT 蛋白，实现了对重组人心肌肌钙蛋白 T 的表达及纯化。

免疫比浊法是抗原抗体结合的动态测定方法，广泛应用于各类临床生物化学和免疫学检测。胶乳增强免疫比浊法因其灵敏度高、特异性好、操作简单、测定速度快、重复性好、自动化程度高，而适用于各型自动生化分析仪。目前，国内基于胶乳增强免疫比浊法的各类商品试剂盒虽然众多，但其多为国外进口试剂进行后期分装所得，自主生产者仍较为少见。该研究方向在不断进行实验条件改善和实践经验积累的情况下，以胶乳增强免疫比浊法为基本原理，成功制备了多项适用于临床、既具有良好的诊断效能又具有价格优势的胶乳增强免疫比浊试剂，如胶乳比浊法的胱抑素 C 检测试剂盒。此外依据分子生物学技术及蛋白纯化技术，初步获得了两种与心肌缺血检测相关的酶。这些试剂盒的开发与临床应用将为实验室提供新选择。

目前该研究方向获得 5 项省级各类各级课题资助；发表相关论文 60 余篇，其中 SCI 收录论文 4 篇。

2. 载脂蛋白及炎症相关标志物的研究

该研究方向主要致力于载脂蛋白结构的研究及载脂蛋白 M 与血脂、胆汁酸以及炎症指标相关性的研究。

针对载脂蛋白的结构，研究小组通过生物信息学技术及分子生物学技术，体外重组了载脂蛋白 AV 和 M，并筛选出了各自的单克隆抗体，建立了检测人血清中载脂蛋白浓度的 ELISA 法，并申请了发明专利。目前体外合成小分子蛋白，并通过对合成蛋白的纯度及活力的分析，为小分子蛋白尤其是脂溶性蛋白（不容易在体外分离和提纯）功能和病理机制的研究奠定了物质基础，为脂溶性载脂蛋白的功能研究提供参考。在此基础上，通过体外合成蛋白免疫小鼠，进一步筛选单克隆菌株，获得了四株亲和力好，纯度高的单克隆抗体，为建立临床上需要的载脂蛋白 M 检测方法提供了可能。目前，该检测试剂盒各项性能指标均可达到临床检测标准。

针对载脂蛋白 M 与血脂、胆汁酸以及炎症指标的相关性，研究小组观察了 apoM 在脂代谢、胆汁酸代谢以及炎症反应中的生理病理机制，旨在为临床诊断和治疗提供敏感、特异的生物标志物。由于炎症是临床较关注的现象，普遍存在于各类疾病中，因此该研究方向利用检验科大数据平台，从临床诊断明确的疾病中找到与炎症反应相关的指标，根据炎症指标的变化及其与脂代谢异常的相关性的探索，了解载脂蛋白，尤其是载脂蛋白 M 在炎症相关疾病中的代谢规律，从而进一步在细胞实验或动物实验中证实，为临床提供更早、更敏感的预防、检测指标。

该研究方向近年来获得中南大学研究生创新课题 5 项，湖南省自然科学基金 2 项，其他课题 2 项，已发表相关文章近 30 篇，其中，SCI 收录 10 余篇。

3. 细菌耐药、药敏监测研究

该研究方向主要针对病原微生物耐药机制及其分子流行病学研究、自身免疫病分子诊断。

临床常见病原菌耐药机制和分子流行病学研究：对耐碳青霉烯类 G-杆菌耐药产生的相关分子机制及抗生素药学特性进行系列研究，精准掌握细菌耐药性演变的规律、预测耐药性进而指导临床抗生素合理应用，从而为精准化临床抗感染治疗，预防和控制碳青霉烯类耐药菌株引起的院内感染流行提供可靠依据。目前主要探讨肺炎克雷伯菌株的流行病学及耐药性变迁机制；探究多重耐药菌株的基因分型、耐药基因表达谱及两者之间的相关性；联合药敏实验验证碳青霉烯类药物与其他抗生素联合用药对临床多重耐药菌株耐药谱的影响；外膜蛋白相关的双组分信号转导系统与肺炎克雷伯菌碳青霉烯类耐药的关系；体外房室模型构建及动物验证实验。在此基础上，前瞻性构建体外诱导耐药菌株，如多粘菌素 B 的耐药菌株，通过转录组学测序得到差异表达分子，以双组分和外排泵系统为靶点，并通过质粒构建及动物实验验证其作用，深入探讨多黏菌素 B 在肺炎克雷伯菌中的耐药分子机制，为多粘菌素 B 的临床应用及精准化医疗提供实验基础。

宫颈癌的免疫治疗和分子机制研究：首次对金黄色葡萄球菌肠毒素 SEC3 在宫颈癌的治疗作用进行了研究，并证实其能抑制宫颈癌细胞的生长和迁移，联合 T 细胞可提高抗宫颈癌的作用；目前主要研究原位癌患者癌组织和癌旁组织转录组测序分析得到差异表达的特异性 lncRNA 分子并予以组织学验证；观察 lncRNA 分子对宫颈癌细胞生长，增殖和转移的作用以及体内成瘤能力的影响；通过生物信息学预测和蛋白质组学分析 lncRNA 分子发挥作用的靶 miRNA 或靶基因和信号通路，同时体内外实验证实其是否对宫颈癌细胞的生长，增殖和转移以及体内成瘤能力存在影响，并通过基因敲除技术明确其分子作用机制，同时研究信号通路相关分子的基因多态性与宫颈癌分期、淋巴结转移以及预后之间的相关性，以及在大规模血清样本中证实该 lncRNA 和 miRNA 分子是否能够作为新的宫颈癌诊断及预后的标志物。以上研究以期为宫颈癌的诊治提供新的分子标志物及治疗靶标提供新思路与新策略。

研究小组目前获得国家自然科学基金 2 项，湖南省自然科学基金 1 项，其他省厅级项目 2 项，已发表相关文章 50 篇，其中，SCI 收录 10 余篇。

4. 性传播疾病相关机制研究

该研究方向主要针对感染性疾病(尤其是性传播疾病)的诊断和相关致病机理研究,着重致力于衣原体的致病机理和疫苗的开发研究、女性生殖道感染病原体(如淋球菌、梅毒螺旋体等)的致病机理研究。

目前由于针对淋病缺乏有效的疫苗,淋病的控制主要依赖于流行病学监测和抗生素治疗。用抗生素治疗淋病虽然效果显著,但是易导致淋球菌耐药、疾病复发率高、二重感染、菌群失调及毒性反应等诸多弊端,并且由于抗生素的不规范使用,淋球菌已经对多种抗生素产生耐药性,甚至一线药物头孢曲松也出现了耐药株。淋球菌的耐药性已经成为淋病治疗面临的新的挑战。因此针对淋球菌耐药机制及其流行病学特点、淋球菌致病机制等开展深入研究,寻找新的潜在药物靶点,对淋病的防控和治疗具有重要意义。

衣原体感染可以用抗生素治疗,但由于感染后症状常不明显,甚至没有自觉症状,因而很容易被忽视,致使衣原体在宿主体内持续存在,并在人群中广泛传播,造成严重损害。因此检验科开展了衣原体在上行感染过程中的致病机制、衣原体主要分泌蛋白的结构与功能研究,这些将为阐明沙眼衣原体的致病机制,研制安全有效的新型沙眼衣原体疫苗,以及对有效预防和控制沙眼衣原体临床感染具有重要意义。

早期梅毒没有明显的临床症状,常不被重视,使得患者通过破溃面进行传染或易导致被感染其他疾病的概率提高,因此选择敏感性和特异性高的早期梅毒诊断方法,做到早诊断、早治疗,对于控制和预防其蔓延至关重要;而预防和控制母体梅毒感染和先天性梅毒感染更是优生优育的重要内容和目标,制备出具有完全保护作用的梅毒疫苗则是控制和预防该病的另一关键和亟待解决的问题。目前,检验科同时开展梅毒感染依赖性抗原的筛选与鉴定、梅毒致病相关蛋白的结构与功能研究,为寻找潜在的梅毒诊断与疫苗候选抗原奠定基础。针对性传播疾病的主要病原体(梅毒螺旋体,淋球菌及沙眼衣原体)的快速诊断、致病机制、耐药机制与防治进行深入研究。

目前该方向获得国家自然科学基金1项,湖南省自然科学基金1项,其他省厅级项目2项,发表相关文章10余篇,其中,SCI收录8篇。

5. 非编码 RNA 在肿瘤发生发展中的分子机制研究及临床应用研究

该研究方向主要是针对恶性肿瘤发生发展过程中的分子机制研究,主要致力于探究脑胶质瘤以及口腔癌发生的分子机制,特别是非编码 RNA 在肿瘤侵袭、转移及复发中发挥的重要作用,旨在寻找肿瘤治疗的新靶点分子以及肿瘤早期筛查的血清标志物。

近年来,恶性肿瘤的发生率逐年增高,而恶性肿瘤死因高居因病死亡榜首。但是肿瘤发病机制复杂,影响因素众多,目前有效筛查技术少、早期诊断技术水平低,同时肿瘤治疗效果差、复发转移率高且肿瘤治疗副作用大、精准性差。因此,肿瘤发生发展、侵袭转移机制的研究有助于寻找新的潜在药物靶点，提供新的诊疗思路，对肿瘤的防控和治疗具有重要意义。

非编码 RNA 是一类不编码蛋白质的 RNA。越来越多的研究证明，非编码 RNA 的异常表达和调控与肿瘤发生、发展密切相关。前期研究发现，miR-381 在胶质瘤中高表达，并通过影响多条信号通路促进胶质瘤侵袭。进一步研究表明，抑瘤基因 NEFL 是 miR-381 的靶基因。NEFL 可以调控多个耐药相关因子（ABCG2、ABCC3、ABCC5）和干性因子（ALDH1、CD44、CKIT、KLF4、Nanog、Nestin 和 SOX2）的表达。靶向 miR-381-NEFL 轴可以影响胶质瘤细胞的干性及耐药性。而胶质瘤干细胞很可能是脑胶质瘤侵袭转移、恶化复发的根源。因此本研究方向将进一步探讨 miR-381-NEFL 轴在胶质瘤干细胞中的作用机制，旨在进一步明确胶质瘤侵袭性生长的分子机制，为脑胶质瘤的临床治疗提供新的理论依据及治疗靶点。此外，结合检验科自身特点，课题组还将在分子机制研究的基础上，探究血液非编码 RNA 作为肿瘤标志物，在肿瘤的早期筛查、诊断中的应用，力图将基础研究转化用于临床诊疗，早日实现肿瘤的精准筛查与治疗。

目前该方向已获得 1 项国家自然科学基金课题资助和 1 项湖南省自然科学基金课题资助。

6. HBV 复制的调控机制研究

乙型肝炎病毒(hepatitis B virus，HBV)仍然是严重危害人类健康的一种重要病原体。据统计，全球约有 2.4 亿表面抗原阳性 HBV 感染者，而每年因肝硬化和肝癌死亡的人数分别达到了 31 万和 34 万。我国慢性乙型肝炎感染人数约 9300 万，其中包含 2000 万慢性乙型肝炎患者。但是，现在临床使用的核苷（酸）类似物和干扰素的疗效并不十分理想。研究新的调控 HBV 复制的途径以及新的治疗 HBV 感染的手段对于降低我国乙肝的发病率和病死率具有重要意义。1-磷酸鞘氨醇(sphingosine-1-phosphate，S1P)是鞘磷脂的一种代谢产物。S1P 作为一种重要的脂质信号分子，近年来受到越来越多的关注。血液中的 S1P 几乎全部与载脂蛋白 M 或白蛋白结合，对于调控局部细胞的表型和功能具有重要意义。血小板是 S1P 的重要来源。目前共发现有 5 种 S1P 受体(sphingosine-1-phosphate receptor，S1PR)，分别为 S1PR1~S1PR5。这些 S1P 受体，特别是 S1PR1-S1PR3，都在体内广泛表达。S1P 可以通过与不同的 S1P 受体结合，发挥调节细胞增殖、分化和免疫细胞迁移等多种功能。课题组主要研究 S1P 对 HBV 复制的调控作用及其可能机制。课题组的研究成果有助于阐明 S1P 对 HBV 复制的调控作用，为急性、慢性乙肝的治疗提供新的方向。

目前该方向已获得 1 项湖南省自然科学基金课题资助。

7. 健康人群部分临床检验项目参考区间的研究

参考区间（reference intervals，RIs）是目前国际通用的规范术语，通常又被称为"参考范围（reference range）""正常范围（normal range）"和"正常值（normal value）"等。临床检验项目的参考区间则是疾病诊断和健康评估最主要的尺度和依据。参考区间的准确性、适用性直接影响着疾病的诊治效率，参考区间的不确定甚至会导致错误的医学判断或医学干预，给患者造成心理和经济负担，同时还会造成医疗卫生资源的浪费。2012 年国家卫生行业标准发布了部分检验项目的生物参考区间，包括血清 ALT、AST、ALP、GGT、LDH、CK、AMY、Urea、Cr、TP、Alb、K^+、Na^+、Cl^-、Ca、P、Mg、Fe 和血细胞分析（18 个参数）等 30 余项，还有一些临床常用检验项目的 RIs 仍在研究进行之中。

然而，目前卫生行业标准发布的参考区间募集的参考个体没有包括湖南省在内的华中地区的参考个体，且新建的参考区间标准没有湖南省的临床实验室参与验证和评估。此外，研究募集参考个体的年龄范围为 20~79 岁，并未包括 18 岁以下的儿童及 80 岁以上的老年人群。而临床检验项目的参考区间可能会受到人群所在地域、经济水平、生活习惯、饮食结构等诸多因素以及不同实验室的检测水平的影响。各实验室应根据本室使用的检测系统，通过调查本地区一定数量的不同年龄、性别的正常人群，建立自己的 RIs。湖南省地处中国中部、长江中游，土地面积 21.18 万平方千米，截至 2015 年末，全省常住人口为 6783.0 万人。目前，湖南省规范、系统、标准化的临床检验项目 RIs 建立的文献报道仍然少见。

研究组参照 CLSI C28-A3 文件和 WS/T402-2012 文件要求，进行系列研究探讨：包括长沙地区 61~90 岁健康老年人群的苦味酸速率法血清 Cr 的 RIs；61~96 岁健康老年人群血清 Urea、尿酸（UA）、总胆红素（TB）和直接胆红素（DB）的 RIs；健康成年人群电化学发光法血清胃泌素释放肽（PreGRP）的 RIs；健康女性电化学发光法血清 HE4 和 CA125 水平及 ROMA 的 RIs；表观健康成年人群 18 项血细胞分析参数（贝克曼—库尔特血细胞分析仪）的 RIs；0~18 岁健康儿童血清碱性磷酸酶（ALP）的 RIs；长沙地区健康成人血清 AFP、CEA、tPSA 参考区间；不同妊娠时期妇女的血清 PCT 水平的变化及其参考区间；长沙地区成年人血清胃蛋白酶原乳胶增强免疫比浊法的参考区间；健康老年人群 Scr、ALT 和 PG 参考区间的建立及其参考改变值的研究等。这些研究为临床、实验室及医疗健康产业相关学科和专业人员提供了更多的参考数据资料。

此项研究工作获得 2 项湖南省级课题资助。目前已在国内外期刊发表学术论文 18 篇，培养已毕业硕士和博士研究生 5 名，相关研究工作仍在进行中。

第四节　科研项目及科研成果

一、主持承担和参与的科研项目

1985—2018 年，检验科人员主持承担和参与各级科研课题项目 40 余项，其中国家级课题 9 项、湖南省级课题 25 项，厅（局、市、大学）级课题 12 项。

1985 年，黄频仍主持的"长沙地区艰难梭菌病原学及快速诊断方法学研究"课题获得湖南省卫生厅资助。进入 21 世纪以来，科室加大了对科研的投入，各类科研设施也不断完善。2003 年，卿之驹的"定量检测自身抗体在类风湿关节炎早期诊断中的意义"、蒋洪敏的"全自动生化分析仪高效清洗液的研制"分别获得湖南省卫生厅及湖南省科技厅资助。检验科开始积极承担和参与各项科研项目。2003—2018 年，检验科先后主持承担了省厅级课题多达 30 项，2011 年、2013 年、2014 年、2017 年均获得了 4 项或 4 项以上省厅级课题资助，科研势头发展良好。

自 20 世纪 80 年代开始，检验科一直积极申报省级及国家级科研项目及课题资助。2008 年，王敏申报的"AdipoR1 在骨代谢调控过程中的作用模式研究"获得国家自然科学基金青年项目的资助，至此，检验科实现了对国家级课题申报的"零"的突破。近几年，检验科积极构建科研平台，引进高端人才，广泛进行学术交流，国家级课题申报亦得到进一步突破。2015 年，王敏申报的"金黄色葡萄球菌超抗原毒素 C3 和内皮抑素共表达分子作为宫颈癌治疗分子的理论基础及机制探讨"再次获得国家自然科学基金面上项目资助；近两年，王泽友、唐浩能、蒋传好博士陆续获得国家自然科学基金青年项目资助。

此外，检验科的各位研究生导师指导研究生积极参与申报中南大学各项研究生创新课题，截至 2018 年共获得中南大学研究生自主探索创新项目 10 项、长沙市科技计划 1 项。表 4-3 为检验科主持、参与的校级以上科研项目。

表 4-3　检验科主持、参与校级以上科研项目（课题）一览表

序号	项目名称（编号）	课题来源	课题负责人（主持、参与）	获得资助年份
1	长沙地区艰难梭菌病原学及快速诊断方法学研究	湖南省卫生厅	黄频仍主持	1985
2	全自动生化分析仪高效清洗液的研制	湖南省科技厅	蒋洪敏主持	2003
3	定量检测自身抗体在类风湿关节炎早期诊断中的意义	湖南省卫生厅	卿之驹主持	2003

续表4-3

序号	项目名称(编号)	课题来源	课题负责人（主持、参与）	获得资助年份
4	玉竹多糖分离纯化及其降血脂作用的实验研究	湖南省中医药管理局	唐玲丽主持	2004
5	末梢血液中苯丙氨酸的液相色谱测定法及其应用研究(04SK3052)	湖南省科技厅	唐爱国主持	2004
6	血清色氨酸和犬尿氨酸测定法及其应用研究(05SK3026)	湖南省科技厅	唐爱国主持	2005
7	KYN和Trp测定方法的建立及其在类风湿关节炎诊断中的应用价值探讨	湖南省卫生厅	唐爱国主持	2005
8	常见临床血液学指标数据库的建立(05SK3027)	湖南省科技厅	董存岩主持	2005
9	重组葡萄球菌中毒性休克毒素超抗原的表达纯化及抑制剂的筛选(06JJ4051)	湖南省自然科学基金	王敏主持	2006
10	线粒体凋亡控制与脑缺血耐受关系的研究(06JJ4028)	湖南省自然科学基金	胡敏主持	2006
11	肠外营养对危重新生儿脂质过氧化的影响及防治对策	湖南省科技厅	胡敏参与	2003
12	ApoAI/E嵌合肽的优选及其抗动脉粥样硬化机制研究(30770857)	国家自然科学基金	胡敏参与	2008
13	AdipoR1在骨代谢调控过程中的作用模式研究	国家自然科学基金青年基金项目	王敏主持	2008
14	丙型肝炎病毒总抗原酶免/化学发光新型定量检测试剂盒的研制(2011SK2009)	湖南省科技计划项目	唐爱国主持	2011
15	分泌性蛋白SPLUNC1通过杀菌/抑菌作用参与呼吸道天然免疫防御的作用与机理(No.81101311)	国家自然科学基金青年科学基金项目	唐爱国、莫喜明等参与	2011
16	切口痛小鼠脊髓背角microRNA的表达研究	湖南省科技计划项目	莫喜明等参与	2011
17	色氨酸代谢组学检测平台的建立和应用(2011SK3238)	湖南省科技厅	莫喜明主持	2011
18	含生物被膜铜绿假单胞菌致炎分子机制研究(2011WK3059)	湖南省科技厅	曹伟主持	2011
19	载脂蛋白M在胆汁酸代谢调节中的相关机制研究(K1207031-31)	长沙市科技计划项目	胡敏主持	2012

续表4-3

序号	项目名称（编号）	课题来源	课题负责人（主持、参与）	获得资助年份
20	色氨酸、犬尿氨酸、犬尿喹啉酸和喹啉酸的同步测定及其临床应用（B2011-021）	湖南省卫生厅	周志芳主持	2012
21	金黄色葡萄球菌中毒性休克毒素检测方法的研究（132012-024）	湖南省卫生厅	李先平主持	2013
22	载脂蛋白M在胆汁酸代谢调节中的作用（13JJ6093）	湖南省自然科学基金项目	胡敏主持	2013
23	湖南省健康成人血液常规指标参考区间的建立（2013FJ4087）	湖南省科技厅	项忠元主持	2013
24	中国人群载脂蛋白M的SNP位点与冠心病的关联性研究（2013FJ4085）	湖南省科技厅	梁好主持	2013
25	重组肠毒素sSc3腺病毒载体治疗人宫颈癌裸鼠模型的实验研究（2013SK3048）	湖南省科技厅	王敏主持	2013
26	体检人群临床检验样本数据库的建立	中南大学"湘雅临床大数据系统"项目子课题	唐玲丽等参与	2013
27	结构化、智能化检验申请单及项目查询模块的建立	中南大学"湘雅临床大数据系统"项目子课题	陈新瑞等参与	2013
28	抗CCP抗体测定在病毒性肝炎中的临床价值（2014FJ3096）	湖南省科技厅	任亚萍主持	2014
29	炎症状态下法尼酯X受体（FXR）调节apoM的表达机制研究［2014（658）号］	湖南省科技创新项目投资计划（中南大学）	胡敏主持	2014
30	瞬时电脉冲皮内导入沙眼衣原体OmcB DNA疫苗抗衣原体感染免疫保护（2014SK3068）	湖南省科技厅	唐玲丽主持	2014
31	石墨烯类过氧化物酶双信号放大检测循环中肿瘤细胞的方法研究（B2014-029）	湖南省卫生厅	项忠元主持	2014
32	外周血单个核细胞micro RNA在精神分裂症诊断和治疗中的应用研究（2015JJ4069）	湖南省自然科学基金	唐亚梅主持	2015
33	金黄色葡萄球菌超抗原毒素C3和内皮抑素共表达分子作为宫颈癌治疗分子的理论基础及机制探讨	国家自然科学基金	王敏主持	2015
34	沙眼衣原体分泌蛋白CPAF功能研究（B2015-26）	湖南省卫生计生委	唐玲丽主持	2015

续表4-3

序号	项目名称（编号）	课题来源	课题负责人（主持、参与）	获得资助年份
35	单基因糖尿病网络诊断系统及诊断试剂盒的建立（CSUZC201642）	中南大学贵重仪器设备开放共享基金	唐浩能主持	2016
36	载脂蛋白 M 通过选择 1-磷酸鞘氨醇受体实现抗炎功能机制的研究（2017JJ2363）	湖南省自然科学基金	胡敏主持	2017
37	脂联素对气道上皮细胞自噬及屏障功能的影响及机制研究（B2017020）	湖南省卫生计生委科技计划	朱晓琳主持	2017
38	神经肽 Y 剂量依赖性调节脂滴形成参与肥胖及脂代谢的机制与应用（81600666）	国家自然科学基金青年基金项目	唐浩能主持	2017
39	梅毒螺旋体铁蛋白 TpF1 的亚铁氧化酶活性及其抗氧化功能研究（2017JJ3449）	湖南省自然科学基金青年项目	蒋传好主持	2017
40	靶向 miR-381-NEFL 轴通过调控胶质瘤干细胞的发生而发挥抑瘤功能的机制研究	国家自然科学基金青年基金项目	王泽友主持	2017
41	鞭毛蛋白在梅毒螺旋体感染所致皮肤黏膜免疫炎症病理损伤中的作用机制研究（81701577）	国家自然科学基金青年基金项目	蒋传好主持	2018
42	靶向 miR-129-2-3p/p70S6K1 轴诱导凋亡治疗非小细胞肺癌的机制研究	国家自然科学基金青年基金项目	王泽友参与	2018
43	I 型胶原通过其受体 OSCAR 调节早期骨细胞分化及破骨细胞形成参与骨重建的机制与应用	国家自然科学基金	唐浩能参与	2018
44	沙眼衣原体分泌蛋白 CPAF 通过作用抗微生物肽 LL37 促进生殖道感染及输卵管病变形成的机制研究	湖南省自然科学基金面上项目	唐玲丽主持	2018
45	靶向 miR-381-NEFL 轴通过 mTOR 通路调控 HIF1 表达参与胶质瘤缺氧耐受的机制研究	湖南省自然科学基金面上项目	王泽友主持	2018
46	血小板来源的 1-磷酸鞘氨醇对肝细胞内 HBV 复制的调控及相关机制	湖南省自然科学基金面上项目	吴伟民主持	2018

二、发表的论文

经从相关数据库搜索统计，截至 2018 年 7 月止，检验科共计发表论文及译文 666 篇，其中以第一作者或通讯作者发表 SCI 收录论文 60 篇，第一作者或通讯作者发表中文期刊论文 458 篇、译文 53 篇，以参与作者发表中文论文 95 篇。

(一)以第一作者/通讯作者发表的 SCI 收录论文

1. Luo X, Tang A, Pi L, Xiao L, Ao X, Pu Y, Wang R. Determination of kynurenine in serum by high-performance liquid chromatography with on-column fluorescence derivatization[J]. Clin Chim Acta,2008, 389(1-2): 186-188.

2. Xiao L D, Luo X B, Pi L G, Tang A G. Simultaneous determination of kynurenine and kynurenic acid concentrations in human serum by HPLC with dual wavelengths fluorescence detection[J]. Clin Chim Acta,2008,395(1-2): 178-180.

3. Yao D M, Cao W, Qing Z J, Analysis of pathogen distribution and drug resistance of nosocomial infections accompanied in patients with malignant tumor [J]. China J Cancer Research, 2008, 20(2): 155-158

4. Pi L G, Tang A G, Mo X M, Luo X B, Ao X. More rapid and sensitive method for simultaneous determination of tryptophan and kynurenic acid by HPLC[J]. Clin Biochem,2009, 42(4-5): 420-425.

5. Bu Y H, Peng D, Zhou H D, Huang Q X, Liu W, Luo X B, Tang L L, Tang A G. Insulin receptor substrate2 plays important roles in 17 beta-estradiol-induced bone formation[J]. J Endocrino Invest, 2009, 32(8): 282-289

6. Xie H, Tang L L, Luo X H, Wu X Y, Wu X P, Zhou H D, Yuan L Q, Liao E Y. Suppressive effect of dexamethasone on TIMP-1 production involves murine osteoblastic MC3T3-E1 cell[J]. Amino Acids, 2010, 38(4): 1145-1153.

7. Xiang Z Y, Tang A G, Ren Y P, Zhou Q X, Luo X B. Simultaneous determination of serum tryptophan metabolites in patients with systemic lupus erythematosus by high performance liquid chromatography with fluorescence detection[J]. Clin Chem Lab Med, 2010, 48(4): 513-517.

8. Ren Y P, Tang A G, Zhou Q X, Xiang Z Y. Clinical significance of simultaneous determination of serum tryptophan and tyrosine in patients with lung cancer[J]. J Clin Lab Anal, 2011, 25(4): 246-250.

9. Li Y, Tang A G, Mu S. HPLC-FLD determination of serum aromatic amino acids: Application in chronic kidney disease patients[J]. Clin Chim Acta, 2011, 412(11-12): 1032-1035.

10. Wang M, Li X, Chen J, Zhou Y, Cao H, Wu X, Jiang H. Screening and evaluating the

mimic peptides as a useful serum biomarker of ankylosing spondylitis using a phage display technique[J]. Rheumatol Int, 2011, 31(8): 1009-1016.

11. Yuan Y L, Wang Y M, Liu H, Qin G F, Tang A G, Duan Y. Aberrant expression of E-cadherin in lung tissues of patients with probable lung cancer[J]. Asian Pac J Cancer P, 2012, 13(10): 5149-5153.

12. Sa M, Ying L, Tang A G, Xiao L D, Ren Y P. Simultaneous determination of tyrosine, tryptophan and 5-hydroxytryptamine in serum of MDD patients by high performance liquid chromatography with fluorescence[J]. Clin Chim Acta, 2012, 413(11-12): 973-977.

13. Wang Q P, Yang L, Li X P, Xie H, Liao E Y, Wang M, Luo X H. Effects of 17-β-estradiol onadiponectin regulation of the expression of osteoprotegerin and receptor activator of nuclear factor-κB ligand[J]. Bone, 2012, 51(3): 515-523.

14. Mo X M, Li Y, Tang A G, Ren Y P. Simultaneous determination of phenylalanine and tyrosine in peripheral capillary blood by HPLC with ultraviolet detection[J]. Clin Biochem, 2013, 46(12): 1074-1078.

15. Yang J, Sa M, Huang M, Yang J, Xiang Z, Liu B, Tang A. The reference intervals for HE4, CA125 and ROMA in healthy female with electroehemiluminescence immunoassay[J]. Clin Biochem, 2013, 46(16-17): 1705-1708.

16. Tang L, Zhang H, Lei L, Gong S, Zhou Z, Baseman J, Zhong G. Oviduct infection and hydrosalpinx in DBA1/j mice is induced by intracervical but not intravaginal inoculation with Chlamydia muridarum[J]. P LoS One, 2013, 8(8): e71649.

17. Huang M, Yang J J, Yang J J, Tang A G. Reference intervals for serum creatinine levels in the healthy geriatric population[J]. Clin Biochem, 2013, 46(15): 1419-1422.

18. Huang M, Tang A G, Mu S, Yang J J, Xiang Z Y, Liu B, Yang J J. Serum pepsinogen reference intervals in apparently healthy Chinese population with latex enhanced turbidimetric immunoassay[J]. J Clin Pathol, 2014, 67(4): 350-354.

19. Li X P, Zeng S, Wang M, Wu X P, Liao E Y. Relationships between serum omentin-1, body fat mass and bone mineral density in healthy Chinese male adultsin Changsha area[J]. J Endocrinol Invest, 2014, 37(10): 991-1000.

20. Mo X, Pi L, Yang J, Xiang Z, Tang A. Serum indoleamine 2,3-dioxygenase and kynurenine aminotransferase enzyme activity in patients with ischemic stroke[J]. J Clin Neurosci, 2014, 21(3): 482-486.

21. Tang Y, Chen Z, Tao H, Li C, Zhang X, Tang A, Liu Y. Oxytocin activation of neurons in ventral tegmental area and interfascicular nucleus of mouse midbrain[J]. Neuropharmacology, 2014, 77: 277-284.

22. Wang L, Wang Y J, Liu Y Y, Li H, Guo L X, Liu Z H, Shi X L, Hu M. In vitro potential of Lycosin-I as an alternative antimicrobial drug for treatment of multidrug-resistant Acinetobacter baumannii infections[J]. Antimicrob Agents Chemother, 2014, 58(11): 6999-7002.

23. Tang L, Yang Z, Zhang H, Zhou Z, Arulanandam B, Baseman J, Zhong G. Induction of protective immunity against Chlamydia muridarum intracervical infection in DBA/1j mice[J]. Vaccine, 2014, 32(12): 1407-1413.

24. Li X, Wang M, Ma R, Zhang T, Liu J, Chen J W, Peng W. Tumor necrosis factor receptor-II nt587 polymorphism in Chinese Han patients with ankylosing spondylitis[J]. GenetMolRes, 2014, 13(3): 5190-5198.

25. Chen C M, Xia Y C, Zhang X G, Peng C H, Liu F Y, Peng Y M, Sun L. HPLC determination and clinical significance of serum prednisone in patients with nephrotic syndrome [J]. Int J Clin Exp Med, 2014, 7(12): 5517-5522.

26. Wang Q P, Li X P, Wang M, Zhao L L, Li H, Xie H, Lu Z Y. Adiponectin exerts its negative effect on bone metabolism via OPG/RANKL pathway: an in vivo study[J]. Endocrine, 2014, 47(3): 845-853.

27. Zhang X, Li X, Wang M, Yue H, Li P, Liu Y, Cao W, Yao D, Liu L, Zhou X, Zheng R, Bo T. Outbreak of NDM-1-Producing Klebsiella pneumoniae causing neonatal infection in a teaching hospital in mainland China[J]. Antimicrob Agents Chemother, 2015, 59 (7): 4349-4351.

28. Pan Y, Zhou H G, Zhou H, Hu M, Tang L J. Apolipoprotein M regulates the orphan nuclear receptor LRH-1 gene expression through binding to its promoter region in HepG2 cells [J]. Drug Des Devel Ther, 2015, 9: 2375-2382.

29. Tang L, Chen J, Zhou Z, Yu P, Yang Z, Zhong G. Chlamydia-secreted protease CPAF degrades host antimicrobial peptides[J]. Microbes Infect, 2015, 17(6): 402-408.

30. Tang H N, Man X F, Liu Y Q, Guo Y, Tang A G, Liao E Y, Zhou H D. Dose-dependent effects of neuropeptide Y on the regulation of preadipocyte proliferation and adipocyte lipid synthesis via the PPARγ pathways[J]. Endocr J, 2015, 62(9): 835-846.

31. Du W, Shen T, Li H, Liu Y, He L, Tan L, Hu M. Urinary NGAL for the diagnosis of the renal injury from multiple myeloma[J]. Cancer Biomark, 2017, 18(1): 41-46.

32. Li H, Liu Y, Wang L, Shen T, Du W, Liu Z, Chen R, Hu M. High apolipoprotein M serum levels correlate with chronic obstructive pulmonary disease[J]. Lipids Health Dis, 2016, 15: 59.

33. Li C, Tang Y, Yang J, Zhang X, Liu Y, Tang A. Sub-chronic antipsychotic drug administration reverses the expression of neuregulin 1 and ErbB4 in a cultured MK801-induced

mouse primary hippocampal neuron or a neurodevelopmental schizophrenia model[J]. Neurochem Res, 2016, 41(8): 2049-2064.

34. Jiang Y, Xu H, Jiang H, Ding S, Zheng T. Pretreatment neutrophil-lymphocyte count ratio may associate with gastric cancer presence[J]. CancerBiomark, 2016, 16(4): 523-528

35. Li X, Xie Y, Wang M, Xia X, Wang M, CaoW, Zhang T, Li P, Yang M. Phenotypic and genomic diversity in Acinetobacter baumannii stains random isolated from 2008 to 2012 in a teaching hospital in Hunan, China[J]. Int J Clin Exp Pathol, 2016, 9(7): 7030-7039

36. Li P, Wang M, Li X, Hu F, Song H, Xie Y, Yang M, Tang A. Spontaneous bacterial peritonitis caused by oxidase negative Campylobacter fetus subsp. testudinum isolated from the patient with decompensated liver cirrhosis: a case report and literatures review[J]. Int J Clin Exp Med, 2016; 9(7): 14866-4869

37. Wang Z, Guo Q, Wang R, Xu G, Li P, Sun Y, She X, Liu Q, Chen Q, Yu Z, Liu C, Xiong J, Li G, Wu M. The D Domain of LRRC4 anchors ERK1/2 in the cytoplasm and competitively inhibits MEK/ERK activation in glioma cells[J]. J Hematol Oncol, 2016, 9(1): 130.

38. Wang ZY, Xiong J, Zhang SS, Wang JJ, Gong ZJ, Dai MH. Up-regulation of microRNA-183 promotes cell proliferation and invasion in Glioma by directly targeting NEFL[J]. Cell Mol Neurobiol, 2016, 36(8): 1303-1310.

39. Shen T, Wu WM, Du WH, Wang L, He G, Tan L, Wang Z, Chen R, Hu M, Ren YP. Positive association between serum apolipoprotein M levels and hepatitis B virus DNA load in HBeAg-negative chronic hepatitis B[J]. Lipids Health Dis, 2016, 15(1): 210.

40. Peng T, Lin H, Liu Q, Yang J, Cao W, Ding H, Tang L. Surveillance of the antimicrobial susceptibility of Neisseria gonorrhoeae isolates collected in Changsha, China from 2003 to 2015[J]. Jpn J Infect Dis, 2017, 70(5): 518-521.

41. Tang HN, Tang CY, Man XF, Tan SW, Guo Y, Tang J, Zhou CL, Zhou HD. Plasticity of adipose tissue in response tofasting and refeeding in male mice[J]. Nutr Metab (Lond), 2017, 14: 3.

42. Gong H, Lyu X, Wang Q, Hu M, Zhang X. Endothelial to mesenchymal transition in the cardiovascular system[J]. Life Sci, 2017, 184: 95-102.

43. CaoW, Dai H, YangSQ, LiuZJ, Chen QY. Increased serum miR-300 level serves as a potential biomarker of lipopoly-saccharide-induced lung injury by targeting I kappa B alpha[J]. Pharmazie, 2017, 72(1): 5-9

44. Du W, Shen T, Li H, Liu Y, He L, Tan L, Hu M. Urinary NGAL for the diagnosis of the renal injury from multiple myeloma[J]. Cancer Biomark, 2017, 18(1): 41-46.

45. He L, Wu P, Tan L, Le B, Du W, Shen T, Wu J, Xiang Z, Hu M. Characteristics of lipid metabolism including serum apolipoprotein M levels in patients with primary nephrotic syndrome[J]. Lipids Health Dis, 2017,16(1):167

46. Du W, Shen T, Li H, Liu Y, He L, Tan L, Hu M, Ren Y. Low apolipoprotein M serum levels correlate with Systemic lupus erythematosus disease activity and apolipoprotein M gene polymorphisms with Lupus[J]. Lipids Health Dis,2017,16(1):88.

47. Peng T, Lin H, Liu Q, Cao W, Ding H, Chen J, Tang L. Ceftriaxone susceptibility and molecular characteristics of Neisseria gonorrhoeae isolates in Changsha, China[J]. J Infect Chemother,2017, 23(6):385-389

48. Zhang T, Wang M, Xie Y, Li X, Dong Z, Liu Y, Wang L, Yang M, Song H, Cao H, Cao W. Active efflux pump adeB is involved in multidrug resistance of Acinetobacter baumannii induced by antibacterial agents[J]. Exp Ther Med,2017, 3(4):1538-46.

49. Li P, Wang M, Li X, Hu F, Yang M, Xie Y, Cao W, Xia X, Zheng R, Tian J, Zhang K, Chen F, Tang A. ST37 Klebsiella pneumoniae: development of carbapenem resistance in vivo during antimicrobial therapy in neonates[J]. Future Microbiol,2017,12:891-904.

50. Xie Y, Wang M, Dong Z, Song H, Li L, Yang M, Li P, Tian J, Zhang K, Xia X, Zhang T, Tang A. In vitro effects of Staphylococcus aureus enterotoxin C3 on T cell activation, proliferation andcytokine production[J]. Mol Med Rep. 2017, 16(4):4744-4750.

51. Jiang C, Xu M, Kuang X, Xiao J, Tan M, Xie Y, Xiao Y, Zhao F, Wu Y. Treponema pallidum flagellins stimulate MMP-9 and MMP-13 expression via TLR5 and MAPK/NF-Kb signaling pathways in human epidermal keratinocytes[J]. Exp Cell Res, 2017,361(1):46-55

52. Yang X, Tang Y, Wei Q, Lang B, Tao H, Zhang X, Liu Y, Tang A. Up-regulated expression of oxytocin mRNA in peripheral blood lymphocytes from first-episode schizophrenia patients[J]. Oncotarget, 2017,8(45):78882-78889.

53. Zhang T, Wang M, Xie Y, Li X, Dong Z, Liu Y, Wang L, Yang M, Song H, Cao H, Cao W. Active efflux pump adeB is involved in multidrug resistance of Acinetobacter baumannii induced by antibacterial agents[J]. Exp Ther Med,2017,3(4):1538-1546

54. Li P, Wang M, Li X, Hu F, Yang M, Xie Y, Cao W, Xia X, Zheng R, Tian J, Zhang K, Chen F, Tang A. ST37 Klebsiella pneumoniae: development of carbapenem resistance in vivo during antimicrobial therapy in neonates[J]. Future Microbiol,2017, 12:891-904.

55. Xiang Z, Yang Y, Chang C, Lu Q. The epigenetic mechanism for discordance of autoimmunity in monozygotic twins[J]. J Autoimmun, 2017, 83:43-50

56. Yang Y, Jiang H, Tang A, Xiang Z. Reference intervals for serum bilirubin, urea, and uric acid in healthy Chinese geriatric population[J]. J Clin Lab Anal, 2018,32(3):e22318.

57. Chen F, Wang L, Wang M, Xie Y, Xia X, Li X, Liu Y, Cao W, Zhang T, Li P, Yang M. Genetic characterization and in vitro activity of antimicrobial combinations of multidrug-resistant Acinetobacter baumannii from a general hospital in China[J]. Oncol Lett, 2018, 15(2): 2305-2315.

58. Yang Y, Zheng T, Jiang H, Tang A, Xiang Z. Reference intervals for serum progastrin-releasing peptide in healthy Chinese adults with electrochemiluminescence immunoassay[J]. Int J Biol Markers, 2018, 33(4): 482-486.

59. Li Y, Mussa AE, Tang A, Xiang Z, Mo X. Establishing reference intervals for ALT, AST, UR, Cr, and UA in apparently healthy Chinese adolescents[J]. Clin Biochem, 2018, 53: 72-76.

60. Yang M, Wang M, Li X P, Xie Y X, Xia X M, Tian J J, Zhang K, Tang A G. Wnt signalingin cervical cancer? [J]. J Cancer, 2018, 9(2): 1277-1286

(二)以第一作者/通讯作者发表的中文论文

1. 湖南医学院第二附属医院检验科生化室. 血糖超微量法测定[J]. 湖南医学院学报, 1959(4): 154-155.

2. 湖南医学院第二附属医院检验科生化室. 用比浊法测定血清中白蛋白与球蛋白含量之微量快速测定[J]. 湖南医学院学报, 1959(4): 156-158.

3. 李安华. 110 例急性胰腺炎患者中血、尿淀粉酶活性的同时观测[J]. 湖南医学院学报, 1980(4): 349-350.

4. 王继贵, 杨锡兰. 长沙地区健康成人血清免疫球蛋白水平的初步探讨[J]. 湖南医学院学报, 1981, 6(2): 135-137.

5. 王继贵, 杨桂英. 糖化血红蛋白比色测定方法学探讨[J]. 湖南医学院学报, 1982, 7(3): 325-328.

6. 王继贵, 曹新沂. 血清转铁蛋白测定及其临床应用[J]. 医学临床研究, 1985, 2(4): 25-27.

7. 李华安, 刘福源. 快速液化精液方法的改进[J]. 临床检验杂志, 1985, 3(4): 189.

8. 王继贵, 陈婉娴. 一种新的比色法测定血红蛋白[J]. 湖南医学院学报, 1986, 11(2): 192-195.

9. 伍贤平, 王继贵, 邓宝爱, 邢孔慈, 李凤英. 自动直接离子选择电极与火焰光度计测定血清钾的比较[J]. 中华检验医学杂志, 1986, 9(2): 65-67.

10. 王继贵, 邓宝爱. 一种检查 HbH 包涵体的新方法[J]. 中华血液学杂志, 1986, 7(7): 435.

11. 袁新明, 陈新瑞. 血凝试验稀释棒应用中的两点经验[J]. 临床检验杂志, 1987, 5

(2)：105.

12.夏运成，钟乃海，王继贵，袁大伟.冷置法消除高血脂对双缩脲法测定总蛋白的干扰[J].临床检验杂志，1987,5(4)：202.

13.林春江，王继贵，袁大伟.自配血球计数器清洗剂[J].临床检验杂志，1987,5(3)：156.

14.伍贤平.离子选择电极测定血清钾、钠的研究近况[J].中华检验医学杂志，1987,10(2)：115-118.

15.王继贵.双白蛋白实验室检查的进展[J].临床检验杂志，1988,6(2)：91-93.

16.王继贵，杨桂英，邓宝爱.双白蛋白血症一例报告及其家系初步调查[J].医学临床研究，1988,(3)：161-162,156.

17.伍贤平.胎儿肺成熟度的实验室诊断方法[J].中华医学检验杂志，1989,12(2)：118-120.

18.伍贤平，何好珠，赵水平.原子吸收分光光度法和钛黄法测定血清镁的比较[J].中华医学检验杂志，1989,12(4)：203-205.

19.伍贤平.离子选择性电极的临床应用与展望[J].现代医学仪器与应用，1990,2(1)：18.

20.王继贵.美国 Yale 钮海芬医院检验科考察记[J].临床检验杂志，1990,8(1)：52-53.

21.邓宝爱.尿蛋白醋纤膜电泳法对肾病综合征的诊断意义[J].医学临床研究，1990(2)：97-99.

22.伍贤平，贺荣生，董存岩，袁大伟，贺时玉.酶法和硫磷铁法测定黄疸血清胆固醇的比较[J].湖南医科大学学报，1990,15(3)：296-298.

23.王继贵，刘福源.二点一步酶免疫法测定尿中 HCG 的探讨[J].临床检验杂志，1991,9(1)：21.

24.杨桂英，王继贵，杨泽民.血清脂肪酶和淀粉酶对急性胰腺炎诊断价值的比较研究[J].检验医学，1991,6(2)：104-107.

25.王继贵，陈婉娴，杨桂英，周赛琴.介绍一种新的血膜染色剂(摘要)[J].中国冶金工业医学杂志，1991,8(4)：205~206.

26.王继贵，相桂英，周赛琴，陈婉娴.介绍一种改良血及骨髓涂片染色剂[J].检验医学，1992,7(1)：35.

27.王继贵.肾功能检查项目选择及其临床意义——医学检验与临床[J].新医学，1992,23(10)：554-555.

28.王继贵，蔡细英，刘丽丽，杨岳衡.尿液微量白蛋白溴酚蓝比色测定法[J].检验医学，1993,8(4)：229.

29.杨桂英，王继贵.长沙地区血清苯丙氨酸及酪氨酸正常水平[J].上海医学检验杂志，1993，8（4）：255.

30. 王继贵.电解质分析仪及其临床应用[J].现代医学仪器与应用，1994，6（3）：17-19.

31. 王继贵，蔡细英，刘丽丽，杨岳衡.溴酚蓝染料结合法测定尿中微量白蛋白及其评价[J].湖南医科大学学报，1994，19（4）：361-364.

32. 童明华，王继贵，蔡乾英.复数菌混合药物敏感试验方法探讨[J].上海医学检验杂志，1994（1）：46-47.

33. 王继贵，蔡乾英，童明华.血培养基中加入聚香脑磺酸钠的培养观察[J].中华医学检验杂志，1995，18（1）：49-50.

34. 唐爱国，杨锡兰，王继贵.血浆（清）GSH-Px活力比色测定法[J].湖南医科大学学报，1995，20（3）：281-284.

35. 唐爱国，王继贵，高洁生，杨锡兰.支气管哮喘患儿全血组胺水平检测[J].湖南医科大学学报，1995，20（4）：381-382.

36. 王继贵，骆国风，杨岳衡.一种新型ALT试剂盒试用报告[J].上海医学检验杂志，1996，11（3）：144.

37. 唐爱国，王继贵，周赛琴，杨锡兰，高洁生，吴轰.高效液相色谱—荧光检测法测定血清5-羟色胺[J].湖南医科大学学报，1996，21（5）：419-421，424.

38. 王继贵，胡敏.HDLC直接测定法的评价[J].临床检验杂志，1996，14（6）：297-298.

39. 王继贵，蔡乾英，童明华.细菌碱性磷酸酶试验纸片法[J].中华医学检验杂志，1997，20（1）：45.

40. 王继贵，胡敏，葛鸣黔，周赛琴.糖尿病性肾病的评价指标[J].当代医师杂志，1997，2（3）：4-6.

41. 卿之驹.免疫印迹技术联合检测7种抗ENA抗体的临床意义[J].湖南医科大学学报，1997，22（4）：373-374

42. 王继贵，胡敏，钟政永.LDL-C直接测定法与Friedewald计算结果的比较[J].临床检验杂志，1997，15（5）：283-285.

43. 王继贵，蒋洪敏.用双试剂与日立7170A分析仪测定血清无机磷[J].湖南医科大学学报，1997，22（5）：455-458.

44. 王继贵.毛细管电泳[J].当代医师杂志，1997，2（10）：2-5.

45. 王继贵，胡敏，钟政永.血清高密度脂蛋白胆固醇直接测定法[J].湖南医学，1997，14（s1）：1-2.

46. 唐爱国，杨锡兰，王继贵，钟政永.血清肌酸激酶微量荧光测定法及其应用[J].湖南医学，1997，14（s1）：11-12

47. 唐爱国，孟巧，王继贵.高效液相色谱法测定血清色氨酸[J].湖南医科大学学报，

1998，23（6）：605-607．

48．王继贵．心肌损伤生化标志物研究的进展［J］．江西医学检验，1999，17（4）：233．

49．童明华．手工培养法血培养结果分析［J］．中华医学检验杂志，1999，22（5）：312．

50．蒋洪敏，韦超凡，陈利玉，舒明星．白色念珠菌诱导小鼠胸腺细胞凋亡［J］．中华微生物学和免疫学杂志．1999，19（6）：451-454．

51．王继贵，童明华．介绍一种改良的麦康凯培养基［J］．湖南医科大学学报，1999，24（3）：299-300．

52．蒋春洁．HLA-E 分子的研究进展［J］．国外医学免疫学分册，2000，23（3）：151-154．

53．王继贵．美国临床生化研究所推荐用于急性心肌梗死的试验平台和标志物［J］．临床检验信息导报，2000，7（2）：45-47．

54．唐爱国．高效液相色谱法快速直接测定血清苯丙氨酸和酪氨酸［J］．湖南医科大学学报，2000，25（2）：209-212．

55．王继贵．心肌损伤生化标志物研究的进展（续完）［J］．江西医学检验，2000，18（1）：49-50．

56．卿之驹，李海凤，秦立新．系统性红斑狼疮患者血清中 IgG 亚类的检测［J］．湖南医科大学学报，2001，26（5）：491-492．

57．王继贵．糖尿病的实验诊断和生化监控［J］．中国医师杂志，2001，3（12）：888-891．

58．王继贵．血清 Ⅳ 型胶原水平的测定及该胶原在各型肝病患者体内的变化［J］．湖南医科大学学报，2001，26（6）：546-548．

59．杨盛清，童明华．产超广谱 β-内酰胺酶的大肠埃希菌和肺炎克雷伯菌的检测［J］．湖南医学高等专科学校学报，2001，（3）：20-22．

60．王继贵．糖尿病生化监控两指标［N］．大众卫生报，2001-06-19（2）．

61．王继贵．TORCH 试验说明什么［N］．大众卫生报，2001-09-04（4）．

62．蒋姣伏，王继贵．干化学分析测定尿淀粉酶对急性胰腺炎诊断的临床价值［J］．中国医师杂志，2001，3（4）：289-290．

63．王继贵，心肌梗死实验诊断的进展［J］．中华中医学杂志，2001，25（1）：28-29．

64．蒋春洁，郭实士．湖南籍汉族正常人及肺结核病人人类白细胞抗原 2CAR 微卫星多态性分析［J］．中华结核和呼吸杂志，2001，24（2）：80-82．

65．王清平，唐爱国．苯丙氨酸代谢失调与疾病［J］．国外医学·生理、病理科学与临床分册，2001，21（6）：451-453．

66．唐爱国，王清平．高效液相色谱—荧光检测法测定血清色氨酸［J］．湖南医科大学学报，2002，27（6）：569-571．

67. 王继贵，谢小述. 血清脂蛋白胆固醇电泳法与传统法的比较[J]. 湖南医科大学学报，2002，27(1)：51-54.

68. 蒋洪敏. 双项同测法测定血清丙氨酸转氨酶和天门冬氨酸转氨酶[J]. 湖南医科大学学报，2002，27(2)：146-148.

69. 王继贵. 临床实验室检查可用的膀胱癌尿标记物[J]. 国外医学·临床生物化学与检验学分册，2002，23(2)：107-108.

70. 王继贵. 动脉和静脉血栓实验室检查的进展[J]. 江西医学检验，2002，20(1)：32-34.

71. 胡永红. 肝脏产生的三种酶在血清中的生物变异[J]. 湖南医学高等专科学校学报，2002，(1)：13-15.

72. 王继贵. 糖尿病为何要常查尿蛋白[N]. 大众卫生报，2002-01-01(2).

73. 王清平，唐爱国. 高效液相色谱—荧光检测法快速测定血清中的色氨酸[J]. 色谱. 2002，20(1)：52-55

74. 文江平，唐爱国. 苯丙酮尿症筛查进展[J]. 国外医学妇幼保健分册，2002，13(4)：179-181.

75. 文江平，唐爱国. 芳香族氨基酸的检测进展[J]. 国外医学临床生物化学与检验学分册，2002，23(6)：359-361

76. 钟小军，凌柱三. 仪器法血小板计数对May-Hegglin异常的误差[J]. 临床血液学杂志，2002，15(2)：88

77. 陈芳. 临床基础检验学教学中应注意的几个问题[J]. 湖南师范大学学报(医学版)，2002(4)：62-63.

78. 王继贵. 血液化验检查前应注意些什么[J]. 健康必读，2002(10)：16.

79. 曹伟，童明华，刘礼. 102株呼吸道嗜血杆菌的分离及耐药性分析[J]. 湖南医科大学学报，2002，27(5)：465-467.

80. 唐玲丽. Th1/Th2细胞失衡在类风湿关节炎发病中的作用研究进展[J]. 国外医学生理病理科学与临床分册，2002，22(4)：398-400.

81. 王继贵. 在糖尿病诊断和治疗中的实验室检查[J]. 医学临床研究，2002，19(5)：352-353.

82. 杨一芬，曹虹，黄干. 不同年龄健康女性血清性激素和抗酒石酸酸性磷酸酶的变化[J]. 湖南医科大学学报，2002，27(2)：127~129.

83. 王继贵. 血脂想说懂你不容易[J]. 健康必读，2002，(4)：14-15.

84. 周志芳，刘平，童明华. 100株肠球菌β-内酰胺酶的检测及其耐药性分析[J]. 中国现代医学杂志，2002，12(14)：98-99.

85. 王继贵. 大量吃南瓜，为何变成"黄菩萨"[J]. 康乐园，2002，(3)：23

86. 曹伟，童明华，刘礼. 肠杆菌科细菌超广谱β-内酰胺酶的检测及药敏分析[J]. 湖南医科大学学报, 2002, 27(1): 77-78.

87. 王继贵. 凝血三项——手术前的安全检查[J]. 康乐园, 2002, (2): 20.

88. 邹桂华. 25例天疱疮患者的护理[J]. 当代护士, 2003, (2): 42-43.

89. 文江平, 唐爱国. 高效液相色谱法快速测定血清中的芳香族氨基酸[J]. 色谱, 2003, 21(2): 154-157.

90. 陈远林, 梁晓曼, 蒋春洁, 秦立新, 张仁生, 唐亚梅. 氧化电位水对枯草杆菌芽孢杀灭效果及其评价[J]. 实用预防医学, 2003, 10(4): 502-504.

91. 文凯良, 唐爱国. SARS病毒检测的研究进展[J]. 医学临床研究, 2003, 20(7): 518-520.

92. 曹伟, 代洪, 童明华, 刘礼. 慢性前列腺炎细菌感染及耐药性监测[J]. 中华医院感染学杂志, 2003, 13(8): 791-793.

93. 蒋洪敏, 胡永红. 双项同测法测定血清甘油三酯和总胆固醇[J]. 中国医师杂志, 2003, 5(9): 1270-1271.

94. 胡敏, 李延武, 胡永红. 免疫增强透射比浊法测定超敏C-反应蛋白的方法学评价[J]. 湖南医科大学学报, 2003, 28(4): 415-417.

95. 王继贵, 邓军野, 郑荣. 一种新方法测定脑脊液蛋白及临床应用报告[J]. 中国医师杂志, 2003, 5(2): 254-255.

96. 王敏, 易新元, 曾宪芳, 李先平, 周东明. 日本血吸虫重组铁蛋白疫苗和表位疫苗联合免疫诱导的保护性免疫研究[J]. 中国血吸虫病防治杂志, 2003, 15(4): 265-268.

97. 钟政永, 杨莉娜, 骆国凤. 干化学法测定血清尿素、肌酐的评价[J]. 湖南医科大学学报, 2003, 28(4): 418-420.

98. 曹伟, 刘礼, 童明华. 淋球菌、支原体和沙眼衣原体在慢性前列腺炎中的感染分布及耐药性分析[J]. 湖南医科大学学报, 2003, 28(2): 177-179.

99. 廖可宏, 文江平. 血清、胸腹水乳酸脱氢酶及其同工酶的临床意义[J]. 湖南医科大学学报, 2003, 28(3): 309-310.

100. 李先平, 王敏, 杨江玲. 用Helena SPIFE琼脂糖凝胶电泳系统进行血清蛋白电泳[J]. 实用医学杂志, 2003, 19(12): 1371-1373.

101. 王敏, 易新元, 曾宪芳, 周东明, 袁仕善, 张顺科, 章洁. 噬菌体表达短肽模拟日本血吸虫肝门型童虫表膜抗原表位的研究[J]. 中华微生物学和免疫学杂志, 2003, 23(11): 34-37.

102. 蒋姣伏, 柳永和. 长沙市某医院职工血尿酸、血糖与血脂水平的分析[J]. 实用预防医学, 2003, 10(4): 551-552.

103. 王敏, 易新元, 曾宪芳, 周东明, 张顺科, 章洁, 袁仕善. 日本血吸虫门脉内童虫表膜抗原组分及其保护性免疫力研究[J]. 中国寄生虫学与寄生虫病杂志, 2003, 21(3):

21-23, 27.

104. 王敏，易新元，曾宪芳，李先平，周东明. 日本血吸虫模拟短肽诱导小鼠的免疫保护性研究[J]. 中国寄生虫学与寄生虫病杂志，2003，21(6)：20-23.

105. 王敏，易新元，曾宪芳，周东明，袁仕善. 肝门型童虫免疫血清筛选日本血吸虫成虫 cDNA 文库[J]. 中华微生物学和免疫学杂志，2003，23(5)：47-48.

106. 钟政永，徐琳，骆国凤. 血糖保护剂-D.L-甘油醛的应用评价[J]. 中国医师杂志，2003，5(4)：455-457.

107. 姚冬梅，洪敏，童明华. 呼吸道卡他布兰汉菌的检测与耐药性调查[J]. 湖南医科大学学报，2003，28(1)：88-89.

108. 杨一芬. EDTA 依赖性血小板假性降低一例[J]. 湖南医科大学学报，2003，28(2)：158-161.

109. 胡敏，王继贵，杨波. 超敏 C 反应蛋白与血脂联合分析在心血管疾病中的应用[J]. 中国现代医学杂志，2003，13(9)：95-97.

110. 谭运福，杨栋梁，唐亚梅. 不同程度妊娠肝内胆汁淤积症与围产儿预后的关系[J]. 实用预防医学，2004，11(2)：232-233.

111. 王继贵. 冷球蛋白血症临床研究的进展[J]. 武警医学，2004，15(4)：243-245.

112. 唐玲丽. 可溶性 P-选择素与类风湿关节炎临床和血清学指标的相关性观察[J]. 中国医师杂志，2004，6(9)：1259-1260.

113. 陈远林，秦立新，张仁生. ELISA 一步法 HBeAg 阳性 HBsAg 阴性标本的分析[J]. 临床检验杂志，2004，22(1)：45.

114. 王敏，易新元，曾宪芳，袁仕善，李先平，罗秀菊. 重组日本血吸虫铁蛋白的表达纯化及诱导小鼠保护性免疫研究[J]. 中国人兽共患病杂志，2004，20(2)：113-116.

115. 卿之驹，秦立新. 抗 RA33 自身抗体在类风湿关节炎中的临床意义[J]. 实用预防医学，2004，11(1)：51-52.

116. 王敏，易新元，曾宪芳，周东明，李先平，章杰. SD 大鼠抗日本血吸虫感染机理的初步研究[J]. 中国寄生虫病防治杂志，2004，17(1)：42-45.

117. 陈远林，陶光石，蒋春洁，秦立新，张仁生，唐亚梅. 应用荧光定量聚合酶链反应探讨乙型肝炎病毒 DNA 阳性孕妇的母婴传播(英文)[J]. 中国现代医学杂志，2004，14(4)：45-49.

118. 洪敏，唐爱国. 高效液相色谱—荧光法测定血清苯丙氨酸和酪氨酸[J]. 中南大学学报(医学版)，2004，29(1)：67-71.

119. 廖可宏，梅其元，周有才. 癫痫患者血浆及红细胞中抗氧化剂水平的测定[J]. 中南大学学报(医学版)，2004，29(1)：72-74.

120. 陈远林，陶光实，蒋春洁，秦立新，张仁生，唐亚梅. 胎儿宫内感染乙型肝炎病毒的实验研究（英文）[J].中国现代医学杂志，2004，14（6）：37-40，43.

121.秦立新，曾谞，黄干，杨一芬.2 型糖尿病患者血清与尿铜蓝蛋白水平的变化[J].中南大学学报（医学版），2004，29（2）：208-211.

122.姚冬梅，陈若虹，郑荣，唐亚梅，童明华.老年慢性病患者下呼吸道院内感染病原菌分布及耐药性监测[J].中南大学学报（医学版），2004，29（2）：224-226.

123.王敏，曾宪芳，李先平，章洁，张顺科，周东明，易新元.日本血吸虫尾蚴细胞对小鼠免疫保护性的初步研究[J].中南大学学报（医学版），2004，29（2）：238-239.

124.董存岩，周志芳.肝病患者血浆 AT-Ⅲ 活性检测及意义[J].实用预防医学，2004，11（2）：264-265.

125.王敏，曾宪芳，章洁，李先平，张顺科，易新元.日本血吸虫重组 32×10-3 蛋白诱导小鼠保护力的研究[J].中国地方病学杂志，2004，23（2）：39-41.

126.钟政永，李红卫，徐丹.ABX PENTRA-60 血液分析仪试剂的研制与应用[J].中国医师杂志，2004，6（6）：833-834.

127.卿之驹，秦立新，蒋春洁.类风湿性关节炎患者血清细胞因子水平变化的临床意义[J].中南大学学报（医学版），2004，29（3）：359-360.

128.蒋姣伏，唐爱国，洪敏.正常幼儿血清苯丙氨酸、酪氨酸水平及比值测定[J].中国现代医学杂志，2004，14（12）：95-96，99.

129.陈新瑞，杨一芬，唐亚梅.辉煌之星全自动酶免疫分析连体机性能综合评价[J].临床检验杂志，2004，22（4）：316-317.

130.秦立新，陈远林，唐亚梅，杨一芬.XE-2100 全自动血细胞分析仪检测外周血造血干/祖细胞[J].中国现代医学杂志，2004，14（13）：78-81.

131.柳兴其，王清平，唐爱国.两种高效液相色谱法测定血清色氨酸的结果比较[J].实用预防医学，2004，11（4）：693-694.

132.卿之驹，秦立新，蒋洪敏.检测类风湿因子 IgM-RF，IgG-RF 和 IgA-RF 在类风湿关节炎中的临床意义[J].中国现代医学杂志，2004，14（14）：117-118，121.

133.卿之驹，秦立新.自身抗体联合检测在类风湿关节炎中的临床意义[J].中国现代医学杂志，2004，14（17）：80-82.

134.王敏，易新元，曾宪芳，袁仕善，李先平.日本血吸虫铁蛋白基因的克隆、表达及其免疫诊断的研究[J].中国免疫学杂志，2004，20（10）：696-699.

135.董存岩，朱金富，杨德森，刘遂心.冠心病患者行为类型与纤溶激活系统的关系[J].中国临床康复，2004，8（33）：7400-7401.

136.董存岩，洪敏，唐爱国，王强，莫喜明，陈若虹.高效液相色谱—荧光法在婴幼儿血清苯丙氨酸测定中的应用[J].中国现代医学杂志，2004，14（22）：74-76.

137.陈新瑞，蒋姣伏，曾谞，秦立新.双抗原夹心法检测艾滋病病毒抗体 2 种方法的比较[J].中南大学学报(医学版),2004,29(6):713-714.

138.陈远林,秦立新,张仁生.ELISA 一步法 HBeAg 阳性 HBsAg 阴性标本的分析[J].临床检验杂志,2004,22(1):45.

139.王强,唐爱国.5-羟色胺的检测及临床意义[J].国外医学·临床生物化学与检验学分册,2004,25(2):149-151.

140.王强,唐爱国,谭立文.高效液相色谱荧光法检测血小板中 5-羟色胺[J].中南大学学报(医学版),2004,29(3):315-318.

141.唐玲丽,余平,胡敏,谢希,陈新瑞. Effects of resveratrol on the proliferation and apoptosis in synoviocytes of rheumatoid arthritis[J]. J Microbiol Immunol(中华微生物学免疫学杂志,英文版). 2004.2(4):295-298.

142.洪敏,唐爱国.苯丙酮尿症脑损害机制的研究进展[J].国外医学·生理、病理科学与临床分册,2004,24(5):459-462.

143.王继贵.S100 蛋白:脑损伤的生化标志物[J].医学临床研究,2004,21(11):1307-1310.

144.王敏,李先平.慢性前列腺炎诊断检测方法的研究进展[J].中国人兽共患病学报,2004,20(s1):106-107.

145.李先平,王敏,郑荣.慢性前列腺炎病原体的检测及临床意义[J].中国人兽共患病学报,2004,20(s1):107-108.

146.唐亚梅,陈志衡,唐爱国.Th1/Th2 型细胞因子失衡与自身免疫性甲状腺疾病的关系研究[J].中国医师杂志,2005,7(7):876-878.

147.卿之驹,贾凯,秦立新.葡萄糖 6-磷酸异构酶在类风湿关节炎中的诊断意义[J].实用预防医学,2005,12(3):481-482.

148.胡敏,廖可宏,陈新瑞,秦立新.CK,CK-MB 与 Hs-CRP 联合应用在心血管疾病诊断中的价值[J].实用预防医学,2005,12(3):498-500.

149.唐玲丽,余平,陈新瑞,谢希.白藜芦醇对类风湿关节炎滑膜细胞增生及凋亡的影响[J].实用预防医学,2005,12(1):84~87.

150.唐爱国,洪敏,莫喜明,陈若虹.两种血清苯丙氨酸高效液相色谱测定法的比较[J].中国实验诊断学,2005,9(4):607-609.

151.胡敏,秦立新,陈新瑞.分光光度法检测缺血性修饰白蛋白[J].中南大学学报(医学版),2005,30(4):479-480.

152.胡敏,王英.2 型糖尿病肾病病人血脂代谢的分析[J].国际医药卫生导报,2005,11(18):34-36.

153.秦立新,洪敏,唐爱国,莫喜明.高效液相色谱—荧光法测定苯丙酮尿症患者血清苯丙氨酸和酪氨酸[J].实用预防医学,2005,12(3):529-531.

154. 王继贵，陈新瑞，胡敏. 缺血修饰清蛋白测定及评价[J]. 临床检验杂志，2005，23(3)：177-179.

155. 董存岩，唐爱国，莫喜明. UF-100 尿沉渣分析仪与相差显微镜在血尿来源鉴别中的应用[J]. 实用预防医学，2005，12(4)：791-793.

156. 陈远林，秦立新，张仁生. 乙肝病毒血清学标志物检出模式及其临床报告[J]. 实用预防医学，2005，12(4)：834-836.

157. 秦立新，陈远林，张仁生. 孕妇乙型肝炎病毒感染与血清自身抗体的相关性研究[J]. 中国现代医学杂志，2005，15(11)：1712-1714.

158. 董存岩，唐爱国，莫喜明. 高效液相色谱—紫外法在苯丙酮尿症筛查中的应用[J]. 中国医师杂志，2005，7(9)：1271-1287.

159. 卿之驹，蒋洪敏，王景秀. 血清视黄醇结合蛋白在肾脏疾病中的应用[J]. 实用预防医学，2005，12(4)：750-752.

160. 唐玲丽，余平，田静，陈新瑞. 类风湿关节炎滑膜细胞凋亡过程中白藜芦醇的诱导作用及天冬氨酸特异性半胱氨酸蛋白酶 3 的活化[J]. 中国临床康复，2005，9(23)：142-144,260.

161. 蒋姣伏，向延根. 免疫层析法在肺结核诊断中的应用价值[J]. 湖南师范大学学报(医学版)，2005，2(2)：40-42.

162. 杨一芬，曹虹，董存岩. Sysmex XE-2100 检测网织红细胞计数评价[J]. 中国现代医学杂志，2005，15(9)：1404-1406.

163. 蒋姣伏，柳永和，张传兴. 女性系统性红斑狼疮病人性激素水平[J]. 中南大学学报(医学版)，2005，30(3)：315-317.

164. 郑荣，蒋姣伏. 快速血培养改良直接药敏试验的临床意义[J]. 实用预防医学，2005，12(1)：166-167.

165. 莫喜明，唐爱国. 血清肌酸的测定及临床意义[J]. 实用预防医学，2005，12(6)：1522-1523.

166. 唐玲丽，胡敏，陈新瑞. 血清可溶性 P-选择素在评价类风湿关节炎病情及预后中的意义[J]. 实用预防医学，2005，12(3)：488-490.

167. 秦立新，张林，陈远林，杨一芬. 类风湿性关节炎活动期几种急性时相反应蛋白的变化[J]. 实用预防医学，2005，12(2)：306-307.

168. 胡敏，柳兴其. 179 例呼吸衰竭患者动脉血气分析的回顾分析[J]. 实用预防医学，2005，12(4)：925-926.

169. 廖可宏，梅其元，周有才，胡敏. 血浆及红细胞中抗氧化剂水平和抗氧化作用与癫痫的关系(英文)[J]. 中国临床康复，2005，9(17)：245-247.

170. 曹伟，郑荣，周晓岚. 淋球菌、支原体和沙眼衣原体在急性尿道炎中的感染分布及耐药性分析[J].实用预防医学,2005,12(5):1070-1072.

171.莫喜明,唐爱国.全血苯丙氨酸和酪氨酸测定前期影响因素探讨[J].实用预防医学,2005,12(4):740-742.

172.杨一芬,陈新瑞,曹虹.全自动酶免分析系统检测乙肝标志物的工作模式的优化研究[J].实用预防医学,2005,12(4):939-940.

173.陈远林,秦立新,张仁生.乙肝孕妇非器官特异性自身抗体的检测与分析[J].实用预防医学,2005,12(5):1033-1035.

174.陈新瑞,唐玲丽,杨一芬,唐亚梅.消除RBC对酶免分析仪测定干扰的试剂选择和应用[J].实用预防医学,2005,12(4):784-786.

175.董存岩,唐爱国,钱文生,周志芳,陈远林.长沙市健康幼儿手指血血细胞参数值调查[J].实用预防医学,2005,12(3):619.

176.秦立新,陈新瑞,陈远林,张仁生.血清HBV前S1抗原在乙型肝炎诊断及判断预后中的作用[J].实用预防医学,2005,12(4):832-833.

177.蒋姣伏,陈新瑞,莫丽亚.小儿107例特发性血小板减少性紫癜观察分析[J].实用预防医学,2005,12(4):930-931.

178.胡敏.冠心病病人血清超敏CRP与HDL-C的相关性分析[J].实用预防医学,2005,12(2):268-270.

179.余俊,姚冬梅.MicroScan WA-96与纸片扩散法药敏结果比较[J].检验医学,2005,20(6):61,64.

180.王继贵.妊娠时同型半胱氨酸和叶酸[J].齐鲁医学检验,2005,16(2):1-2.

181.陈新瑞,李涛,潘佑明,胡敏.全自动酶免疫分析系统对AFP定量的精密度影响分析[J].实用预防医学,2005,12(3):505-506.

182.王瑞,唐爱国.犬尿氨酸的检测及其临床意义[J].国外医学临床生物化学与检验学分册,2005,26(11):835-838.

183.王继贵.卒中实验室检查的进展[J].武警医学,2005,16(12):83-885.

184.郭婧婧,武四云,陈远林.外周血造血干细胞最佳采集时机的快速判断方法[J].中南大学学报(医学版),2005,30(5):80-83.

185.王瑞,唐爱国,郑荣,李江,皮兰敢.健康国人血清犬尿氨酸和犬尿氨酸/色氨酸含量比值参考值范围的建立[J].中华检验医学杂志,2006,29(10):889-891.

186.王瑞,唐爱国.高效液相色谱法同时测定血清中的犬尿氨酸和色氨酸[J].色谱,2006,24(2):140-143.

187.唐玲丽,高洁生,陈新瑞,谢希.白藜芦醇体外抑制类风湿关节炎滑膜细胞的增殖及其机制[J].中南大学学报(医学版),2006,31(4):528-533.

188.柳兴其,陈检芳.肺癌患者治疗前后血清白细胞介素-6、肿瘤坏死因子和血管内皮生长因子水平及其临床意义［J］.中国现代医学杂志，2006，16（18）：2776-2778.

189.陈远林，秦立新，张仁生.抗-HIV初筛试验阳性结果分析［J］.实用预防医学，2006，13（2）：284-286.

190.唐玲丽，陈新瑞，胡敏，戈畅.运用全自动酶免分析系统测定缺血修饰白蛋白［J］.实用预防医学，2006，13（4）：1040-1041.

191.郑荣，钟小军，唐亚梅.培养法检测小儿肺炎支原体的临床价值［J］.医学临床研究，2006，23（8）：1206-1207.

192.陈远林，秦立新.检验人员HIV职业暴露与防护［J］.实用预防医学，2006，13（1）：214-216.

193.柳兴其，邓富良，陈本美，饶均明，周平.高效液相色谱法测定人血浆中盐酸环丙沙星的方法学研究［J］.中南药学，2006，4（4）：272-274.

194.皮兰敢，王瑞，唐爱国.犬尿喹啉酸研究进展［J］.实用预防医学，2006，13（4）：1092-1094.

195.唐玲丽，赵勇.类风湿关节炎患者心理健康状况与血清可溶性P-选择素的相关性研究［J］.中国行为医学科学，2006，15（9）：785-786.

196.柳兴其，胡敏，陈新瑞.缺血修饰白蛋白在急性冠脉综合征诊断中的应用［J］.实用预防医学，2006，13（3）：754-755.

197.董存岩，周志芳，游莉.系统性红斑狼疮患者可溶性血管内皮细胞蛋白C受体的检测及临床意义［J］.现代检验医学杂志，2006，21（5）：66-67.

198.柳兴其，苏涛，邓世林.肝癌和肺癌患者血清HA的检测及临床意义［J］.实用预防医学，2006，13（4）：1013-1014.

199.陈芳，唐爱国.红细胞肌酸测定及其临床意义［J］.中国实验诊断学，2006，10（2）：218-220.

200.陈芳.CD14启动子-159位点C/T多态性与血脂的相关性研究［J］.实用预防医学，2006，13（4）：844-847.

201.莫喜明，王瑞，唐爱国.四氢生物喋呤响应的苯丙氨酸羟化酶缺陷研究进展［J］.国际检验医学杂志，2006，27（6）：505-506.

202. Wang Rui, Tang Ai Guo. Simultaneous determination of kynurenine and tryptophan in serum by high performance liquid chromatography［J］. Chinese Jounal of Chromatography, 2006. 24（2）：140-143.

203.董存岩，尹义，谭立文，刘艳.精神分裂症一级亲属认知功能与血小板5-羟色胺浓度的相关研究［J］，中国行为医学科学，2006，15（7）：204-206.

204.陈若虹，唐爱国，柳兴其，唐亚梅，蒋春洁.即时检验的发展及临床应用［J］.中国临床医药实用杂志，2006，（43）：85-87.

205. 唐玲丽, 高洁生, 陈新瑞. 白藜芦醇体外诱导类风湿关节滑膜细胞的凋亡的实验研究[J]. 中南药学, 2006, 4(4): 245-247.

206. 罗昔波, 唐爱国. 类风湿性关节炎自身抗体研究进展[J]. 实用预防医学, 2007, 14(3): 954-956.

207. 敖翔, 唐爱国. 绿脓杆菌主动外排泵抑制剂的研究现状[J]. 实用预防医学, 2007, 14(3): 960-962.

208. 郑荣, 曾德繁. 低密度脂蛋白受体相关蛋白 5 基因 A1330V 遗传多态性与高胆固醇血症的关系[J]. 中国现代医学杂志, 2007, 17(8): 942-944,947.

209. 郑荣, 蒋娇伏, 姚冬梅. 小儿社区获得性肺炎病原及其耐药性分析[J]. 中国医学工程, 2007, 15(10): 806-808.

210. 杨一芬, 卿之驹, 黄干. 2 型糖尿病肾病患者血清瘦素和脂联素检测的研究[J]. 实用预防医学, 2007, 14(5): 1415~1417.

211. 柳兴其, 杨竹林, 梁珊. DBTC 诱导 SD 大鼠慢性胰腺炎及血清 AMS、TNF-α 含量测定[J]. 实用预防医学, 2007, 14(3): 682-685.

212. 柳兴其, 胡敏, 陈新瑞. 缺血修饰白蛋白的分光光度法检测及临床意义[J]. 中国医学工程, 2007, 15(5): 404-406.

213. 曹伟, 卿之驹. 亚胺培南敏感铜绿假单胞菌的分离及耐药分析[J]. 实用预防医学, 2007, 14(6): 1878-1880.

214. 周志芳, 董存岩. 长沙市健康成人 UF-100 尿沉渣参数的调查[J]. 实用预防医学, 2007, 14(2): 534-535.

215. 王敏, 李先平. 真菌培养阴性的新型隐球菌脑膜脑炎 1 例[J]. 实用医学杂志, 2007, 23(19): 3080.

216. 周志芳. 随机扩增多态性 DNA 分析机械通气性肺炎大肠杆菌的多样性[J]. 中南大学学报(医学版), 2007, 32(2): 355-358.

217. 王继贵. 膀胱癌与生存素[J]. 武警医学, 2007, 18(1): 6-8.

218. 吴颖, 张慧慧, 王敏. 基因芯片技术在心血管疾病研究中的应用[J]. 检验医学与临床, 2007, 4(4): 288-290.

219. 皮兰敢, 唐爱国, 莫喜明, 罗昔波, 敖翔. 高效液相色谱—荧光法测定血清犬尿喹啉酸和色氨酸方法的建立[J]. 中华检验医学杂志, 2007, 30(10): 1134-1137.

220. 陶澄, 王万春, 何爱咏, 唐玲丽. 股骨单隧道内分叉双束纤维重建后交叉韧带的实验研究[J]. 中国修复重建外科杂志, 2007, 21(8): 820-824.

221. 郑荣, 曹伟, 李彩霞. 体外联合用药对多重耐药铜绿假单胞菌抗菌活性的研究[J]. 中国现代医学杂志, 2008, 18(6): 813-815.

222. 罗昔波, 唐爱国, 皮兰敢, 肖乐东, 敖翔, 卜艳红, 王瑞. 高效液相色谱—荧光检测法测定血清中的犬尿氨酸[J].色谱,2008,26(1):60-63.

223.王敏,范婧,李先平.耐甲氧西林金黄色葡萄球菌的临床分布及耐药性分析[J].广东医学,2008,29(8):1321-1323.

224.任亚萍,唐爱国.急性心肌梗死的生化标志物研究新进展[J].实用预防医学,2008,15(5):1657-1660.

225.王敏,付炅,李先平.金黄色葡萄球菌中毒休克综合征毒素1基因的检测[J].中国生物制品学杂志,2008,21(4):295-297.

226.姚冬梅,张雅洁,卿之驹.念珠菌属的分布及其对五种抗真菌药物的耐药性分析[J].实用预防医学,2008,15(4):988-990.

227.王敏,范婧,李先平.PCR扩增法检测耐甲氧西林金黄色葡萄球菌的mecA基因[J].广东医学,2008,29(4):566-568.

228.柳兴其,杨竹林,邓星辉,李清龙.TNF-α在实验性胰腺癌模型发生发展中的作用[J].中国普通外科杂志,2008,17(8):781-784.

229.郑荣,曾德繁,唐亚梅.递质性氨基酸在缺血性脑血管病患者血浆中的变化及临床意义[J].中国现代医学杂志,2008,18(11):1591-1593,1597.

230.郑荣,陈芳,蒋姣伏.血清超敏C反应蛋白与肌钙蛋白Ⅰ在新生儿缺血缺氧性脑病中的变化及其意义[J].实用预防医学,2008,15(3):666-667.

231.李先平,张慧慧,王敏.光学法与阻抗法检测血小板的方法学比较[J].实用预防医学,2008,15(4):1223-1225.

232.李香,夏运成.激素在肾病综合征的应用及其不良影响[J].中外医疗,2012,31(20):187-188.

233.卜艳红,唐爱国.胰岛素受体底物在乳腺发育和恶性转化中的作用[J].国际病理科学与临床杂志,2008,28(6):496-499.

234.曹伟,姚冬梅,郑荣.铜绿假单胞菌高突变株检测及耐药分析[J].临床检验杂志,2008,26(5):333-335.

235.董存岩,皮兰敢,唐爱国,罗昔波,敖翔.108例健康成人血清犬尿喹啉酸含量测定[J].中国现代医学杂志,2008,18(7):920-921,925.

236.王敏,范婧,李先平,唐爱国.三种检测耐甲氧西林金黄色葡萄球菌方法的比较[J].实用医学杂志,2008,24(5):832-834.

237.陈远林,秦立新.窗体顶端肾移植术后IL-6和C-反应蛋白水平变化及临床意义[J].中国现代医学杂志,2008,18(8):1063-1065,1068.

238.陈远林,秦立新,张仁生.自动血细胞分析仪检测外周血造血祖细胞的方法学特点[J].中国组织工程研究与临床康复,2008,12(38):7465-7469.

239.王敏,姜叶灵,李先平.慢性前列腺炎病原体的检测及耐药性分析[J].实用医学杂志，2008，24（18）：3244～3245.

240. 王敏，李先平，杨启红.临床感染标本病原菌分布及耐药性分析[J].中国实验诊断学，2008，12（4）：519-523.

241. 王敏，李先平，汤兰桂，王庆林，柳兴其.梅毒螺旋体模拟肽的筛选及其生物学功能的初步研究[J].临床检验杂志，2008，26（2）：96～98.

242. 肖乐东，唐爱国，罗昔波.分析前标本处理对血犬尿氨酸测定的影响[J].实用预防医学，2008，15（3）：652-654.

243. 莫喜明，唐亚梅，钟小军，唐爱国.不同来源标本血清感染性指标分析在医院感染控制中的意义[J].中国卫生检验杂志，2008，18（11）：2323-2325.

244. 姚冬梅，陈珊珊，曹伟，刘礼，卿之驹."D"试验检测葡萄球菌可诱导的克林霉素耐药[J].实用预防医学，2008，15（3）：869-870.

245. 陈远林，唐亚梅，姚冬梅.肾移植患者外周血白细胞的动态监测[J].中国组织工程研究与临床康复，2008，12（31）：6031-6034.

246. 陈远林，唐亚梅.乙型肝炎孕妇肝特异性自身抗体的检测与分析[J].检验医学，2008，23（4）：388-390.

247. 莫喜明，唐爱国.初诊苯丙酮尿症患者微量元素测定[J].中国优生与遗传杂志，2008，16（11）：26-27.

248. 莫喜明，唐爱国.苯丙酮尿症患者血清 S-100B 蛋白测定的临床意义[J].现代检验医学杂志，2008，23（6）：110-111.

249. 王继贵.检测血管炎症血清标志物预测心血管疾病危险性及其意义[J].武警医学，2008，19（4）：293-296.

250. 蒋哲峰，蒋云生，林霞，姚筱.肾衰状态下肠道细菌对肌酐和尿素清除的影响[J].中国医师杂志，2007，9（10）：1345-1347.

251. 王敏，李先平，付炅，范婧，唐爱国.金黄葡萄球菌中毒休克综合征毒素 1 的研究[J].中华微生物学和免疫学杂志，2008，28（4）：334-337.

252. 董存岩，唐爱国，王瑞，莫喜明，唐亚梅，郑荣，陈芳.慢性肾衰竭患者血清色氨酸和犬尿氨酸水平的改变[J].中华肾脏病杂志，2008，24（5）：371-371.

253. 董存岩，皮兰敢，唐爱国，罗昔波，敖翔.精神分裂症患者血清犬尿喹啉酸和犬尿喹啉酸与色氨酸比值变化的临床意义[J].中国行为医学科学，2008，17（3）：227-228.

254. 王敏，李先平，彭文峰，周勇，何彬，曹虹，向清文.利用噬菌体随机肽库筛选强直性脊柱炎特异性血清标志物[J].中华检验医学杂志，2009，32（9）：1019-1024.

255. 罗昔波，唐爱国，莫喜明，皮兰敢，敖翔.高效液相色谱法在类风湿关节炎患者血清 TRP 和 KYN 检测中的应用与临床价值[J].中华检验医学杂志，2009，32（12）：1354-1359.

256. 肖乐东，唐爱国，莫喜明，罗昔波，皮兰敢.高效液相色谱—荧光检测法同时测定血清中的犬尿氨酸和犬尿喹啉酸[J].色谱,2009,27(2):220-224.

257.郑荣,王敏,何斌,李先平,曹虹,梁好,卿之驹,唐爱国.耐甲氧西林金黄色葡萄球菌的主动外排系统基因 qacA/B 的检测及其意义[J].中南大学学报(医学版),2009,34(6):537-542.

258.曹伟,姚冬梅,郑荣,刘礼.鲍氏不动杆菌耐药性与产 β-内酰胺酶的关系分析[J].中华医院感染学杂志,2009,19(16):2185-2187.

259.王敏,曾海燕,李先平,曹虹.鲍曼不动杆菌随机扩增多态性 DNA 法基因分型的研究[J].中国微生态学杂志,2009,21(9):827-832.

260.王天菊,卿之驹.髓过氧化物酶在心血管疾病中的作用[J].实用预防医学,2009,16(2):623-625.

261.周前选,唐爱国.喹啉酸与相关疾病的研究进展[J].实用预防医学,2009,16(3):987-989.

262.王继贵.急性冠脉综合征生物标志物研究的进展[J].实验与检验医学,2009,27(5):514-516.

263.王敏,姜叶灵,李先平.慢性前列腺炎患者前列腺液细菌 16S rRNA 基因的检测[J].检验医学,2009,24(3):165-168.

264.曹伟,姚冬梅,郑荣.铜绿假单胞菌高突变性耐药与产 β-内酰胺酶的关系[J].中南大学学报(医学版),2009,34(1):54-58.

265.陈远林,秦立新,张仁生,唐亚梅,钱文生,蒋洪敏.肾移植亚临床排斥反应患者血清细胞因子水平变化及干预[J].中国组织工程研究与临床康复,2009,13(44):8618-8622.

266.曹虹,王敏,李先平.PCR 技术检测金黄葡萄球菌肠毒素 A 基因[J].实用预防医学,2009,16(2):322-325.

267.李先平,王敏,郑茂.%Micro/%Hypo 对 β-地中海贫血与缺铁性贫血的鉴别诊断价值[J].广东医学,2009,30(6):923-924.

268.王敏,李先平,周勇,曹虹,何斌,郑荣,姚冬梅.用强直性脊柱炎患者血清筛选噬菌体随机肽库[J].中国免疫学杂志,2009,25(9):844-847.

269.莫喜明,唐爱国,唐亚梅,秦立新.不同来源标本血清感染性指标分析在检验科医院感染管理中的意义[J].中华医院感染学杂志,2009,19(15):2004-2006.

270.莫喜明,许允,董存岩,唐亚梅,唐爱国.乙肝病毒外膜大蛋白检测在病毒复制判定中的意义[J].中国实验诊断学,2009,13(11):1591-1593.

271.梁好,宋明胜.MMP-2/TIMP-2 系统与原发性开角型青光眼的相关性分析[J].西安交通大学学报(医学版),2009,30(6):777-778,780.

272.王继贵.前列腺癌生物标志物的研究进展[J].武警医学,2009,20(9):773-776.

273.邹国英,蒋洪敏.颅脑损伤患者同型半胱氨酸的变化及临床意义[J].实用预防医学，2009，16（4）：1269-1271.

274.王敏，申菲，李先平，曹虹，郑荣，秦章顺，杜世杰.鲍曼不动杆菌 armA 基因的分布与耐药性的研究［J］.中华微生物学和免疫学杂志，2009，29（11）：1004-1008.

275.王继贵，刘伏友.肝细胞癌实验诊断的研究进展［J］.中国医师杂志，2009，11（10）：1437-1439.

276.王敏，李先平，赵立玲，廖二元，罗湘杭.ApoE 基因敲除鼠骨量改变及其可能机制的初步研究［J］.中华医学杂志，2009，89（42）：2963-2967.

277.王敏，何斌，李先平，曹虹，梁好，郑荣.甲氧西林耐药的金黄色葡萄球菌 qac 基因的检测及其耐药性研究［J］.中华结核和呼吸杂志，2009，32（9）：710-711.

278.杨一芬，卿之驹，肖嵘，黄干，颜湘.白癜风患者血清甲状腺球蛋白抗体和甲状腺过氧化物酶抗体的检测［J］.中华皮肤科杂志，2009，42（5）：333-335.

279.王敏，李先平，李文娟，何斌.耐甲氧西林金黄葡萄球菌高变区基因分型及其与耐药性的关系［J］.中华微生物学和免疫学杂志，2009，29（2）：108-112.

280.唐亚梅，陈体，张晓洁，罗昔波，刘勇.精神分裂症患者血清犬尿氨酸和犬尿喹啉酸水平及临床意义［J］.中华行为医学与脑科学杂志，2009，18（2）：103-104.

281.唐浩能，唐玲丽.肥胖与代谢综合征［J］.国际病理科学与临床杂志，2010，30（5）：441-446.

282.何雪梅，蒋洪敏.血清同型半胱氨酸、胱抑素 C 及尿微量白蛋白联合检测在糖尿病早期肾病中的意义［J］.实用预防医学，2010，17（1）：41-43.

283.周志芳，夏运成.唾液分析的临床应用价值及研究进展［J］.实用预防医学，2010，17（2）：413-416.

284.黎照环，胡敏.载脂蛋白 M 与脂质代谢及疾病的研究进展［J］.现代生物医学进展，2010，10（13）：2574-2577.

285.王敏，李先平，王庆林，汤兰桂.用抗 HCV 多抗从随机 12 肽库中筛选抗原表位［J］.中南大学学报（医学版），2010，35（3）：236-240.

286.任亚萍，唐爱国，周前选，项忠元.肺癌患者血清色氨酸和酪氨酸测定的临床意义［J］.实用预防医学，2010，17（2）：246-248.

287.李梅，陈若虹，侯舒毅.长沙市区血清总蛋白、白蛋白参考区间的建立［J］.实用预防医学，2010，17（5）：994-997.

288.任亚萍，唐爱国，周前选，项忠元.高效液相色谱-荧光法同时测定血清中的色氨酸和酪氨酸［J］.检验医学，2010，25（10）：756-760.

289.谭功军，卿之驹.同型半胱氨酸检测技术的研究进展及评价［J］.实用预防医学，2010，17（11）：2334-2337.

290.周前选，唐爱国，任亚萍，项忠元.高效液相色谱-荧光法同时测定血清 5-羟色胺和色氨酸方法的建立[J].实用预防医学,2010,17(2):223-226.

291.王敏,覃章顺,李先平,杜世杰,曹虹,陈进伟.鲍曼不动杆菌喹诺酮类耐药基因突变分析[J].中国病原生物学杂志,2010,5(2):86-90.

292.周志芳.高胆固醇血症患者缺血修饰白蛋白、血脂与炎症标志物水平关系的研究[J].中国现代医学杂志,2010,20(10):1502-1506+1511.

293.王敏,李先平,赵立玲,曹虹,梁好,唐爱国,罗湘杭.载脂蛋白E基因缺陷小鼠血液生化指标的变化[J].中国全科医学,2010,13(24):2700-703.

294.项忠元,唐爱国,任亚萍,周前选.高效液相色谱-荧光法测定SLE患者血清色氨酸及其代谢产物[J].临床检验杂志,2010,28(1):9-12.

295.杨一芬,郭怡华.网织红细胞血红蛋白含量在缺铁性贫血诊断中的应用价值[J].实用预防医学,2010,17(12):2497-2499.

296.王敏,杜世杰,李先平,彭文峰,曹虹,陈进伟.湖南地区强直性脊柱炎患者中TNF-α-238位点的多态性研究[J].中国免疫学杂志,2010,26(2):136-140,145.

297.王敏,曹虹,李先平,郑荣,吴翔.金黄葡萄球菌肠毒素C3基因的克隆及原核表达[J].中国生物制品学杂志,2010,23(3):256-260.

298.王敏,石辉芳,李先平,曹虹,姚迪,郑荣,曹伟,杨一芬.多重耐药鲍曼不动杆菌主动外排泵基因abeM的测定及耐药性分析[J].中国病原生物学杂志,2010,5(10):732-735.

299.王敏,关雪,李先平.血小板新型参数在心血管疾病中的临床价值[J].检验医学,2010,25(11):849-853.

300.唐玲丽,唐爱国,周后德.shRNA沉默IRS-1基因对鼠前脂肪细胞分化和PPARγ表达的影响[J].检验医学,2010,25(8):596-600.

301.周志芳.稳定型冠心病患者重性抑郁症发病与C反应蛋白水平相关性研究[J].实用预防医学,2010,17(7):1275-1277.

302.曹虹,王敏,李先平,曹伟,王芳,蒋云生.金黄色葡萄球菌临床分离株肠毒素基因的检测[J].广东医学,2010,31(21):2749-2752.

303.王继贵.卵巢癌新的血清生物标志物[J].实验与检验医学,2010,28(5):468,510.

304.唐浩能,唐玲丽.检验医学的医学伦理学思考[J].医学与哲学(临床决策论坛版),2010,31(12):73-75.

305.王继贵.对氧磷酶与肝病关系研究的进展[J].实验与检验医学,2010,28(4):335-337.

306.谭功军,卿之驹.急性心肌梗死患者血清中Hcy、HDL-C和apoA-Ⅰ的水平及其相互关系[J].实用预防医学,2010,17(12):2491-2492.

307. 邹国英, 蒋洪敏. 颅脑损伤患者早期 Hcy、MPO 的相关性研究[J]. 实用预防医学, 2010, 17(1): 124-126.

308. 王继贵. 对氧磷酶与癌关系的研究进展[J]. 医学研究杂志, 2010, 39(7): 20-22.

309. 莫喜明, 唐爱国, 项忠元, 罗昔波. 脑出血患者犬尿氨酸代谢产物与超敏 C 反应蛋白的关系[J]. 基础医学与临床, 2010, 30(6): 666-667.

310. 王敏, 李先平, 向清文, 周勇, 曹虹, 陈进伟. 系统性红斑狼疮模拟自身抗原肽分子的筛选及其诊断价值的初步研究[J]. 临床检验杂志, 2010, 28(4): 273-275.

311. 叶春枚, 王敏. 鲍曼不动杆菌的耐药分析及主动外排基因 adeB 的检测[J]. 实用预防医学, 2010, 17(5): 890-893.

312. 邹国英, 蒋洪敏. 髓过氧化物酶与颅脑损伤[J]. 国际检验医学杂志, 2010, 31(9): 977-979.

313. 王春香, 李先平, 王敏. 鲍曼不动杆菌的临床分布及耐药性分析[J]. 临床医学工程, 2010, 17(5): 50-51.

314. 张婷婷, 陈星. 早期间断短时血液滤过联合腹膜透析对重症急性胰腺炎患者炎症因子的影响[J]. 医学临床研究, 2010, 27(3): 475-477.

315. 王敏, 赵立玲, 李先平, 廖二元, 罗湘杭. 雄性 ApoE 基因敲除小鼠不同时期骨密度和骨微结构的改变[J]. 中华内分泌代谢杂志, 2010(5): 406-410.

316. 莫喜明, 唐爱国, 项忠元, 李影, 郑荣, 罗昔波. 脑梗死患者血清 IDO 及 KAT 比活性测定[J]. 中国急救医学, 2010, 30(6): 484-487.

317. 王敏, 王妹妹, 姚迪, 李先平, 曹虹, 秦章顺, 杜世杰, 曾海燕. 鲍曼不动杆菌临床分离株表型、基因型和耐药基因的对比研究[J]. 中华微生物学和免疫学杂志, 2010(9): 821-828.

318. 莫喜明, 项忠元, 李影, 郑荣, 罗昔波, 唐爱国. HPLC 法在脑梗死患者血清 IDO 与 KAT 比活性检测中的应用[J]. 中华检验医学杂志, 2011, 34(1): 39-40

319. 李影, 唐爱国, 穆萨, 肖乐东. 高效液相色谱—荧光检测法在慢性肾功能不全患者血清芳香族氨基酸检测中的临床价值[J]. 中华检验医学杂志, 2011, 34(9): 769-774.

320. 穆萨, 李影, 唐爱国, 肖乐东. HPLC-FD 法测定重性抑郁障碍患者血清酪氨酸、色氨酸和 5-羟色胺[J]. 临床检验杂志, 2011, 29(3): 161-164.

321. 曹虹, 王敏, 朱俊, 李先平, 梁卉. 250 株鲍曼不动杆菌临床分离株耐药性分析[J]. 中国病原生物学杂志, 2011, 6(5): 378-380.

322. 唐亚梅, 张付峰, 刘勇, 常丹丹, 任亚萍. 帕金森病患者血清中犬尿氨酸、犬尿喹啉酸及色氨酸的测定及临床意义[J]. 广东医学, 2011, 32(13): 1678-1681.

323. 杨一芬, 陈远林, 杨静芬. CD4-+ CD25-+ Foxp3-+ Treg 调节性 T 细胞与移植肾长期存活的关系[J]. 广东医学, 2011, 32(1): 66-69.

324. 曹伟，刘礼，姚冬梅，郑荣，王敏，周晓岚.某院 2006—2010 年鲍曼不动杆菌感染分布特征及耐药率变迁[J].中南药学，2011，9（4）：313-316.

325. 曹伟，姚冬梅，刘礼，王敏，郑荣，周晓岚.2010 年和 2006 年鲍曼不动杆菌的感染分布及耐药率比较[J].实用预防医学，2011，18（4）：717-719.

326. 胡敏，张彩红，黎照环.不同性别人群血清载脂蛋白 M 与高敏 C 反应蛋白相关性分析[J].检验医学，2011，26（2）：75-78.

327. 曹虹，姚冬梅，田国东.某医院产碳青霉烯酶细菌的检测与流行状况分析[J].实用预防医学，2011，18（3）：520-522.

328. 陈远林，曾钰钦.肾移植患者外周血中的 CD4-+ CD25-+ CD127-（low/-）调节性 T 细胞[J].中国组织工程研究与临床康复，2011，15（44）：8209-8213.

329. 蔡小慧，卿之驹.肽酰基精氨酸脱亚胺酶 4 与类风湿关节炎相关性的研究进展[J].国际检验医学杂志，2011，32（16）：1852-1854.

330. 杨一芬，王天菊，卿之驹.同型半胱氨酸转甲基酶的制备及纯化[J].广东医学，2011，32（19）：2505-2507.

331. 陈月梅，蒋洪敏，周志芳.Cu-（2+）在缺血修饰性白蛋白形成中的作用探讨[J].实用预防医学，2011，18（10）：1966-1968.

332. 文凯良，彭佑铭.尿液 Cys C 在肾病早期诊断中的应用价值[J].实用预防医学，2011，18（4）：711-712.

333. 李先平，葛肖宏，王敏，曹虹.维持血液透析患者血清肿瘤坏死因子 α 的测定及意义[J].实用预防医学，2011，18（7）：1330-1332.

334. 王继贵.胰腺癌生物标志物的研究进展[J].武警医学，2011，22（3）：185-188.

335. 黎照环，胡敏.人血清 apo M 的 ELISA 检测方法评价[J].临床检验杂志，2011，29（3）：168-170.

336. 蔡小慧，吕星，卿之驹.IgM-RF、IgG-RF、IgA-RF 及抗 CCP 对类风湿性关节炎的诊断价值[J].检验医学，2012，27（12）：1066-1069.

337. 陈远林，陈新瑞，秦立新，杨一芬，唐亚梅.HIV 感染者外周血 CD4-+ CD25-+ Foxp3-+ /CD127-（low/-）调节性 T 细胞表达水平对疾病进展的影响[J].细胞与分子免疫学杂志，2012，28（11）：1188-1191,1193.

338. 张将，唐爱国.色氨酸及其代谢产物检测的临床应用[J].实用预防医学，2012，19（4）：633-636.

339. 王继贵.脑卒中新的生物标志物研究进展[J].实验与检验医学，2012，30（4）：323-327.

340. 唐亚梅，周利君，刘勇，秦立新.抑郁症患者血清 CRP、CER、Hcy 和 Anti-CCP 抗体的浓度变化[J].实用预防医学，2012，19（9）：1399-1401.

341. 吕星，蔡小慧，卿之驹. 心肌肌钙蛋白 T 检测方法及其临床应用[J]. 国际检验医学杂志，2012，33(13)：1627-1630.

342. 曹虹，王敏，郑荣，李先平，王芳，蒋云生，杨一芬. 金黄色葡萄球菌临床分离株肠毒素基因的调查分析[J]. 南方医科大学学报，2012，32(5)：738-741，745.

343. 李先平，王敏，王妹妹，曹虹，郑荣，曹伟. 整合子介导鲍曼不动杆菌耐药机制的研究[J]. 中国病原生物学杂志，2012，7(10)：735-738.

344. 唐亚梅，刘勇，秦立新，张仁生，陈若虹. 慢性轻度不可预见性应激抑郁模型大鼠血清同型半胱氨酸和抗环瓜氨酸肽抗体浓度升高[J]. 中南大学学报(医学版)，2012，37(8)：790-795.

345. 陈月梅，王敏，张婷婷，周志芳，蒋洪敏. 8536 例健康体检者幽门螺杆菌血清尿素酶抗体阳性率分析[J]. 实用预防医学，2012，19(2)：254-255.

346. 李先平，王敏，武婷，梅城，曹虹. 重组金黄色葡萄球菌肠毒素 C3 生物学活性的初步研究[J]. 中国免疫学杂志，2012，28(7)：589-593.

347. 唐亚梅，张向晖，刘勇. 地佐环平诱导的精神分裂症发育模型大鼠脑组织去甲肾上腺素、5-羟色胺及代谢产物的浓度变化[J]. 中国临床药理学与治疗学，2012，17(7)：721-726.

348. 李先平，周秋菊，王敏，郑荣. 50 株耐亚胺培南的鲍曼不动杆菌和铜绿假单胞菌 NDM-1 基因的筛查[J]. 实用预防医学，2012，19(8)：1146-1149.

349. 陈月梅，蒋洪敏. 血清淀粉样蛋白 A 与肾脏相关疾病的研究进展[J]. 中国实验诊断学，2012，16(7)：1334-1336.

350. 李先平，王敏，朱俊，曹虹，梁卉. 鲍曼不动杆菌 IRS-PCR 基因分型研究[J]. 中国微生态学杂志，2012，24(8)：721-724.

351. 蔡小慧，吕星，卿之驹. 儿童血培养的病原菌分布及耐药性分析[J]. 国际检验医学杂志，2012，33(13)：1613-1614，1617.

352. 李先平，王敏，王妹妹，曹虹，郑荣，曹伟. Ⅰ类整合子在耐亚胺培南鲍曼不动杆菌多重耐药中的作用[J]. 广东医学，2012，33(20)：3114-3116.

353. 陈月梅，蒋洪敏，张婷婷，彭云. 急性脑梗死患者血清同型半胱氨酸和 β2 微球蛋白检测的临床意义[J]. 国际检验医学杂志，2012，33(12)：1489-1490.

354. 何雪梅，蒋洪敏. 甲状腺功能减退症患者红细胞与血红蛋白的变化及临床意义[J]. 求医问药(下半月)，2012，10(6)：597-598.

355. 李春芸，黄猛，唐爱国，姚敏，蔡枫. 铁代谢与糖尿病关系的研究进展[J]. 海南医学，2012，23(22)：125-127.

356. 唐亚梅，赵宏深，秦立新，张仁生，陈若虹，刘勇. 慢性轻度不可预见性应激抑郁模型大鼠脑组织谷氨酸和 γ-氨基丁酸浓度的变化[J]. 广东医学，2013，34(20)：3098-3101.

357. 杨静静，黄猛，杨佳锦，唐爱国. 胃泌素释放肽前体的研究进展[J]. 国际检验医学杂志，2013，34(3)：337-339.

358. 杨佳锦，黄猛，杨静静，唐爱国. HE4 在卵巢癌中的研究进展及临床应用[J]. 国际检验医学杂志，2013，34(9)：1122-1124.

359. 杨静静，黄猛，杨佳锦，张将，穆萨，唐爱国. 健康女性血清 HE4 和 CA125 水平及ROMA 值的调查[J]. 国际检验医学杂志，2013，34(16)：2129-2130,2132.

360. 郭伶霞，王玲，周后钢，胡敏. 细菌感染患者载脂蛋白 M 与感染程度的相关性研究[J]. 临床检验杂志，2013，31(8)：575-578.

361. 左灿，李海英，卿之驹，陈远林. 急性时相反应蛋白与精神分裂症后抑郁的关系[J]. 广东医学，2013，34(21)：3300-3302.

362. 项忠元，皮兰敬，石志辉，杨佳锦，唐爱国，莫喜明. 血清吲哚氨 2，3-双加氧酶活性测定在肺癌诊断中的价值[J]. 临床检验杂志，2013，31(7)：497-498,506.

363. 王继贵. 继发性骨质疏松的实验室检查[J]. 实验与检验医学，2013，31(3)：201-204.

364. 杨静静，杨佳锦，黄猛，项忠元，唐爱国. 长沙地区健康人群血清胃蛋白酶原参考区间的调查[J]. 广东医学，2013，34(19)：3018-3020.

365. 周后钢，胡敏. 载脂蛋白 M 表达的调控及其功能[J]. 现代生物医学进展，2013，13(8)：1586-1589.

366. 王玲，胡敏. 载脂蛋白 M 与炎症相关疾病[J]. 临床检验杂志，2013，31(5)：341-343.

367. 王继贵. 卵巢癌生物标志物研究的现代进展[J]. 实验与检验医学，2013，31(6)：515-517.

368. 陈新瑞，郑荣，张婷婷. 蠊缨滴虫合并真菌感染 1 例报告[J]. 实用预防医学，2013，20(1)：62-63.

369. 杨佳锦，黄猛，杨静静，穆萨，唐爱国. 估计肾小球滤过率公式在健康中青年人群中的应用调查[J]. 国际检验医学杂志，2013，34(19)：2550-2552.

370. 杨佳锦，黄猛，杨静静，穆萨，唐爱国. 长沙市地区健康成人血清肌酐参考区间的调查[J]. 国际检验医学杂志，2013，34(21)：2863-2864,2866.

371. 张裕，杨丽华，蒋洪敏. 23 家实验室临床生化室间质评与现场检测结果分析[J]. 中国医疗前沿，2013，8(6)：69-70.

372. 彭爱红，蒋洪敏. 临床化学常规项目室间质量评价结果分析[J]. 中国医疗前沿，2013，8(8)：80-81.

373. 文凯良. 以人为本构建和谐医患关系[J]. 中国卫生人才，2013，179(3)：33.

374. 成平，夏运成，彭灿辉，周志芳. 唾液尿素、肌酐、尿酸水平评估临床终末期肾病的透析效果[J].中南大学学报(医学版),2013,38(12):1260-1263.

375.王继贵.唾液细胞因子测定的临床意义[J].现代检验医学杂志,2013,28(4):168-169.

376.莫喜明,刘茵茵,李影,唐爱国.应用国际糖化血红蛋白诊断标准对中国长沙地区成年人糖代谢异常筛查的比较研究[J].现代检验医学杂志,2013,28(2):18-22.

377.杨丽华,蒋洪敏.湖南省肿瘤标志物项目(体液类)检测质量现状分析[J].医学临床研究,2013,30(4):698-700.

378.张艳果,唐爱国,李建忠,靳丰.Beckman AU5800生化分析仪性能的评价[J].国际检验医学杂志,2013,34(24):3394-3395.

379.李春芸,唐爱国,姚敏.海口地区健康成年人血清ALT正常值参考区间调查[J].海南医学,2013,24(10):1478-1479.

380.陈春梅,夏运成.原发性肾病综合征激素抵抗的研究现状[J].广东医学,2014,35(3):461-464.

381.杨静静,蒋洪敏,唐爱国.纤维结合蛋白在肝纤维化检测中的意义[J].检验医学,2014,29(4):331-336.

382 李海英,左灿,王艳兰,卿之驹.血清胱抑素C及同型半胱氨酸和视黄醇结合蛋白联合检测在狼疮性肾炎诊断中的意义[J].广东医学,2014,35(6):864-866.

383.刘琴,蒋洪敏.NGAL临床应用及实验室检测最新进展[J].国际检验医学杂志,2014,35(10):1302-1304.

384.刘琴,蒋媛媛,丁思意,蒋洪敏,钱邦伦.D-二聚体、N-末端B型钠尿肽前体、心肌肌钙蛋白T及降钙素原联合检测对急性主动脉夹层预后判断的价值[J].临床检验杂志,2014,32(9):667-669.

385.周后钢,郭伶霞,王玲,胡敏.阻塞性黄疸患者血脂水平与胆汁酸的相关性分析[J].临床检验杂志,2014,32(2):109-111.

386.王敏,郑荣,黄珍,李先平,张婷婷,曹虹.金黄色葡萄球菌肠毒素SEC3抑制剂的筛选及活性鉴定[J].中国病原生物学杂志,2014,9(4):299-302,308.

387.王继贵.癌症时肿瘤相关胰蛋白酶抑制剂研究的进展[J].实验与检验医学,2014,32(5):540-542,591.

388.王敏,马瑞玉,李先平,郑荣,张婷婷,曹虹.金黄色葡萄球菌肠毒素C3单克隆抗体的制备与鉴定[J].中国微生态学杂志,2014,26(2):134-138.

389.刘茵茵,胡敏.载脂蛋白M的调控与脂代谢相关疾病[J].中华临床实验室管理电子杂志,2014,2(2):93-97.

390.刘梦婕,蒋洪敏.血清中性粒细胞明胶酶相关性脂质运载蛋白在健康成年人中的参考值范围调查[J].国际检验医学杂志,2014,35(6):689-690,692.

391.唐浩能,胡敏.检验与临床的多方位沟通[J].国际检验医学杂志,2014,35(17):2416-2418.

392.李海英,左灿,卿之驹.狼疮性肾炎的尿液生物标志物研究现状[J].国际检验医学杂志,2014,35(1):67-69.

393.李海英,左灿,王艳兰,卿之驹.长沙地区健康成年居民胃蛋白酶原参考范围的建立[J].国际检验医学杂志,2014,35(12):1575-1576,1579.

394.李利秀,夏运成,曹伟.长沙地区血培养布鲁菌病3例[J].广东医学,2014,35(24):3892.

395.杨丽华,罗俊辉,蒋洪敏.糖尿病肾病的微炎症状态与铁蛋白的研究进展[J].医学综述,2014,20(22):4145-4147.

396.肖乐东,郑淋,张将,唐爱国,莫喜明.肾移植患者移植后血清芳香族氨基酸的测定[J].国际检验医学杂志,2014,35(2):134-135,139.

397.周后钢,谭浩,毛安华,胡敏.阻塞性黄疸患者血清载脂蛋白M与胆汁酸的相关性[J].临床检验杂志,2014,32(12):919.

398.李春芸,唐爱国,黄猛,姚敏.海口地区健康成年人总胆红素和直接胆红素参考区间的建立[J].广东医学,2014,35(2):270-272.

399.童明华,刘琼,王敏,梁日初,胡敏,郑荣,徐霞,董政,丁海榕,彭凤英.营养条件改变逆转MRS的研究[J].国际检验医学杂志,2014,35(8):1029-1031.

400.王继贵.胰腺癌诊断中生物标志物研究的进展[J].现代检验医学杂志,2014,29(2):6-10.

401.蒋哲峰,蒋云生.中药肾复舒合用阿托品对肾衰大鼠小肠黏膜VEGF和MVD的影响及其与尿素、肌酐清除的关系[J].中国医师杂志,2014,16(5):581-583.

402.黄佳斯,李晶,陈若虹,胡敏.湖南地区7671名成人血脂水平分析[J].中华临床实验室管理电子杂志,2014,2(4):47-52.

403.齐志强,向延根,唐爱国,石国民,喻容.225株非结核分枝杆菌基因芯片分型及药敏分析[J].临床肺科杂志,2014,19(1):105-107.

404.吴秀继,唐爱国,邓碧兰,陈上杰.凝血四项及AT-Ⅲ、D-二聚体在肝硬化患者中的变化及临床意义[J].国际检验医学杂志,2014,35(6):755-756.

405.朱秋良,蒋洪敏,王霞平.NGAL和hs-CRP在2型糖尿病早期肾病诊断的临床价值[J].实用预防医学,2014,21(5):612-614.

406.吴秀继,唐爱国,吴剑英,邓碧兰,余杏.2型糖尿病肾病患者凝血四项与血脂检测的意义[J].海南医学,2014,25(10):1473-1475.

407.王社盈,唐爱国,杨俊.红细胞分布宽度检验在慢性心力衰竭患者早期诊断中的应用研究[J].中国医师杂志,2014,16(12):1657-1658.

408. 杜文涵，王玲，李慧，刘茵茵，申婷，胡敏. 系统性红斑狼疮患者血清 apo M 的表达及其与疾病活动度的相关性[J]. 中南大学学报(医学版)，2015，40(4)：367-372.

409. 郝柳，罗涛，唐爱国，郝伟. 甲基苯丙胺滥用的研究进展[J]. 中国药物滥用防治杂志，2015，21(5)：302-306.

410. 杨修登，唐爱国. 尿液肾脏损伤分子 1 与急性肾损伤[J]. 临床检验杂志，2015，33(4)：290-293，300.

411. 陈若虹，任亚萍，任瑞. 206 例女性体检者宫颈分泌物解脲脲原体、沙眼衣原体检测分析[J]. 国际检验医学杂志，2015，36(15)：2256-2258.

412. 李慧，胡敏. 载脂蛋白 M-1-磷酸鞘氨醇轴与炎症相关疾病[J]. 临床检验杂志，2015，33(1)：52-54.

413. 王艳兰，左灿，卿之驹. 凝血—纤溶系统相关指标检测对胶质瘤患者的意义[J]. 广东医学，2015，36(7)：1090-1092.

414. 左灿，王艳兰，李海英，卿之驹. 不同离心条件和抗凝剂对凝血功能检测结果的影响[J]. 检验医学与临床，2015，12(17)：2560-2562.

415. 卢姿，胡敏. 5 例血小板假性减少原因分析[J]. 标记免疫分析与临床，2015，22(6)：508-510.

416. 李影，任皓，唐爱国. 呼吸科重症监护室患者下呼吸道铜绿假单胞菌感染情况及耐药性分析[J]. 国际检验医学杂志，2015，36(8)：1068-106，1071.

417. 陈春梅，夏运成. 成人原发性肾病综合征激素疗效差异的相关因素[J]. 中南大学学报(医学版)，2015，40(1)：78-82.

418. 李晶，胡敏，黄佳斯，陈若虹. 湖南地区成人载脂蛋白及相关指标的调查研究[J]. 中国医师杂志，2015，17(8)：1207-1211.

419. 丁思意，蒋媛媛，刘琴，蒋洪敏. 过程能力指数在临床生化实验室中的运用[J]. 现代检验医学杂志，2015，30(5)：169-172.

420. 谭丽，胡敏. 载脂蛋白 M-1-磷酸鞘氨醇轴与动脉粥样硬化[J]. 中华检验医学杂志，2016，39(12)：983-987.

421. 陈若虹，胡敏，任亚萍，段欣欣. 脑脊液肝素结合蛋白和降钙素原在细菌性颅内感染诊断中的应用[J]. 临床检验杂志，2016，34(4)：256-259.

422. 伍仙，何树光，吴翔，唐玲丽. 梅毒螺旋体 Hsp10 蛋白的原核表达与纯化[J]. 中国病原生物学杂志，2016，11(12)：1057-1061.

423. 李碰玲，王敏，赵志丹，李先平，张晓煜，岳贺佳，吕少刚，曹伟，刘礼，周晓岚，谢益欣，唐爱国. 新生儿科产 NDM-1 耐碳青霉烯类抗生素肺炎克雷伯菌主动外排泵基因 acrA 的研究[J]. 中国病原生物学杂志，2016，11(5)：405-410.

424. 陈若虹，任亚萍，唐亚梅，刘畅，胡敏. 慢性丙型肝炎肝纤维化无创性诊断模型的建立[J].临床检验杂志，2016，34(1)：22-26.

425.贺腊姑，胡敏.载脂蛋白 M 调控及其与糖尿病关系的研究进展[J].临床检验杂志，2016，34(7)：595-598.

426.杨敏，王敏，李先平，谢益欣，李碰玲，张婷婷，宋欢，董智慧.内皮抑素过表达慢病毒载体的构建及其鉴定[J].中国生物制品学杂志，2016，29(8)：805-809.

427.胡敏，王继贵.肿瘤靶向药物相关受体研究进展[J].中华临床实验室管理电子杂志，2016，4(1)：13-17.

428.谢益欣，王敏，李先平，杨敏，李碰玲，张婷婷，宋欢，董智慧，唐爱国.金黄色葡萄球菌肠毒素 C3 过表达慢病毒载体的构建及鉴定[J].中国免疫学杂志，2016，32(9)：1323-1326,1332.

429.胡敏，王继贵.脓毒症相关生物标志物研究进展[J].中华临床实验室管理电子杂志，2016，4(2)：95-98.

430.任亚萍，胡敏，李荣华.提高医学实验室检验质量减少假性血小板降低现象[J].中华临床实验室管理电子杂志，2016，4(3)：143-147.

431.申婷，胡敏.载脂蛋白 M-1-磷酸鞘氨醇轴与血栓相关性疾病[J].中国医师杂志，2016，18(10)：1596-1600.

432.向哲邑，吴佳丽，胡敏等.临床实验室的血脂检测与管理[J].中华检验医学杂志，2017，40(6)：421-424.

433.陈芳，项忠元.T 淋巴细胞干扰素释放试验在检测结核杆菌感染中的应用[J].实用预防医学，2017，24(3)：272-274.

434.朱晓琳，唐爱国，胡敏，唐玲丽，李影.联合测定血液中(1,3)-β-D 葡聚糖和半乳甘露聚糖对侵袭性真菌病早期诊断价值的荟萃分析[J].临床检验杂志，2017，35(1)：72-75.

435.陈芳，王敏，赵声远，李先平，曹伟，杨敏，谢益欣，田菁菁，张衍，李碰玲.鲍曼不动杆菌错配修复基因 mutL 的序列及其系统进化关系分析[J].中国微生态学杂志，2017，29(5)：514-520.

436.陈滔，蒋洪敏.吉首市人民医院 11852 例标本病原菌的分布及耐药性分析[J].实用预防医学，2017，24(10)：1267-1269.

437.黄佳斯，石磊，唐爱国，胡敏，唐玲丽，梁好，李影.胶体金免疫层析法检测血清隐球菌抗原在肺隐球菌病诊断中的应用价值[J].临床检验杂志，2017，35(7)：518-519.

438.梁好，朱晓琳，杜超，李靓，唐爱国，曹伟，李影.淡紫拟青霉致真菌性角膜溃疡 1 例[J].中国真菌学杂志，2017，12(2)：111-113.

439.陶怀，陈芳，罗红，杨修登，刘勇，唐亚梅.精神分裂症血清补体 C3、C4、超敏 C-反应蛋白及尿酸水平变化[J].中国神经精神疾病杂志，2017，43(9)：544-548.

440.丁晖，唐玲丽，杨佳锦，蒋传好，吴宜林，陈建林，郭鑫武，陈明，邓中平.宫颈癌前病变患者阴道微生物群落的构成研究[J].中华检验医学杂志，2017，40(7)：505-510.

441.杨佳锦，刘青林，唐玲丽.自身免疫性脑炎的实验室检查[J].中华检验医学杂志，2017，40(12)：928-932.

442.杨修登，刘勇，唐亚梅，张旺，张向晖，唐爱国，陈芳.首发精神分裂症患者血浆神经肽Y和催产素的表达变化[J].中华行为医学与脑科学杂志，2017，26(9)：834-837.

443.丁晖，唐玲丽，杨佳锦，刘青林，何凌.环形电切术活检结合冰冻切片在宫颈上皮内瘤变Ⅲ级诊治中的应用价值[J].医学研究生学报，2017，30(12)：1256-1259.

444. Hao L, Luo T, Dong H, Tang A, Hao W. CHN2 promoter methylation change may be associated with methamphetamine dependence[J]. Shanghai Arch Psychiatry 2017, 29(6)：357-364.

445.任亚萍，胡敏.ISO15189 2012与临床实验室定量检测程序分析性能评价[J].国际检验医学杂志，2018，39(2)：209-213.

446.吴佳丽，向哲邑，柏乐，贺腊姑，谭丽，任亚萍，胡敏.血清异常凝血酶原在原发性肝癌中的辅助诊断价值[J].临床检验杂志，2018，36(3)：186-189.

447.罗昔波，陈丽军，任亚萍，胡敏.湖南地区成人血清IgG亚类水平调查及影响因素分析[J].临床检验杂志，2018，36(4)：309-313.

448.谭丽，程优，柏乐，王玲，贺腊姑，胡敏.抗菌肽lycosin-I对铜绿假单胞菌临床分离株的体外抗菌活性分析[J].临床检验杂志，2018，36(4)：253-258.

449.郑台青，杨源清，蒋洪敏.不同妊娠时期血清降钙素原水平的变化及其参考区间的建立[J].实用医技杂志，2018，25(5)：515-517.

450.廖琳，胡敏，陈若虹，喻丹，黄愉雯，谭雨纶.长沙地区体检健康成年人血清脂蛋白相关磷脂酶A2活性参考区间的建立[J].临床检验杂志，2018，36(6)：422-425.

451.彭胤杰，钟小军，王静泓，吴伟民，唐爱国，胡敏，莫喜明.CS-5100凝血分析流水线中间件与实验室信息管理系统的融合与优化[J].临床检验杂志，2018，36(6)：472-475.

452.田菁菁，王敏，谢益欣，杨敏，李先平，张衍，罗灿，谭珊，罗伶俐，唐爱国.细菌对多黏菌素耐药机制的研究进展[J].临床检验杂志，2018，36(7)：513-516.

453.张艳如，王泽友，唐玲丽.非霍奇金淋巴瘤患者骨髓浸润的诊断价值分析[J].中国临床新医学，2018(7)：664-669.

454.王继贵，杨锡兰.尿液VMA比色测定[J].中华医学检验杂志，1980，03(2)：93-96.

455.王继贵，杨桂英.糖化血红蛋白比色测定(摘要)[J].中华医学检验杂志，1982，05(2)：69-70.

456.王继贵.应用分析系数评价实验结果的精密度与准确度[J].中华医学检验杂志，1982，05(4)：256-257.

457. 王继贵，杨桂英. 长沙地区 HbF 水平[J]. 中华医学检验杂志，1983，06（1）：55.

458. 王继贵，杨岳衡. 尿中 5-羟吲哚乙酸比色测定[J]. 中华医学检验杂志，1985，08（1）：39-40.

459. 李安华，王立庄，潘忠贞. 91 例流行性出血热患者 IgE 及 FDP 的测定[J]. 中华医学检验杂志，1987，10（3）：179-180.

（三）发表译文及文摘

1. 王继贵. 微量元素（三）[J]. 国外医学卫生学分册，1977（6）：379-380.

2. 王继贵，改良法测定血清三酸甘油酸[J]. 国外医学内科学分册，1974（11）：514-515.

3. 杨人勋，王继贵. 癌症时的酶[J]. 国外医学内科学分册，1974（11）：501-503.

4. 王继贵，测定血清乳酸脱氢酶（简称 LD）同工酶对心肌梗死诊断的可靠性[J]. 国外医学内科学分册，1975（3）：144-145.

5. 王继贵. 甲状腺机能减退、惊厥、心肌梗死等疾病时血清肌酸磷酸激酶同工酶的变化[J]，国外医学内科学分册，1975（4）：192-193.

6. 王继贵. 卡拉奇糖尿病人血浆胰岛素水平的研究[J]. 国外医学内科学分册，1975（5）：243.

7. 王维贵. 肝素治疗：一个较简单的控制试验[J]. 国外医学·内科学分册，1975（8）：370.

8. 王继贵. 急性肝炎、慢性肝炎和肝炎后肝硬化时血清和压缩血细胞中锰、铜及锌的浓度[J]. 国外医学内科学分册，1975（11）：507.

9. 王继贵. 急性心肌梗死后的四唑硝基蓝试验[J]. 国外医学内科学分册，1975（12）：558-559.

10. 王继贵. 慢性肾衰竭时血浆免疫反应性 B-黑色细胞刺激素和皮肤色素沉着[J]. 国外医学内科学分册，1975（12）：566.

11. 王继贵. 癌症时的各种酶[J]. 国外医学肿瘤分册，1975，4：145.

12. 王继贵. 人血清糖原磷酸化酶的测定及其在心肌梗死诊断中的应用[J]. 国外医学内科学分册，1976（1）：41.

13. 王继贵. 黄疸时血清黄嘌呤氧化酶[J]. 国外医学内科学分册，1976（7）：336.

14. 王继贵. 促肾上腺皮质激素测定在常规临床实验室中的应用[J]. 国外医学·内科学分册，1976（9）：432.

15. 王继贵. 红细胞 2，3 二磷酸甘油与糖尿病和肥胖的关系[J]. 国外医学·内科学分册，1976（10）：478.

16. 王继贵. 钴在严重肾功能衰竭时的应用[J]. 国外医学·内科学分册，1977（6）：265.

17. 王继贵. 糖尿病时葡萄糖调节和血红蛋白 A(1C)的关系[J]. 国外医学·内科学分册, 1977(7): 319.

18. 王继贵. 微量元素(一)[J]. 国外医学卫生学分册, 1977(4): 255-258.

19. 王继贵. 微量元素(二)[J]. 国外医学卫生学分册, 1977(5): 320-321.

20. 王继贵. 结缔组织病的抗核糖核蛋白抗体[J]. 国外医学·内科学分册, 1978(6): 275.

21. 王继贵. 血红蛋白 A1: 糖尿病人代谢控制的一个指征[J]. 国外医学·内科学分册, 1978(7): 329-330.

22. 王继贵. 免疫反应胰蛋白酶循环浓度改变的诊断意义[J]. 国外医学·内科学分册, 1978(7): 330.

23. 王继贵. 在原发性甲状腺衰竭时促甲状腺素(TSH)甲状腺素(T4)和三碘甲状腺原氨酸(T3)的关系[J]. 国外医学·内科学分册, 1978(12): 565-566.

24. 王继贵. 脂蛋白-X 和胆汁郁积的诊断: 同其他生化参数和肝活检的比较[J]. 国外医学·内科学分册, 1979(1): 40.

25. 王继贵. 测定 HbA2 的一个简单而准确的方法[J]. 国外医学·内科学分册, 1979(3): 145-146.

26. 王继贵. 谷氨酸脱氢酶: 酒精中毒时肝细胞坏死的可靠指标[J]. 国外医学·内科学分册, 1979(5): 231-232

27. 王继贵. 在类风湿性关节炎和系统性红斑狼疮时血清甘氨酰脯氨酸-对硝基苯胺酶活力[J]. 国外医学·内科学分册, 1979(11): 518-519.

28. 王继贵. 胸膜渗出液生化分析的诊断价值[J]. 国外医学: 临床生物化学与检验学分册, 1980(1): 52.

29. 王继贵. 一种灵敏的测定血小板结合的和血浆游离的 5-羟色胺的荧光法[J]. 国外医学临床生物化学与检验学分册, 1980(2): 51-52.

30. 王继贵. 人类肝癌时血清甘氨酰脯氨酸二肽氨肽酶活性[J]. 国外医学·内科学分册, 1980(2): 83-84.

31. 王继贵. 检查糖尿病人夜间低血糖的简单试验[J]. 国外医学·内科学分册, 1980(2): 94-95.

32. 王继贵. 在碱性磷酸酶同工酶醋纤膜电泳时发现的一种意外的白蛋白-胆红素区带[J]. 国外医学: 临床生物化学与检验学分册, 1980(4): 55-56.

33. 王继贵. 调定血清铁的一种高度灵敏而简便的方法[J]. 国外医学·内科学分册, 1980(9): 433.

34. 王继贵. 糖尿病时的低镁血症[J]. 国外医学: 临床生物化学与检验学分册, 1981(1): 49-50.

35. 王继贵.测定血浆去甲肾上腺素以检查高血压病人中的铬细胞瘤[J].国外医学:临床生物化学与检验学分册,1981(2):46-47.

36. 王继贵.硫酸酯酶、硫酸酯及它们的代谢疾病[J].国外医学:遗传学分册,1981(3):137-141.

37. 王继贵.糖尿病时血清糖苷酶活性[J].国外医学:内分泌学分册,1982(1):50.

38. 王继贵.脑脊液中谷氨酰胺的荧光测定[J].国外医学:临床生物化学与检验学分册,1982(2):52.

39. 王继贵.测定糖化血红蛋白的一种新的比色法[J].国外医学:临床生物化学与检验学分册,1982(3):51-52.

40. 王继贵.一种测定鸟嘌呤酶的新的灵敏法——用双羟乙基甘氨酸缓冲液溶解8-氮鸟嘌呤[J].国外医学:临床生物化学与检验学分册,1982(4):54.

41. 王继贵.血清铜:类风湿性关节炎活动性的一种标志[J].国外医学:临床生物化学与检验学分册,1984(5):41-42.

42. 王继贵.系统性风湿病的实验诊断[J].国外医学:临床生物化学与检验学分册,1984(Z1):74-77.

43. 王继贵.用硫代巴比妥酸试验改良法测定非酶促糖化血清蛋白[J].国外医学:临床生物化学与检验学分册,1984(Z1):91.

44. 罗永富,袁大伟.乳腺组织中雌激素受体分析技术[J].国外医学:肿瘤学分册,1984(3):147-150.

45. 林听宝,王金良,唐爱国.尿液沉渣中抗体包被细菌的检测[J].国外医学:临床生物化学与检验学分册,1984(Z1):98-99.

46. 王继贵.a-抗胰蛋白酶和胰腺癌[J].国外医学:肿瘤学分册,1985(4):257.

47. 王继贵.尿毒症毒及对中间代谢的影响[J].国外医学:泌尿系统分册,1986(1):34-36.

48. 伍贤平.急性和慢性肾功能衰竭血浆钠活度、钠浓度和重量克分子渗透浓度[J].国外医学:泌尿系统分册,1986(05):47-48.

49. 伍贤平.肾或心脏移植后血清C-反应蛋白浓度的变化[J].国外医学:泌尿系统分册,1987(02):41-42.

50. 伍贤平.测定尿蛋白与肌酸酐比率评价健康和疾病蛋白尿[J].国外医学:泌尿系统分册,188(01):39.

51. 伍贤平.尿毒症时血浆磷脂酶 A_2 活性增加[J].国外医学:泌尿系统分册,1991(02):44.

52. 伍贤平.尿腺苷脱氨酶结合蛋白是造影剂引起急性肾损伤的一个标志[J].国外医学:泌尿系统分册,1991(05):187.

53. 伍贤平. 肌营养不良症和其他神经疾病时血清碳酸酐酶及其与肌酸激酶的关系[J]. 国外医学:神经病学神经外科学分册,1992(04):216.

(四)参与发表的中文期刊论文

1. 苏先狮,王立庄,李安华,陈一德,彭隆祥,杨守纯,周继文,陶其敏,王金琪,常伟红,曾庆善. 关于XR抗原研究的初步报告[J]. 湖南医学院学报,1981,6(1):16-19,100.

2. 颜学军,黄频仍. 长期保存的灌流肝印片对检查抗核抗体的效果[J]. 湖南医学院学报,1981,6(3):199-205,274.

3. 苏先狮,王立庄,李安华,陈一德,应用超速离心法从尸肝中粗制XR抗原[J]. 新医学,1982,13(3):119,127.

4. 李善康,李伟芳,黄秩厚,袁大伟,杜养志,丁文斌. 盐茶区和非盐茶区农民食盐与高血压关系的流行病学调查报告[J]. 湖南医学院学报,1982,7(4):381-384.

5. 刘俊凡,黄培宇,柳兴其,黄承汉,卢义钦,王秀英,赖毅辅,王继贵,杨岳衡,毕维德,刘益成. 经一级结构证实的两例血红蛋白E复合β-地中海贫血病[J]. 湖南医学院学报,1984,9(3):243-249.

6. 严淑芳,高洁生,易著文,曾冬元,黄频仍,卿之驹,蒋伟,杨艳辉. 长沙地区婴幼儿急性下呼吸道感染的病毒学及临床观察[J]. 临床儿科杂志,1986(6):362-365.

7. 唐爱国,王继贵. 红细胞和血清肌酸荧光测定法[J]. 中华医学检验杂志,1988,11(2):72-74.

8. 王秀英,陈英杰,夏天明,等. 鼠伤寒沙门菌脑膜炎一例[J]. 医学临床研究,1989(4):3.

9. 殷杰,理查德·温伯格,刘家伟,周汉昭,张宝林,夏运成,王继贵,梁燕玲,许树梧,冯清泉. 茵栀黄对动物高间接胆红素血症的胆红素排泄作用[J]. 中西医结合杂志,1989(5):289-291,262.

10. 唐爱国,杨锡兰,王继贵,游学科. 血清(浆)谷胱甘肽过氧化物酶荧光测定法[J]. 临床检验杂志,1991,9(2):75-76.

11. 夏运成,罗季安,彭佑铭,钱文生. 尿平均红细胞容积及分布曲线分析在诊断肾小球性和非肾小球性血尿中的应用[J]. 湖南医科大学学报,1994,19(1):73-75.

12. 吴建华,徐贤泽,杨江玲. 单扩抗血清在自动生化仪上测定免疫球蛋白和C3应用的实验探讨[J]. 陕西医学检验,1994,9(4):252-254.

13. 夏运成,彭佑铭,罗季安,刘瑞洪,钱文生,陈新瑞,等. 用微量指血法检测HBV标志物的实验研究与临床应用[J]. 湖南医科大学学报,1994,19(6):551-554.

14. 夏运成,彭佑铭,罗季安,刘瑞洪,钱文生,陈新瑞,梁运保,沈树生,李柏荣. 用微量指血法测定ALT的临床与实验研究[J]. 湖南医科大学学报,1995,20(5):492-494.

15. 夏运成，彭佑铭，罗季安，刘瑞洪，钱文生，陈新瑞，等.用微量指血法测定 ALT 的临床与实验研究[J].湖南医科大学学报 1995，20(5)：492-494.

16. 邹兵，凌奇荷，王继贵，林礼茂，龚国忠，伍玉枝.肝脏疾病血清Ⅳ型胶原测定意义的探讨[J].当代医师杂志，1996，1(11)：6-9.

17. 陈利玉，蒋洪敏，韦超凡.结核性与新型隐球菌性脑膜炎脑脊液中 NO，TNF-α，及 IL-8 水平[J].湖南医科大学学报，1997，22(6)：514-516.

18. 刘建红，陈新瑞.血清 a-FU 在非癌性肝病中的变化及其与 SGPT 的关系[J].中国医师杂志，1998，3(8)：9-10.

19. 邹兵，凌奇荷，霍继荣，王继贵.肝病患者血清Ⅳ型胶原、透明质酸和 TNF-α 的变化意义[J].华人消化杂志，1998，6(4)：296-297.

20. 刘敏，朱双罗，陈新瑞，文芳.高压氧对脑损伤患者血清皮质醇和 T 细胞亚群的影响[J].湖南医科大学学报，1999，24(6)：591-592.

21. 朱晓华，姜德咏，卿之驹.玻璃体术后玻璃体腔液蛋白成分及其含量分析[J].眼科，2000，9(4)：237-239.

22. 李金萍，郑天林，董存岩.ALL-L-1 化疗完全缓解 13 年伴门脉高压症 1 例[J].白血病淋巴瘤，2001，10(4)：201.

23. 陈利玉，蒋洪敏，邬国军，戴橄.单核细胞增多型李氏忒菌诱导小鼠胸腺细胞凋亡[J].湖南医科大学学报，2001，26(4)：305-308.

24. 杨俊杰，张广森，陈新瑞，裴敏飞，韩照平，申建凯.72 例多发性骨髓瘤单克隆蛋白分析[J].湖南医科大学学报，2001，26(2)：152-154.

25. 许竹梅，赵水平，彭道泉，谢小述，王继贵.电泳法定量测定血清脂蛋白胆固醇及其临床意义[J].湖南医科大学学报，2002(3)：250-252.

26. 陶科，秦立新.病毒性肝炎甲胎蛋白检测的临床意义[J].中国实验诊断学，2002，6(3)：150-151.

27. 刘海燕，曹伟.419 例新生儿败血症血培养及药敏分析[J].实用预防医学，2003，10(6)：909-910.

28. 喻红波，陈太金，邓军野.染料结合法测定脑脊液蛋白的实验研究[J].武警医学，2003，14(5)：291-293.

29. 唐青来，谢鼎华，伍伟景，殷团芳，杨泽芳，钱文生.突聋病人血液流变学及血脂代谢研究[J].中国耳鼻咽喉颅底外科杂志，2003，9(5)：273-275.

30. 王轶娜，杨宇，罗荧荃，卿之驹.经鼻持续气道正压通气对阻塞性睡眠呼吸暂停低通气综合征患者血清 C 反应蛋白的影响[J].中华结核和呼吸杂志，2004，43(10)：651-653.

31. 刘勇，唐亚梅，方云祥，杨栋梁.L-NAME 对 SIM 治疗脑缺血/再灌注损伤保护作用的影响[J].中国医师杂志，2004，6(2)：147-149.

32. 刘玲,赵水平,李全忠,胡敏,李冀香,程艳春.心血管事件高危患者餐后高敏 C 反应蛋白浓度变化及氟伐他汀干预的影响[J].中华心血管病杂志,2004(7):34-36.

33. 苏涛,王克超,陈检芳,柳新其.类风湿性关节炎患者血清 IL-2,TNF 和 CRP 含量变化与临床意义[J].中国医学工程,2005,13(3):247-248.

34. 苏涛,王克超,柳兴其.肥胖患者的瘦素抵抗[J].中国医学工程,2005,13(2):179-180.

35. 暨明,韦超凡,陈欲晓,蒋洪敏.白色念珠菌诱导小鼠胸腺细胞凋亡通路的探究[J].中国免疫学杂志,2005,21(4):251-253.

36. 梁晓曼,张少军,胡秋莲,邓艳辉,曹伟.我院抗菌药物使用的调查[J].中国药物应用与监测,2005,2(4):6-8.

37. 郭婧婧,武四云,陈远林.外周血造血干细胞最佳采集时机的快速判断方法[J].中南大学学报(医学版),2005,30(5):570-573.

38. 余俊,姚冬梅.Microscan WA96 与纸片扩散法药敏结果比较[J].检验医学,2005,20(6):561.

39. 莫丽亚,邓永超,李先斌,蒋姣伏.血液混匀仪对血细胞分析结果的影响[J].实用预防医学,2006,13(1):183-184.

40. 郭婧婧,郑荣.急性泌尿系感染病原菌的菌群分布及其耐药性监测[J].实用预防医学,2006,13(4):1019-1020.

41. 陈先荣,郑荣.多重耐药铜绿假单胞菌联合用药的药敏研究[J].实用预防医学,2006,13(5):1326-1327.

42. 李江,夏运成,王瑞,许向青,姜文玲,刘伏友,彭佑铭.随意尿蛋白/尿渗透压和随机尿蛋白/尿肌酐比值的临床评价[J].临床检验杂志,2006,24(3):224-224.

43. 刘玲,赵水平,周宏年,胡敏,李冀香.餐后三酰甘油与炎症反应导致高血压患者高脂餐后纤溶功能紊乱[J].中华高血压杂志,2007,15(8):637-640.

44. 武四云,郭婧婧,陈远林.孕妇血清中乙型肝炎病毒复制水平与胎儿宫内感染的关系[J].中国现代医学杂志,2007,17(3):360-362.

45. 吴颖,姜叶灵,郑荣.前列腺炎常见微生物感染及耐药性分析[J].湖南师范大学学报(医学版),2007,4(2):152-153.

46. 刘恋,丁依玲,文令军.孕鼠体内高胆酸水平对胎鼠心肌组织的影响[J].中华围产医学杂志,2008,11(5):332-337.

47. 王云华,张乐君,孙建林,梅习龙,胡海舟,刘云,蒋洪敏.国产非离子型对比剂碘佛醇安全性的临床研究[J].临床放射学杂志,2008,27(7):965-968.

48. 贺丽娟,蒋哲峰,蒋云生,熊文,焦闻文.乳酸菌对肠黏膜通透性及中小分子尿毒素清除的影响[J].中国血液净化,2008(2):78-80.

49. 胡志高，屈晓冰，胡敏. 载脂蛋白 M 与冠状动脉病变的关系[J]. 中国动脉硬化杂志，2008，16(3)：224-226.

50. 王英，江从海，王惠英，胡敏. 血脂异常对 2 型糖尿病肾病的影响[J]. 中国热带医学，2008，8(6)：981-982.

51. 王勇军，周建党，曹伟. 烧伤患者创面金黄色葡萄球菌感染的耐药性与流行病学分析[J]. 实用预防医学，2008，15(3)：714-715.

52. 刘海燕，曹伟. 105 株肠球菌的临床分布及耐药性[J]. 实用预防医学，2008，15(5)：1597-1598,1583.

53. 李跃进，王继贵. 近红外蓝光技术在生化检验中的应用[J]. 国际检验医学杂志，2008，29(11)：1026,1028.

54. 胡荷花，张绍良，唐爱国. 同型半胱氨酸的代谢及临床实验室检测[J]. 中国医学文摘：检验与临床，2008，22(2)：69-71.

55. 熊文，蒋哲峰，蒋云生，贺丽娟. 双歧杆菌与乳酸杆菌在肾衰大鼠胃肠道不同部位的定植及其对小分子毒素的分解[J]. 中南大学学报(医学版)，2009，34(1)：35-39.

56. 高娅文，杨宇，吴悦陶，曹伟，周琪伟. 抗菌药物使用与产超广谱 β-内酰胺酶的关系[J]. 中华医院感染学杂志，2009(20)：2763-2765.

57. 彭振宇，赵水平，何白梅，彭道泉，胡敏. 吸烟对小鼠血清介导巨噬细胞胆固醇流出的影响及其机制[J]. 现代生物医学进展，2009，9(23)：4401-4403.

58. 赵立玲，王敏，袁凌青，谢辉，李辉，罗湘杭，廖二元. 脂联素基因敲除小鼠血管钙化的研究[J]. 实用预防医学，2009，16(5)：1343-1346.

59. 胡志高，屈晓冰，胡敏. 载脂蛋白 M 与冠心病及其危险因素的关系[J]. 中国老年学杂志，2009，29(3)：360-361.

60. 蒋志军，周志芳. 重症监护病房患者泛耐药菌株的分布及相关因素分析[J]. 中国病原生物学杂志，2009，4(10)：777-778.

61. 肖乐东，莫喜明，唐爱国，罗昔波. 慢性肾衰竭患者血清 KYN 和 KYNA 测定临床应用初探[J]. 实用预防医学，2010，17(5)：983-985.

62. 白明海，吴汉江，张婷婷，姜萃长，凌天牖. 体外培养兔鼻软骨细胞在静态牵张应力作用下增殖活性变化及其临床意义[J]. 中国美容医学，2010，19(8)：1152-1155.

63. 吴翔，陈新瑞，林娟. 老年性白内障患者梅毒螺旋体检测结果分析[J]. 中国现代医学杂志，2010，2009：1408-1410.

64. 高娅文，杨宇，吴悦陶，曹伟，周琪伟. 抗生素干预后 ESBLs-KPN 和 ESBLs-ECO 的变化[J]. 中南大学学报(医学版)，2010，35(2)：165-170.

65. 姜红星，文令军. 2 型糖尿病患者 HbA1c 与 MCV、RDW 之间的关系及临床意义[J]. 医学信息(上旬刊)，2010,23(8)：2632-2633

66. 李志霞, 陈月梅, 晏小敏, 刘海娟. 老年冠心病 IL-6、TNF-α 血清水平测定及意义[J]. 北方药学, 2011, 8(2)：89-90.

67. 刘勇, 唐亚梅, 蒲唯丹, 张向晖, 赵靖平. MK-801 诱导的精神分裂症发育模型大鼠脑组织 DA, DOPAC, Glu 和 GABA 浓度的变化[J]. 中南大学学报(医学版), 2011, 36(8)：712-719.

68. 王莹莹, 曹虹, 朱中元, 谢勇. 比较 GGT-H 亚型和 AFP 检测对评估原发性肝癌根治术后生存的价值[J]. 重庆医科大学学报, 2011, 36(9)：1116-1118.

69. 徐霞, 童明华, 蔡华, 梁日初. 从患者腮腺脓肿穿刺液中分离出都柏林沙门菌 1 例[J]. 检验医学与临床, 2011, 8(16)：2041-2042.

70. 彭文锋, 钟政永. ADA 与 ALT、AST、GGT 联合检测在肝脏疾病诊断中的意义[J]. 当代医学, 2011, 17(9)：4-6.

71. 邹国英, 蒋洪敏. 颅脑损伤患者外周血髓过氧化物酶的变化及临床意义[J]. 重庆医学, 2011, 40(29)：2915-2917.

72. 夏运成, 彭灿辉, 周志芳, 成平, 孙林, 彭佑铭, 肖平. 唾液尿素、肌酐、尿酸水平在慢性肾病患者中的临床意义[J]. 中南大学学报(医学版), 2012, 37(11)：1171-1176.

73. 刘勇, 唐亚梅, 张向晖, 赵靖平. MK-801 诱导的精神分裂症大鼠脑组织 PV、GAD67 和 KCC2 的表达变化[J]. 中国当代儿科杂志, 2012, 14(11)：869-874.

74. 屈晓冰, 赵水平, 高洁, 胡敏, 董莉妮, 张湘瑜. PPARγ 激动剂对糖尿病大鼠载脂蛋白 M 分泌和表达的影响[J]. 中南大学学报(医学版), 2012, 37(8)：796-801.

75. 刘海燕, 曹伟, 谭玉林. 98 株金黄色葡萄球菌分布及耐药性分析[J]. 实用预防医学, 2012, 19(4)：586-588.

76. 董政, 童明华, 梁日初. 从患者坏死皮肤组织中分离出斯氏假单胞菌 1 例[J]. 检验医学与临床, 2012, 9(9)：1139-1139.

77. 潘艺, 胡敏, 汤立军. 载脂蛋白 M[J]. 生命的化学, 2012, 32(6)：507-510.

78. 刘彩林, 陈中举, 孙自镛, 曹伟, 冯羡菊, 王山梅, 曾吉, 邹明祥, 汪明, 孙明月, 侯红艳. 中南地区金黄色葡萄球菌流行病学及耐药性研究[J]. 中华微生物学和免疫学杂志, 2013, 33(6)：410-415.

79. 周晓君, 黄涛, 符生苗, 罗昔波, 魏小斌. 白血病患者化疗前后吲哚胺 2,3-双加氧酶活性变化及意义[J]. 广东医学, 2013, 34(10)：1584-1586.

80. 李欢, 陈远林, 王晓春. 冠心病急性时相反应蛋白的检测及意义[J]. 广东医学, 2013, 34(8)：1231-1233.

81. 敖翔, 唐爱国, 罗昔波, 皮兰敢, 章清. 主动外排泵对铜绿假单胞菌摄入硅纳米颗粒的影响研究[J]. 中国全科医学, 2013, 16(33)：3261-3263.

82. 赖力英, 姚冬梅. 布鲁氏菌病误诊为骨关节病 1 例分析[J]. 中南大学学报(医学版),2014,39(2):215-217.

83.罗晓燕,陆岩,李伟,唐亚梅,方建飞.急诊科就诊的老年非溃疡性消化不良患者相关致病因素分析[J].中华老年医学杂志,2014,33(6):613-615.

84.夏春芳,叶祖光,周湘宁,唐甜甜,文令军,刘新义.PEG化葛根素在急性心肌缺血模型大鼠上的组织分布[J].药学学报,2014,49(10):1413-1417.

85.李海英,左灿,卿之驹,谢小兵.尿液中性粒细胞明胶酶相关脂质运载蛋白与狼疮性肾炎活动性及病理分型关系的初步研究[J].临床检验杂志,2015,33(5):359-363.

86.黄蓉,高萌,傅云峰,曾娇辉,赵国胜,易萌清,刘竟,陈新瑞.HP-083/4特定蛋白分析仪与常规仪器检测6个项目的比对分析[J].国际检验医学杂志,2015,36(19):2789-2790,2793.

87.陶怀,魏钦令,杨佳锦,刘勇,唐姝娟.不同剂量帕潘立酮治疗对精神分裂症发育模型大鼠行为学的影响[J].中国临床药理学与治疗学,2016,21(9):1001-1006.

88.白明海,张婷婷,吴汉江,赵志河,何正权,刘兴玉.天然衍生脱细胞牛心包复合BMP~2转染的BMSCs引导骨组织再生的体外实验研究[J].口腔医学研究,2016,32(7):696-698.

89.白明海,张婷婷,谢辉,吴汉江,赵志河,何正权,刘兴玉.以牛心包为来源的天然衍生引导骨组织再生膜制备方法的实验研究[J].口腔医学研究,2016,32(5):440-444.

90.王明达,陈若虹,黄佳斯,李晶,王玲,李慧,刘茵茵,杜文涵,申婷,吕星.血液细菌感染对血清(1,3)-β-D-葡聚糖检测结果的影响[J].中国真菌学杂志,2016,11(1):24-27.

91.黄猛,吴春梅,管洪在,唐爱国,项忠元,杨佳锦.Hoffmann原理在参考区间估计中的应用[J].齐鲁医学杂志,2016,31(4):411-413,416.

92.李孝鹏,黄猛,王奎,黄飞,杨佳锦,唐爱国,项忠元.湖南汉族健康老年人群血清肌酐参考区间的建立[J].国际检验医学杂志,2016,37(12):1604-1606.

93.张召涛,刘晓萍,黄猛,栾兴伟,杨佳锦.健康成年人血浆presepsin正常值参考区间调查[J].国际检验医学杂志,2017,38(18):2529-2531.

94.栾兴伟,黄猛,孙美玲,黄飞,杨佳锦.RDW预测急性胰腺炎死亡风险的价值及其与网织红细胞各参数相关性的研究[J].国际检验医学杂志,2017,38(4):439-441.

95.罗开忠,曹伟,王敏,胡世雄,张少军,龚国忠.细菌培养阳性的布鲁菌病27例的临床及流行病学分析[J].中国医师杂志,2017,19(11):1654-1657.

(五)优秀学位论文、省级和全国性专业学(协)会学术会议优秀论文

据不完全统计,检验科共获各类各级优秀论文45篇,其中湖南省优秀硕士学位论文4篇。详见表4-4。

表 4-4 检验科获得校级以上优秀论文一览表

序号	论文名称	获奖名称	授予单位	获奖人	获奖年份
1	红细胞和血清（浆）肌酸荧光测定法	湖南医科大学优秀论文	湖南医科大学	唐爱国 王继贵	1988
2	血浆 GSH-PX 活力比色测定法	1993—1995 年度湖南省医学会优秀学术论文	湖南省医学会	唐爱国 杨锡兰 王继贵	1997
3	免疫印迹技术联合检测 7 种 ENA 抗体的临床意义	湖南省医学会优秀学术论文一等奖	湖南省医学会	卿之驹	1998
4	高效液相色谱法快速直接测定血清苯丙氨酸和酪氨酸	全国临床化学与检验医学大会优秀论文三等奖	中华医学会检验医学分会	唐爱国	1999
5	高效液相色谱—荧光检测法测定苯丙酮尿症患者血清苯丙氨酸和酪氨酸	第六届全国检验医学学术会议暨第二届世界华人临床化学和检验医学大会优秀论文	中华医学会检验医学分会	唐爱国	2004
6	衍生高效液相色谱—荧光检测法同时测定血清犬尿氨酸和色氨酸及其临床应用	中南大学优秀硕士学位论文	中南大学	罗昔波 唐爱国（导师）	2009
7	胰岛素受体底物影响小鼠前脂肪细胞和前成骨细胞分化的作用和机制	中南大学优秀硕士学位论文	中南大学	卜艳红 唐爱国（导师）	2010
8	衍生高效液相色谱—荧光检测法同时测定血清犬尿氨酸和色氨酸及其临床应用	湖南省优秀硕士学位论文	湖南省人民政府学位委员会 湖南教育厅	罗昔波 唐爱国（导师）	2010
9	胰岛素受体底物影响小鼠前脂肪细胞和前成骨细胞分化的作用和机制	湖南省优秀硕士学位论文	湖南省人民政府学位委员会 湖南教育厅	卜艳红 唐爱国（导师）	2011
10	高效液相色谱-荧光法同时测定血清色氨酸、犬尿氨酸和犬尿喹啉酸及其在 SLE 中的应用	中南大学优秀硕士学位论文	中南大学	项忠元 唐爱国（导师）	2011
11	高效液相色谱-荧光法测定血清中芳香族氨基酸	湖南省医学会检验学术会议一等奖	湖南省医学会	李影	2011
12	高效液相色谱-荧光法同时测定血清色氨酸、犬尿氨酸和犬尿喹啉酸及其在 SLE 中的应用	湖南省优秀硕士学位论文	湖南省人民政府学位委员会 湖南教育厅	项忠元 唐爱国（导师）	2012

续表4-4

序号	论文名称	获奖名称	授予单位	获奖人	获奖年份
13	高效液相色谱-荧光法同时测定慢性肾功能不全患者血清中芳香族氨基酸	中南大学优秀硕士学位论文	中南大学	李影 唐爱国（导师）	2013
14	高效液相色谱-荧光法同时测定慢性肾功能不全患者血清中芳香族氨基酸	湖南省优秀硕士学位论文	湖南省人民政府学位委员会 湖南教育厅	李影 唐爱国（导师）	2013
15	沙眼衣原体通过蛋白酶解宿主抗微生物肽逃脱天然免疫	湖南省医学会检验专业委员会2013年学术年会优秀论文一等奖	湖南省医学会检验专业委员会	唐玲丽	2013
16	脂肪细胞因子对气道上皮炎症及免疫应激信号传递调控	湖南省医学会检验专业委员会2013年年会优秀壁报奖	湖南省医学会检验专业委员会	朱晓琳	2013
17	Genomewide identification of Chlamydia trachomatis vaccine antigens	中华医学会第十二次全国检验医学学术会议青年英文演讲比赛二等奖	中华医学会检验医学分会	唐玲丽	2016
18	神经肽Y对3T3-L1前脂肪细胞增殖与分化的影响及其作用机制研究	湖南省医学会检验专业委员会2013年年会优秀壁报奖	湖南省医学会检验专业委员会	唐浩能	2013
19	Geneticcharacteristics, resistance determinants and in vitro drug combinations activity of Multidrug-Reesistant Acinetobacter baumannii（MDRAB）from the Second Xiangya Hospital, in Hunan Province, China.	湖南省医学会检验专业委员会2013年年会优秀壁报奖	湖南省医学会检验专业委员会	王玲	2013
20	Simultaneous determination of phenylalanine and tyrosine in peripheral capillary blood by HPLC with ultraviolet detection	2011—2013年度湖南省医学优秀学术论文二等奖	湖南省医学会检验专业委员会	莫喜明	2013
21	孕产妇血清载脂蛋白M水平与雌二醇（E2）的相关性研究	湖南省中医药和中西医结合学会检验医学专业委员会年会优秀论文三等奖	湖南省中医药和中西医结合学会检验医学专业委员会	王玲	2014
22		获湖南省中青年检验学术年会优秀论文二等奖	湖南省医学会检验专业委员会	王玲	2014

续表4-4

序号	论文名称	获奖名称	授予单位	获奖人	获奖年份
23	脂肪细胞因子对气道上皮炎症及免疫应激信号传递调控	获中华医学会第八次全国中青年检验医学学术会议优秀论文奖	中华医学会检验医学分会	朱晓琳	2014
24	湖南长沙地区成年人血清胃蛋白酶原乳胶增强免疫比浊法的参考区间建立及初步临床应用	中南大学优秀硕士学位论文	中南大学	杨佳锦 唐爱国(导师)	2015
25	慢性阻塞性肺疾病患者血清载脂蛋白M的表达及其与疾病严重程度的相关性	湖南省检验医学学术大会优秀论文三等奖	湖南省医学会检验专业委员会	李慧	2015
26	Elevated serum concentrations of apoM in patients with chronic obstructive pulmonary disease	湖南省中医药和中西医结合学会检验医学专业委员会第七次学术会议优秀论文三等奖	湖南省中医药和中西医结合学会检验医学专业委员会	李慧	2015
27	In Vitro Potential of L-Lycosin-I as a New Antifungal Drug against Clinical Candida tropicalis infections	湖南省医师协会检验医师分会2017年年会暨第二届检验与临床高峰论坛优秀论文一等奖	湖南省医师协会检验医师分会	谭丽	2017
28	首发精神分裂症患者血浆神经肽Y和催产素的表达变化及临床意义	中国医学装备协会检验医学分会第三届全国临床检验装备技术与应用学术大会优秀论文奖	中国医学装备协会检验医学分会	杨修登	2017
29	In vitro effects of saphylococcus aureus enterotoxin C3 on T cell activation proliferation and cytokine production	湖南省医师协会检验医师分会2017年年会暨第二届检验与临床高峰论坛优秀论文二等奖	湖南省医师协会检验医师分会	谢益欣	2017
30	Bioinformatics analysis of miRNAs-centered comprehensive regulatory network in the anti-turmor progression of SEC3	湖南省医学会检验专业委员会2017年学术年会优秀论文一等奖	湖南省医学会检验专业委员会	杨敏	2017
31	Bioinformatics analysis of miRNAs-centered comprehensive regulatory network in the anti-turmor progression of SEC3	第六届东方检验医学学术会议优秀论文	上海市医学会、上海市医学会检验医学分会	杨敏	2017

续表4-4

序号	论文名称	获奖名称	授予单位	获奖人	获奖年份
32	不同妊娠期血清 PRL 水平的变化及其参考区间的建立	本科生优秀毕业论文(设计)三等奖	中南大学湘雅医学院医学检验系	谢璐鸿 项忠元(指导老师)	2017
33	Upregulation of the Long Non-coding RNA AFAP1-AS1 Affects the Proliferation, Invasion and Survival of Oral Tongue Squamous Cell via Wnt/β-catenin Signaling Pathway	湖南省医师协会检验医师分会 2017 年年会暨第二届检验与临床高峰论坛优秀论文三等奖	湖南省医师协会检验医师分会	王泽友	2017
34	Immunogenic Treponema pallidum Nucleoside diphosphate kinase (Tp1010) as potential diagnostic marker for seradiagnosis of syphilis	湖南省医学会检验专业委员会 2017 年学术年会优秀论文一等奖	湖南省医学会检验专业委员会	蒋传好	2017
35	禁食再喂养对不同年龄小鼠不同部位脂肪组织特异性的影响	2017 年中华医学会糖尿病学分会第二十一次全国学术会议优秀壁报奖	中华医学会糖尿病学分会	唐浩能	2017
36	载脂蛋白 M-1-磷酸鞘氨醇轴与炎症性疾病及其调节机制	湖南省医师协会检验医师分会 2018 年年会暨第三届检验与临床高峰论坛优秀论文三等奖	湖南省医师协会检验医师分会	贺腊姑	2018
37	载脂蛋白 M-1-磷酸鞘氨醇轴与炎症性疾病及其调节机制	湖南省医学会检验医学学术会议优秀论文三等奖	湖南省医学会检验专业委员会	贺腊姑	2018
38	Genetic and phenotypic characterization of clinical isolates of blaKPC-2-and blaNDM-1-positive Klebsiella pneumonia from a Chinese teaching hospital	湖南省医师协会检验医师分会 2018 年年会暨第三届检验与临床高峰论坛优秀论文三等奖	湖南省医师协会检验医师分会	张衍	2018
39	Genetic and phenotypic characterization of clinical isolates of blaKPC-2-and blaNDM-1-positive Klebsiella pneumonia from a Chinese teaching hospital	湖南省医学会检验医学学术会议优秀论文二等奖	湖南省医学会检验专业委员会	张衍	2018

续表4-4

序号	论文名称	获奖名称	授予单位	获奖人	获奖年份
40	Reduced outer membrane porin expression with two compenent system downregulation in multidrug resistance of klebsiella pneumoniae	湖南省医学会检验医学学术会议优秀论文三等奖	湖南省医学会检验专业委员会	杨敏	2018
41	Reduced outer membrane porin expression with two compenent system downregulation in multidrug resistance of klebsiella pneumoniae	湖南省医师协会检验医师分会2018年年会暨第三届检验与临床高峰论坛优秀论文三等奖	湖南省医师协会检验医师分会	杨敏	2018
42	Potential of lycosin－1 as a novel antifungal drug against clinical candida tropicalis infections	湖南省医学会检验医学学术会议优秀论文三等奖	湖南省医学会检验专业委员会	谭丽	2018
43	Antifungal activity of spider venom-derived peptide lycosin-1 against candida tropicalis	湖南省医师协会检验医师分会2018年年会暨第三届检验与临床高峰论坛优秀论文特等奖	湖南省医师协会检验医师分会	谭丽	2018
44	Effect of a recombinant lentiviral vector containing staphylococcus aureus enterotoxin C3 gene on proliferation, migration and invasion of Hela cells	湖南省医师协会检验医师分会2018年年会暨第三届检验与临床高峰论坛优秀论文二等奖	湖南省医师协会检验医师分会	田菁菁	2018
45	First report of mcr－1－carrying E. coli from human bloodstream in human province, China：a molecular mechanism study.	湖南省医师协会检验医师分会2018年年会暨第三届检验与临床高峰论坛优秀论文三等奖	湖南省医师协会检验医师分会	谢益欣	2018

三、科研成果奖励

1987—2017年，检验科获大学、厅级、省级科研成果奖励（含教学成果）19项（次），含省级科技进步奖4项（次），省医学科技进步奖11项（次）。唐爱国教授团队完成的"芳香族氨基酸及其代谢产物快速检测与应用"获2013年湖南省科学技术进步二等奖，"色氨酸及其代谢物检测的新技术"2009年获中南大学实验技术一等奖。详见表4-5。

表 4-5 检验科工作人员荣获科研和教学成果奖一览表

序号	成果名称	获奖名称与级别	获奖人（排名）	年份
1	长沙地区婴幼儿急性下呼吸道感染病毒病原学及临床研究	湖南省卫生厅科技成果奖三等奖	黄频仍（4）	1987
2	长沙地区婴幼儿急性下呼吸道感染病毒病原学及临床研究	湖南省科技成果奖四等奖	黄频仍（4）	1987
3	保元汤的临床和实验研究	湖南省医药卫生科技进步奖三等奖	卿之驹（6）	1988
4	外周血 T 淋巴集落形成细胞测定技术的临床应用	湖南省医药卫生科技成果奖三等奖	卿之驹（2）	1990
5	一种新的血膜染色剂及其光谱分析	湖南省医药卫生科技成果四等奖	王继贵、陈婉娴、杨桂英、周赛琴	1991
6	外周血 T 淋巴集落形成细胞测定技术的临床应用	湖南省科学技术进步奖四等奖	卿之驹（2）	1991
7	血液快速培养	湖南省医药卫生科学技术进步奖三等奖	蔡乾英、王继贵、童明华	1995
8	用微量指血同步检测 GPT 和 HBV 抗 HVC 的实验研究与临床应用	湖南省医药卫生科学技术进步奖三等奖	钱文生（2）、陈新瑞（7）	1995
9	系统性红斑狼疮（SLE）发病机理的研究	湖南省医药卫生科学技术进步奖二等奖	卿之驹（6）	1996
10	系统性红斑狼疮（SLE）发病机理的研究	湖南省科技进步奖三等奖	卿之驹（6）	1996
11	荧光法测定血液中脂质氧化损伤标志物及抗氧化物的研究与临床应用	河南省医药卫生科学技术进步奖二等奖	唐爱国（2）	1997
12	荧光法测定血清（浆）谷胱甘肽过氧化物酶的研究	湖南省医药卫生科学技术进步奖三等奖	唐爱国（1）、王继贵（3）	1997
13	开拓"联合—共创"新路，高质量培养检验人才	湖南医科大学校级教学成果二等奖	王继贵（2）、唐爱国（4）	1997
14	高效液相色谱法在临床检验中的应用	湖南省医药卫生科学技术进步奖三等奖	唐爱国（1）、王继贵（2）	2000
15	日本血吸虫病疫苗候选分子的克隆与鉴定	湖南医学科技奖一等奖	王敏（7）	2004
16	血浆 GSH 荧光测定法的建立及临床应用研究	湖南省医学科技奖三等奖	唐爱国（1）	2009
17	色氨酸及其代谢物检测的新技术	中南大学实验技术成果一等奖	唐爱国、罗昔波、莫喜明、唐亚梅、肖乐东	2009

续表4-5

序号	成果名称	获奖名称与级别	获奖人(排名)	年份
18	芳香族氨基酸及其代谢产物快速检测与应用	湖南省科学技术进步奖二等奖	唐爱国、莫喜明、董存岩、罗昔波、项忠元、任亚萍、李　影、唐亚梅、郑　荣	2013
19	加强课程内涵建设，主编"临床生物化学检验"系列教材	中南大学高等教育校级教学成果奖二等奖	胡敏(5)	2017

检验科作为第一完成人单位荣获省、厅级科技成果奖简介

1. 一种新的血膜染色剂及其光谱分析

该项目为王继贵教授率领的研究团队在1988—1990年开展并完成的计划外自选研究课题，荣获湖南省1990年度医药卫生科技成果四等奖。图4-1为获奖证书。

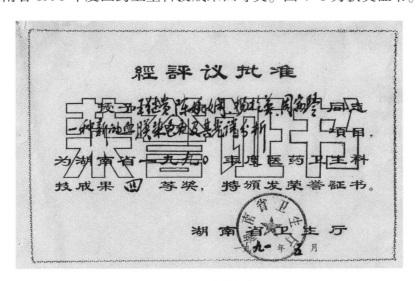

图4-1　获奖证书

临床应用于血膜及骨髓抹片常规染色法有很多种，如Giemsa、Jenner、Leishman及Wright法等，大多数是从罗氏(Romanowsky)染色法衍变而来。这些染料都要用甲醇作溶剂，因溶解度差，染料有效浓度低，故染色时间较长，受影响因素较多，难以掌握好染色条件，同时，配制很麻烦，常常需要蹂磨、加温等。国内有研究者为了改进染色效果，采用Giemsa及Wright混合的复合染料进行血液及骨髓抹片染色，血片染色需15分钟，骨髓片染色需25分钟。血片染色时间长，不能满足门诊、急诊临床检验的需要。1984年国际血液学标准化委员会(ICSH)推荐天青B及伊红丫液用于血液及骨髓抹片的染色。该法有三

个缺点：一是要用6体积甲醇加4体积二甲亚砜作溶剂溶解天青 B 及伊红 丫，先配成储存液，储存液仅稳定3个月；二是临用时再将储存液用缓冲剂作1∶15的稀释，操作较繁琐；三是血片染色25分钟，骨髓片35分钟，血片染色时间过长，不适于国内临床常规和急诊检验。

本课题研制了一种新的血膜染色剂，关键在于加入了一种非离子去垢剂（PVP），提高了染料在甲醇中的溶解度，使新瑞氏染液的有效浓度比原染液提高了两倍多，不需要蹍磨、加温等处理。同时研制出了与染液相匹配的缓冲剂 pH 及其组成，新的血膜染色剂即配即用，十分方便。这种配方在国内尚属首创，经文献检索未见类似报道。实验结果表明，新的血膜染色剂只需5分钟，染色效果优于原瑞氏染液。

本研究对新的染液进行了光谱分析，从理论上进行了探讨，获得了一些新的见解：

①提出了瑞氏染液良好的质量标准为：伊红最大吸收峰在 520~5247 nm，噻嗪类染料最大吸收峰在 645~6501 nm，后者的半峰高宽在 72~88 nm。

②全国临检会议曾推荐用吸光度比率 γA 作为瑞氏染液的成熟指标，本研究的实验数据证明 γA 实际上是没有意义的。

③瑞氏染液并非存放越久越好，实验证明瑞氏染料在甲醇中发生进行性的降解，影响染色效果。

研究成果多次在省内外临床检验学术会议专题宣讲推广，配制的血膜染色剂除在本院临床检验工作中成功应用外，省内也有不少家医院检验科前来分销、应用，产生了较好的社会效益和经济效益。

2. 血液快速培养

该项目为蔡乾英主管技师研究组在 1992—1994 年开展和完成的自选课题，1995 年荣获湖南省医药卫生科学技术进步三等奖。获奖证书见图4-2。

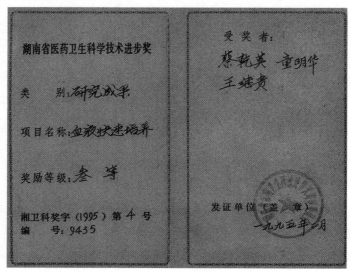

图4-2　获奖证书

菌血症就是少量的病原菌进入血液里面，引起的轻度的全身炎症，它属于血流感染的疾病范畴。菌血症是很轻微的，往往没有严重的全身表现，但当细菌大量持续繁殖产生毒素以后，患者就会出现败血症，败血症一旦产生，就会出现发烧、寒战、呼吸快、心率快等症状，这个反应如果失控，就会产生脓毒血症。严重脓毒血症会使人体的微循环、器官的灌注受到影响，如果通过治疗得不到恢复，脏器损害越来越严重，就会出现脓毒性休克，可能会危及生命，引起死亡。因此快速诊断对于抢救患者生命至关重要。由于血液中的病原菌含量很少，加之血中存在各种抑制因子，如吞噬细胞、抗体及抗生素的使用等，致使血培养阳性率不高，即使培养阳性，往往因微生物生长慢，需要 3~7 天，或更长的时间才能发出报告，难以满足临床要求。国外虽有快速培养的专门装置出售，但价格昂贵不适宜国内临床使用。本项研究课题综合文献报告设计了一种快速血培养法，能够快速培养出细菌、快速得到药敏结果，使患者能尽早得到正确的诊断和及时治疗，患者能早日康复，具有较大的临床价值。

本课题具有两个创新点，一是在培养基中加入了 SPS（聚茴香脑磺酸钠），它可以灭活氨基糖苷类和多肽类抗生素，可使培养阳性率大大提高；二是液体培养基有菌生长之后，离心集菌，取菌悬液直接进行革兰氏染色、生化反应、凝集试验和药敏试验。研究结果表明，它不仅可提高血培养阳性率，同时可提前 3~4 天报告培养及药敏结果，使患者得到及时治疗。工作的开展不需要特殊仪器设备，极具推广价值。湖南省医学信息研究所查新检索证明"国内未查到与该课题类似的文献报道"。

研究成果在湖南省临床微生物质控学习班、湖南省医学检验学术大会和湖南省医院检验科主任会议上宣讲，湖南省卫生厅连续两年组织举办了"血液快速培养"新技术推广学习班，促进了研究成果在湖南省的推广应用。

3. 荧光法测定血清谷胱甘肽过氧化物酶活性的研究

该项目唐爱国为第一完成人，是他与本院检验科和中心实验室的多位专家，在 1989—1996 年开展并完成的自选研究项目，1997 年荣获湖南省医药卫生科学技术进步三等奖。获奖证书见图 4-3。

谷胱甘肽过氧化物酶（glutathione peroxidase；GSH-PX 或 GPX）是机体内重要的抗氧化酶，它与超氧化物歧化酶（SOD）、过氧化氢酶（CAT）等组成一个完整的抗氧化防御酶系，通过清除体内过多的自由基，减轻和阻断自由基连锁反应，阻止脂质过氧化物对组织的损伤。GSH-PX 是含硒酶，硒本身具有抗氧化能力，GSH-PX 含量高低，在一定程度上反映机体硒营养状况。GSH-PX 还参与调节前列腺素的生物合成，此功能失常将引起血小板聚集和血管收缩，红细胞膜通透性降低，发生一系列血液流变学的改变。研究表明，GSH-PX 检测对心血管疾病糖尿病、各种肝病、恶性肿瘤、衰老等多种疾病的诊断、治疗或机理研究具有重要意义。因此选择 GSH-PX 作为研究对象，建立和完善 GSH-PX 测定方法也

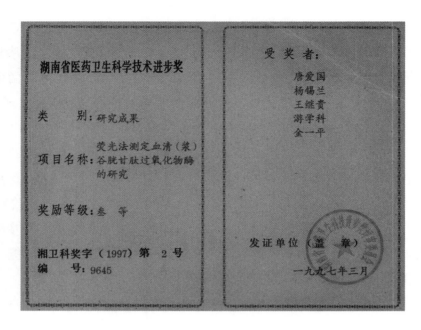

图4-3　获奖证书

具有重要意义。

　　GSH-PX 活性检测法主要有直接法和间接法两大类。直接检测法即测定 GSH-PX 的基质 GSH 的消耗量或氧化型谷胱甘肽(GSSG)生成量，以反映其活性。直接法有紫外检测法和 DTNB(5′5 —二硫对硝基甲酸)比色法。紫外检测法是基于 GSH 在 25 mm 吸光度的降低，计算 GSH 的消耗量来反映 GSH-PX 活性，但此法仅适用于纯酶活性的检测，不适于临床检测生物体液标本。DTNB 比色法以测定 GSH 消耗量来反映 GSH-PX 活性，该法灵敏度较低，特异性也较差。间接检测法即酶偶联法，其原理是利用 H_2O_2 或特丁基氢过氧化物作双基质，在 GSH-PX 的作用下形成 GSSG，同时加入 NADPH 和 GSSG-R 重新转变为 GSH，NADPH 转变为 $NADP^+$，在 340 nm 测定 $NADP^+$ 的吸光度，以反映 GSH-PX 活性。间接法灵敏度高、特异性好；但间接法需要的 GSSG-R 提纯复杂，产量低，成本高，难以满足常规检测的需求。

　　荧光分光光度法(荧光法)是常用的光谱分析技术之一，其最突出的特点是灵敏度高和选择性强，已在临床化学中显示出极大的应用前景。国外 Nakashima-k 等人于 1986 年报道用荧光法检测 GSH-PX，其原理也是一种酶偶联法，通过测定 $NADP^+$ 的荧光强度来反映 GSH-PX 的活性，但该法仍需采用 GSSG-R 和 NADPH 等特殊试剂。

　　开展本研究之前国内未见有采用荧光法测定 GSH-PX 活性的报道。本课题组从 1989 年起对荧光法测定 GSH-PX 活性进行了研究，建立了一种灵敏度高，特异性强，适合于临床、科研应用的 GSH-PX 活性检测方法。

　　本研究建立的 GSH-PX 荧光测定法原理如下：

$$2GSH+H_2O_2 \xrightarrow{GSH\text{-}PX} GSSG+2H_2O$$

$$GSH(剩余)+OPA \longrightarrow 荧光复合物$$

随着反应的进行，GSH 不断被消耗；经一定时间酶反应后，中止反应，剩余的 GSH 与邻苯二甲醛（OPA）在一定 pH 条件下生成较特异性的荧光复合物，通过检测其荧光强度即可反映 GSH-PX 活性。

以往文献报道的直接测定法中均采用偏磷酸及其盐类作为蛋白沉淀剂，其组成为 1.67%偏磷酸（钠），0.05%EDTA 和 28%NaCl，配制相当麻烦，同时沉淀蛋白效果并不理想。本研究中改用 0.6 mol/L（10%）三氯乙酸（TCA）作蛋白沉淀剂，该试剂配制方便，且沉淀蛋白效果极好，加入 TCA 后离心，即可获得清亮的无蛋白滤液。此外，以往直接法多采用 Haseman 单位，即以单位时间 $\log[GSH]$ 降低量来表示 GSH-PX 活性，计算公式繁杂，本研究改用每升血清（浆）、全血、压积红细胞每分钟催化 1 μmol GSH 氧化的酶量为一个 GSH-PX 活性单位，计算公式简单明了，应用十分方便。

研究结果表明本法的灵敏度和特异性都高于 DTNB 法。采用本法建立的方法测定了健康人群的血清、血浆、红细胞和全血中的 GSH-PX 活性参考值。检测了慢性肾炎患者血浆 GSH-PX 活性，其明显低于正常对照组。

本研究在国内首次建立了一种新的灵敏度高、特异性好的 GSH-PX 荧光测定法，填补了我国在此项目上的空白。我医院自 1991 年起曾作为常规检验项目应用于临床和科研工作中，扩大了荧光法在临床生化中的应用。课题组在《临床检验杂志》和《湖南医科大学学报》发表的两篇研究论文除了收录入《中国医学文摘》外，还被国内不少研究学者应用于临床、科研工作中。

4. 高效液相色谱法在临床检验中的应用

该项目为唐爱国与检验科、中心实验室和药剂科的专家于 1986 年 8 月至 1998 年 8 月开展、完成的计划外自选课题。2000 年荣获湖南医药卫生科学技术进步三等奖。获奖证书见图 4-4。

本课题先后建立开展了唾液甲硝唑、血清（浆）三尖杉酯碱、5-羟色胺、5-羟吲哚乙酸、色氨酸、苯丙氨酸、酪氨酸等物质的高效液相色谱（HPLC）测定方法。

（1）HPLC 法测定唾液甲硝唑浓度。服药后的唾液去蛋白后直接进样测定，紫外检测波长为 320 nm，外标法定量，进样后 10 分钟获结果。方法的灵敏度为 2 ng/mL，标准曲线性范围达 40 g/mL，回收率为 95.23%～101.5%，批内 $CV=1.32\%$，批间 $CV=3.25\%$。同时测定受试者的血清和唾液中的甲硝唑浓度，结果表明口服甲硝唑 2 小时后，血清和唾液中的药物浓度已基本平衡，4 小时后两者呈显著相关（$P>0.05$），即被检药物浓度基本相等。甲硝唑在体内的清除速率常数值也显著相关（$P>0.05$），表明临床可直接收集用药后的唾液，无须抽血作测定标本。

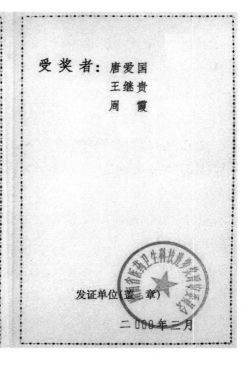

图 4-4　获奖证书

(2)HPLC 法测定血浆三尖杉酯碱。项目组在国外文献的基础上建立了在常温常速离心条件下进行样品预处理的人血浆三尖杉酯碱 HPLC 荧光测定法。方法批内 CV 为 3.08%~3.47%，批间 CV 为 4.36%~5.28%，回收率为 93.6%~95%，标准曲线范围 12.5~500 ng/mL。进样后 13 分钟获结果。

(3)HPLC 法同时测定血浆 5-羟色胺和 5-羟吲哚乙酸。血浆样本用高氯酸去蛋白后，取上清作 HPLC—电化学检测。5-羟色胺峰面积 CV=1.15%，5-羟吲哚乙酸为 0.84%；5-羟色胺回收率为 89.95%~93.93%，5-羟吲哚乙酸回收率为 88.2%~102.2%。进样后 18 分钟获结果。

(4)HPLC—荧光法单独测定 5-羟色胺。血清用三氯乙酸去蛋白后进样测定，5 分钟获结果，流动相为 0.1 mol/L KH_2PO_4 溶液，5-羟色胺峰面积 CV=3.35%~4.03%，回收率为 98%左右。

(5)HPLC 法测定血清色氨酸。血清用三氯乙酸去蛋白后进样，紫外 295 nm 测定，4 分钟便获结果。色氨酸的批内 CV=3.16%~3.31%，批间 CV=4.31%~4.74%，回收率为 95.9%~96.3%。

(6)HPLC—紫外法快速直接同时测定血清。苯丙氨酸和酪氨酸血清用高氯酸去蛋白后直接进样测定，紫外检测波长为 190 nm，流动相为 4%乙腈，进样后 5 分钟获结果。苯丙氨酸的回收率为(98.6±2.4)%，批内 CV=3.68%，批间 CV=4.01%。酪氨酸回收率=

（98.9±2.1）%，批内 CV=1.87%，批间 CV=2.59%。

建立的上述 HPLC 测定方法有的为国内最早报道，有的是在国内外文献的基础上作进一步改进创新。因此除有灵敏度高、特异好等优点外，还较国内外同类技术更加简便、快速、设备要求更简单、试剂更价廉易获。本项课题在《色谱》《湖南医科大学学报》和《中国医院药学杂志》等国内知名期刊发表学术论文 7 篇，在国际性学术大会宣读 1 篇，在全国性学术大会交流多篇。研究成果除在我院医疗、教学、科研中应用外，已被国内部分同行引（应）用。在"湖南省县级医院检验科主任新技术新方法学习班"上作专题讲座三次（届），并在湖南医学会 1999 年 11 月主办的国家级医学继续教育项目"新技术讲座"上作专题报告，促进和推动了 HPLC 法在我省和全国临床检验中的应用。

5. 血浆 GSH 荧光测定法的建立及临床应用研究

本课题系由唐爱国为第一完成人，是他与本院检验科、中心实验室、康复科、老年科、皮肤科及内分泌科多位专家，于 1989—2003 年开展并完成的自选研究项目，该项目 2009 年荣获湖南医学科技奖三等奖。获奖证书见图 4-5。

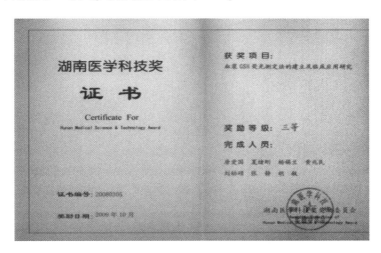

图 4-5 获奖证书

谷胱甘肽是由谷氨酸、半胱氨酸和甘氨酸形成的三肽化合物，广泛存在于动、植物细胞中，并在细胞内合成，分为还原型谷胱甘肽（GSH）及氧化型谷胱甘肽（GSSG）两类，其中 GSH 含量约占 95%。GSH 广泛分布于机体各器官内，对维持细胞生物功能有重要作用。谷胱甘肽参与体内三羧酸循环及糖代谢，并能激活多种酶，从而促进糖、脂肪及蛋白质代谢，并影响细胞的代谢过程。谷胱甘肽作为体内一种重要的抗氧化剂，它能够清除掉人体内的自由基。由于 GSH 本身易被某些物质氧化，所以它在体内能够保护许多蛋白质和酶等分子中的巯基不被有害物质（如自由基等）氧化，从而让蛋白质和酶等分子发挥其生理功能。人体红细胞中谷胱甘肽的含量很多，这对保护红细胞膜上蛋白质的巯基处于还原状态，防止溶血具有重要意义，而且还可以保护血红蛋白不受过氧化氢、自由基等氧化，从而维持其运输氧的能力。因此，深入研究 GSH 在机体内的代谢变化，明确其在临床各种疾病谱中的变化与生理、病理作用具有十分重要的应用价值。

1989 年以前国内只报道过测定红细胞、血小板等组织细胞中的 GSH 含量。由于 GSH 在血浆内的浓度很低，只为组织含量的千分之一左右，国内当时尚无测定血浆中 GSH 方法的报道，也影响了对 GSH 生理与病理作用的深入研究。为深入研究 GSH 在疾病中的应用价值，很有必要建立一种简便、灵敏、准确的方法测定血液中 GSH 的浓度。

本课题组从临床应用研究出发，在国内外文献资料的基础上，通过对蛋白沉淀剂的优选，选取三氯醋酸（TCA）为蛋白沉淀剂，在常温下获得了清亮的蛋白上清液。加入甲醛稳定荧光，在国内率先建立了血浆 GSH 常温荧光测定法，并测定了健康献血员的血浆 GSH 值。在此基础上，对 GSH 在以下几种疾病中的作用进行了研究。

①通过观察脑卒中患者高压氧治疗不同时期患者红细胞内 GSH 水平变化，发现为避免产生氧毒性，一次连续治疗以不超过 20 次为宜。通过对旋磁场并高压氧治疗脑卒中患者体内自由基的变化研究，证明旋磁场可降低高压氧压治疗时的氧毒性作用。通过将旋磁、恒磁、磁处理水等作用于小鼠，未发现其体内红细胞中的 GSH 产生有意义的变化。

②发现色素沉着患者体内 GSH 水平明显降低，儿茶素治疗可有效地增强体内的抗氧化剂 GSH 水平，通过提高机体抗氧化能力来减轻色素沉着，缓减黄褐斑的形成。

③对链尿霉诱导的糖尿病鼠模型进行研究，发现糖尿病鼠肝组织内 GSH 水平明显降低，碳酸锂治疗可增高鼠红细胞内 GSH 的水平，提高其抗氧化能力。

④对老年脓毒症患者研究表明，给予低剂量谷氨酰胺可使其体内抗氧化剂 GSH 水平增高，增强其抗氧化应激的能力。

该项研究共发表论文 9 篇，其中 SCI 收录论文 1 篇，中华系列论文 3 篇，核心期刊 5 篇。"血浆 GSH 荧光测定法"在第二届湖南省青年医学学术会议上进行了推广介绍。在此基础上，课题组还在国内首次建立了一种血浆（清）谷胱甘肽过氧化物酶（GSH-PX）活性荧光测定法。有报道，程晓莉等学者近 30 人次在承担的国家自然科学基金课题及各级科研、临床课题中采用了本方法进行 GSH 的测定。其中 GSH 测定方法的论文被应（引）用 30 多次。我国著名的自由基医学研究专家、第一军医大学（现南方医科大学）的陈瑗、周玫教授将本课题组建立的 GSH 测定方法，由人民卫生出版社出版的《自由基医学研究方法》一书中收录为测定 GSH 的推荐方法。本研究课题发表的论文被应（引）用多达 124 次，大大促进了国内对氧化应激与自由基的研究，促进了对 GSH 的生理与病理作用的研究。

6. 芳香族氨基酸及其代谢产物快速检测与应用

该研究项目由唐爱国课题组完成。研究成果荣获 2009 年中南大学实验技术成果一等奖，荣获 2013 年度湖南省科学技术进步二等奖。获奖证书见图 4-6。

芳香族氨基酸（AAA）及其代谢物质的定量分析可为临床相关疾病的诊断治疗、病情监测、病理机制研究提供重要依据。本研究项目开始于 20 世纪 80 年代中期。此前，国内没有检测血清中犬尿氨酸（KYN）、犬尿喹啉酸（KYNA）的方法报道；对 AAA 及其代谢物的检测方法尚存在繁琐或灵敏度不高等问题，严重制约了我国对该类物质生理或病理作用的研究。

该项目从 AAA 物质的分子结构入手，利用此类物质特有的理化特性，结合高效液相色谱法（HPLC）分析技术的动力学过程与化学原理，通过对分析分离诸要素的优化与创新，先后在国内外率先建立了十九项 AAA 及其代谢物的新测定方法，有 7 项为国际上首次报道，其余均为国内首次报道。

①针对 Trp-KYNA 代谢途径主要产物 KYN、KYNA 等含量低，没有自身荧光的特点，利用其独特化学结构式特性，通过对所报道的化学衍生剂的比较研究，筛选出了能有效增强该类物质的衍生剂醋酸锌，在国际上率先建立在线衍生的方法对此类物质进行定量分析。②针对 AAA 及部分代谢产物自身具有荧光基团的特性，率先将 HPLC 荧光检测技术应用到此类物质的检测中。通过对色谱关键参数的优化评估，使血液中被检测的目标物质与复杂的非目标物质有效地分离开，再设计合适的程序性检测参数，做到了灵敏高效测定每一种目标物质。③利用物质的紫外吸收特性，在国内率先将 HPLC 紫外检测技术应用到 AAA 及其代谢物的检测中。④利用所建立的方法，对 AAA 及其代谢物的临床应用进行了研究，在国际上率先进行了 Trp 用于肺癌诊断的初步研究；在国内率先研究了脑梗死患者 IDO 与 KAT 活性变化；KYN 和 K/T 比值在 RA 中的诊断价值；报道了肾衰竭与透析患者 KYN 和 Trp 代谢变化情况；报道了国内首个成人血清 KYNA 含量；建立了我国第一个健康成人的 KYN 和 KYN/Trp 参考值范围。

本课题开发的检测方法，都只需要采用单一的检测器、单一流动相固定流量的洗脱方式，方法简单、对仪器的要求低。建立的多种检测模式让不同条件的应用者可自由选择最适合自己的检测方法。研究成果在临床、科研和教学工作中被成功应用。

研究成果分别获得湖南省科技计划项目"末梢血液中苯丙氨酸液相色谱测定法及其应用研究（04SK3052）"和"血清色氨酸和犬尿氨酸检测方法及临床应用的研究（05SK3026）"及湖南省医药卫生科技计划项目"Kyn 和 Trp 测定方法的建立及其在类风湿关节炎中的应用价值（C2005019）"的资助。研究工作共发表论文 60 篇，其中国外 SCI 收录论文 8 篇，中华医学系列论文 6 篇，国家化学一级刊物 6 篇，申请发明专利 5 项，在国内外各种会议上交流 50 余次。培养已毕业硕士研究生 14 人（包括 1 名留学生），其中已有 3 人的研究生毕业论文被评为"湖南省优秀硕士毕业论文"，一人荣获"湖南省优秀毕业硕士研究生"，留学生荣获"中国政府优秀外国留学生奖学金"，获奖证书见图 4-6。

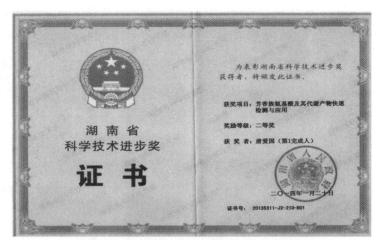

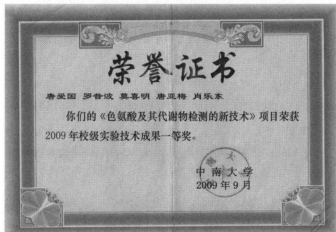

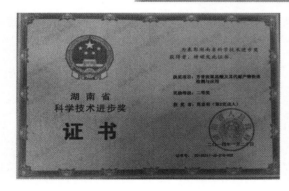

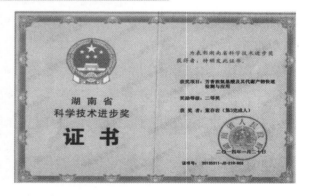

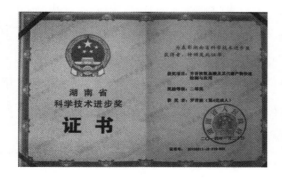

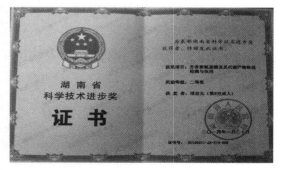

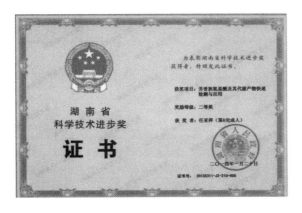
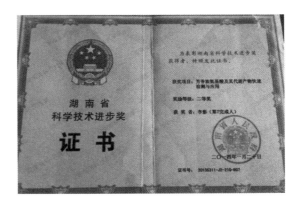
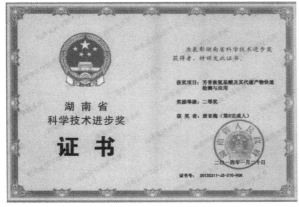
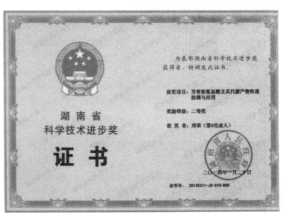

图 4-6　获奖证书

四、教材和专著编写

1957—2017 年，检验科人员担任主编或副主编的各类教材、专著共 5 部；参与编写 20 多部；担任主编或副主编的专著和教材包括《临床生化检验》(第一版、第二版)、《临床生物化学检验》《全国卫生专业技术资格考试习题集丛书·临床医学检验技术(中级)》等。让人敬佩的是，年近 80 岁高龄的王继贵老教授还担任了 2015 年出版的《全国临床检验操作规程》(第四版)的审评工作。此外，王继贵教授主编的《临床生化检验》第一、二版深受检验同道的欢迎，1997 年该专著还荣获湖南医科大学优秀科教专著三等奖。表 4-6 为检验科编写专著、教材名录。图 4-7 为出版的专著、教材。

表 4-6　检验科编写专著、教材一览表

序号	书名或章节名	编者	出版社	出版时间/年
1	临床检验资料汇编	王继贵、唐爱国等参编	甘肃人民出版社	1977
2	临床生化检验	王继贵主编 唐爱国等参编	湖南医学院第二附属医院检验科(内部发行)	1978

续表4-6

序号	书名或章节名	编者	出版社	出版时间/年
3	临床生化检验(第一版)	王继贵主编 栗春辉、袁大伟、邓宝爱、唐爱国参编	湖南科学技术出版社	1981
4	生物化学检验技术(检验系全国统编教材)	王继贵参编	人民卫生出版社	1990
5	诊断细菌学	夏天明参编	黄河文化出版社	1992
6	基础精神医学	王继贵参编	湖南科学技术出版社	1994
7	临床生化检验(第二版)	王继贵主编 邓宝爱、袁大伟、栗春辉、唐爱国参编	湖南科学技术出版社	1996
8	普外科临床进修手册	王继贵参编	湖南科学技术出版社	1998
9	临床常用检验、检查及诊疗手册	唐爱国、陈新瑞参编	湖南科学技术出版社	1998
10	实用全科医生手册	王继贵参编 唐爱国参编	人民卫生出版社	1999
11	门诊外科学	王继贵参编	湖南科学技术出版社	2001
12	消化外科学	唐爱国参编	人民卫生出版社	2002
13	泌尿外科临床进修手册	王继贵参编	湖南科学技术出版社	2003
14	内分泌外科学	王继贵参编	中国医药科技出版社	2004
15	全国高等医药院校检验专业配套教材：检验医学习题集	唐爱国、莫喜明等参编	中南大学出版社	2004
16	全国医学院校高职高专教材：诊断学(第一版)	唐爱国、莫喜明参编	北京大学医学出版社	2004
17	临床检验仪器学实验教程(高等医学院校教材)	胡敏参编	人民卫生出版社	2005
18	全国临床检验操作规程(第三版)	王继贵参编	东南大学出版社	2006
19	智力低下的诊治与康复	莫喜明参编	湖南科学技术出版社	2010
20	临床生物化学检验，第五版(全国高等医药院校检验专业教材)	唐爱国参编	人民卫生出版社	2012
21	临床生物化学检验	胡敏副主编 唐爱国、钟政永、蒋洪敏参编	人民卫生出版社	2014.03
22	临床检验基础(第三版)	胡敏参编	中国医药科技出版社	2015.08
23	全国临床检验操作规程(第四版)	王继贵审评	人民卫生出版社	2015
24	全国卫生专业技术资格考试习题集丛书·临床医学检验技术(中级)	莫喜明副主编	人民卫生出版社	2015

续表4-6

序号	书名或章节名	编者	出版社	出版时间/年
25	胃肠道感染（实验诊断与临床诊治）	曹伟参编	上海科学技术出版社	2016.05
26	医学检验导论	胡敏参编	人民卫生出版社	2016.09
27	检验医学习题集	王敏参编	中南大学出版社	2004.07
28	临床寄生虫病检验学	王敏参编	人民卫生出版社	2009.10
29	实验诊断学	胡敏参编	人民卫生出版社	2017.1

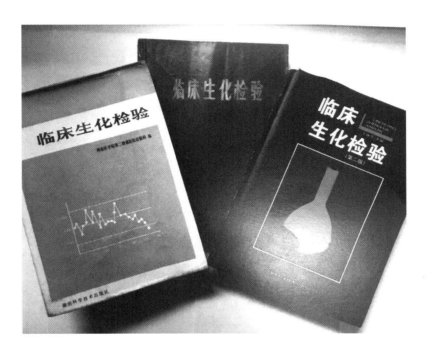

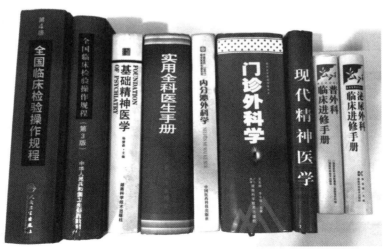

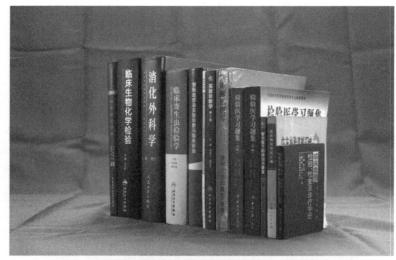

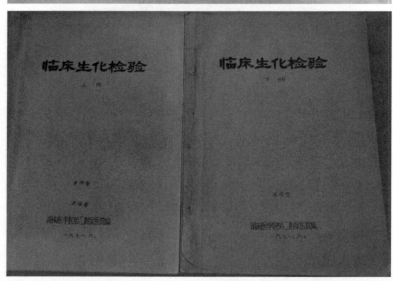

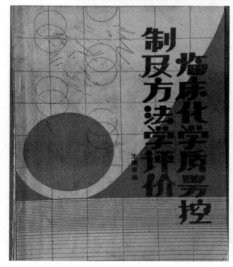

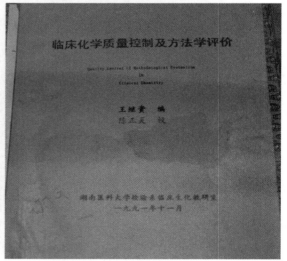

图 4-7　出版的专著、教材

五、专利

检验科以第一完成人获得专利 2 项，作为参与人获得专利 3 项。获得的专利见表 4-7，专利证书见图 4-8。

表 4-7　检验科获专利一览表（黑体字为检验科人员）

序号	专利名称	申请号	申请人		授权部门	公开（公告）日期	类型
1	一种碳量子点试纸条	201320419002.5	**胡敏** 潘艺 **梁好**		中华人民共和国国家知识产权局	2014.02.12	实用新型
2	一种用于检测 P24 抗原的碳量子点试纸条的制备方法	201310295487.6	**胡敏** 潘艺 **梁好**		中华人民共和国国家知识产权局	2013.10.09	发明专利
3	基于人体自身分泌的新型抗菌活性肽	201510004430.5	卜艳红 **莫喜明** 周后德		中华人民共和国国家知识产权局	2015.04.08	实用新型
4	一种人源性肥胖抑制肽	2016101564848	周后德 满晓朏 **唐浩能** 谭舒文		中华人民共和国国家知识产权局	2016.07.20	实用新型
5	用于 PICC 置管的上肢固装置 CN	201420328224.0	夏春芳 王小艳 **文令军** 李玲 陈菊阳		中华人民共和国国家知识产权局		

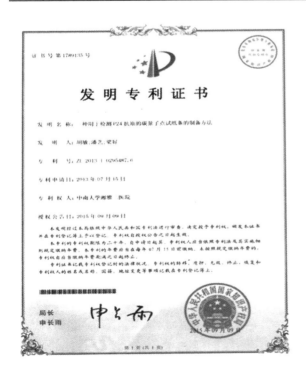
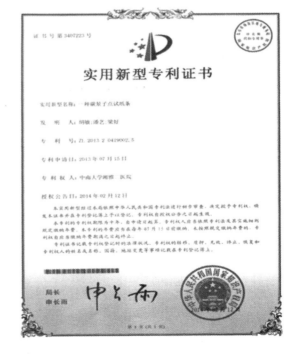

图 4-8　专利证书

第一节　对口支援工作

　　1965年3月，医院组织第一批医疗队到农村防病治病，医疗队分两组，我科蔡乾英随第一组赴黔阳地区（今怀化地区）安江镇（图5-1），张克秀随第二组到湘西吉首（图5-2）。医疗队除为当地百姓治病外，还参加劳动，培训当地医务人员，对改善当时农村医疗卫生条件作出了贡献。至1965年8月底医疗队圆满完成任务回院。蔡乾英因表现优异，被评为省"先进个人"。

　　1968年12月，响应国家"把医疗工作重点放到农村去"的号召，为广大农民服务，保障人民群众的健康，解决当时农村缺医少药的问题，周令任、蔡乾英、杨锡兰、江世仁、赵永锦、杨菊香、谢永婉、王秀英共8位同志下放落户农村，支援农村建设。至83年，部分同志陆续调回医院工作。

　　1972年上半年左泽志随医院血防队到安乡县，下半年唐爱国随血防队到沅江县（现沅江市）参与当地血吸虫病的防治。其后，徐春桃、夏天明（图5-3）、曾耀星、王继贵、周赛琴、黄频仍等在1973—1978年到沅江等地参与血吸虫病的防治工作，为湖南省血吸虫病防治作出了贡献。

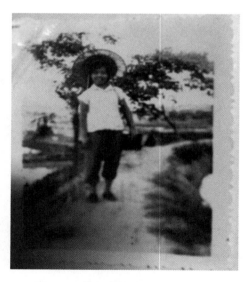

图5-1　蔡乾英在安江镇农村巡诊

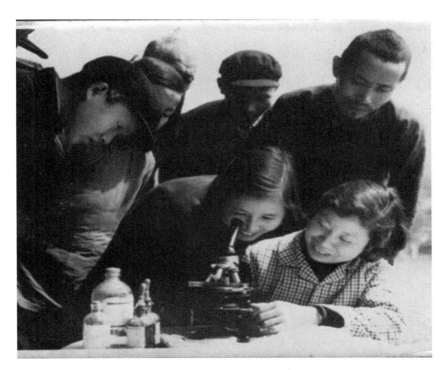

图 5-2　张克秀（前排右 1）在湘西吉首农村医疗队

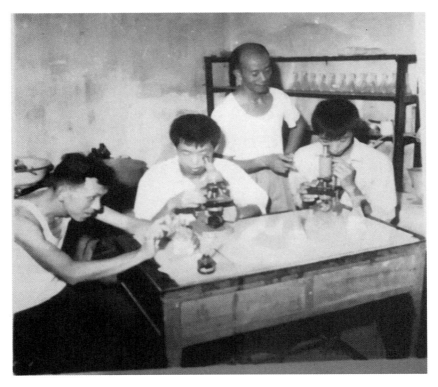

图 5-3　1975 年，夏天明（右 2）和曾耀星（左 2）在沅江县血吸虫病防治医疗队

2005 年 6—9 月，检验科莫喜明主管技师赴郴州市桂东县人民医院，参加由原卫生部、湖南省卫生厅组织的"万名医师支援农村卫生"工程，为期 3 个月。在支援工作期间，莫喜明在临床形态学检测的相关理论知识和仪器的操作等方面进行了深入指导和交流，同时，根据桂东县人民医院检验科的实际需求，结合临床实际及病例进行学术讲座。莫喜明通过多形式、多途径指导促进了当地检验科工作人员的理论水平及实际工作能力的提高，受到了桂东县人民医院和检验科职工的高度赞誉。

2008 年 1—6 月，检验科廖可宏主管技师作为科技特派员，赴湘西自治州凤凰县阿拉营镇卫生院，参加由湖南省委、省政府组织开展的"科技特派员"试点工作，进行为期半年的对口支援工作。其间，廖可宏结合当地卫生院化验室的实际情况，开展了多项检测新项目，制定了相关检测项目的标准操作流程，同时，对卫生院的技术人员进行了系统的理论指导和技术培训工作，促进了化验室检测能力的整体提高，满足了卫生院和当地群众基本卫生健康的需求。

2008 年 10—11 月，检验科陈若虹主管技师赴湘西自治州凤凰县人民医院，开展扶贫对口支援工作，为期一个月。其间，陈若虹根据凤凰县医院检验科实际情况，针对常规开展的检测项目进行理论培训和技术指导工作，加强了实验室工作人员对检测结果的质量控制，促进了检验科检测能力的提升。

2009 年以来，我院检验科根据湘西自治州龙山县人民医院检验科的实际情况和具体需求，采用了接收龙山县人民医院检验科学员进修学习与派出专家现场指导相结合方式，进行精准帮扶，促进了龙山县人民医院检验科医疗水平和检验质量的整体提高，更好地为龙山县人民健康服务。至 2018 年，龙山县人民医院检验科有 7 名(全科室人员的三分之一以上)检验技术人员来我科室进修学习。我检验科先后选派了四名高年资检验专家，赴龙山县人民医院检验科现场帮扶指导，时间最长者达半年。

2009 年 7—9 月，曾谙主管技师赴龙山县人民医院检验科进行为期三个月的对口支援工作。其间，指导帮助龙山县人民医院检验科开展了多项检验新项目，提升了检验科的临床检测能力。

2013 年 3—9 月，王敏副主任技师赴龙山县人民医院检验科进行为期半年的对口支援工作。其间，对临床微生物检测的相关理论和实践经验进行了深入指导和交流，促使检验科新配置的进口先进细菌检测仪器设备得到迅速广泛的应用，全面提高了该医院临床微生物检验水平。

2015 年 10 月 8—31 日，董存岩副主任技师赴龙山县人民医院检验科进行为期半个多月技术培训与业务指导工作。在 20 多天的对口支援期间，董存岩副主任技师在现场指导的同时，为检验科全体员工开展专题讲座 7 次，为全院临床医务人员开展专题讲座 1 次(图 5-4)。

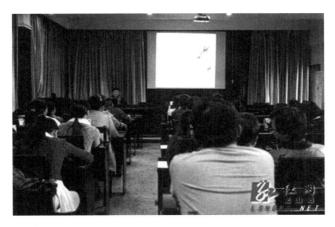

图 5-4　董存岩副主任技师为龙山县人民医院检验科员工专题讲座

　　2015 年 10 月 21—23 日，湖南省医学会第九届检验专业委员会主任委员、中南大学湘雅二医院检验科唐爱国教授赴龙山县人民医院检验科进行现场帮扶指导工作。唐爱国教授与董存岩副教授一起，对龙山县人民医院检验科的每个实验室进行了现场指导（图 5-5）；就二级综合医院评审标准实施细则（2012 年版）中"临床检验管理与持续改进"部分及与检验科密切相关的其他条款作了专题讲座，根据二级医院评审标准实施细则，对创建二甲医院工作中关于检验科部分逐项进行分析讲解，深入剖析了医院检验工作中存在的问题，并提出整改意见。另外，唐爱国教授还就如何加强检验科学科建设，进一步发挥检验技术人员在医院医疗工作中的作用等，与龙山县人民医院领导进行了探讨。

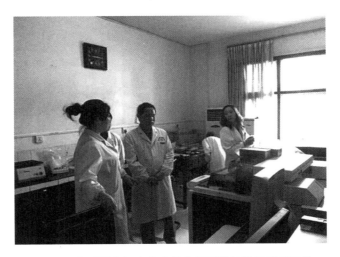

图 5-5　唐爱国主任在龙山县人民医院检验科指导工作

　　2016 年 6 月 1 日—7 月 30 日，检验科文令军主管技师赴郴州市桂东县人民医院开展技术扶贫工作，为期 2 个月。文令军在扶贫工作期间，为桂东县人民医院检验科的发展量身定制了一套完善的实验室管理与检测技术提升方案,并对技术方案的内容向全科同事进行深入解读。另外,针对日常工作中形态学的技术难点问题进行专题授课指导,具体内容有《血细胞分析仪检验结果的质量保证与临床应用》《血细胞形态学和大小便镜检的技术培训》等。文令军还向桂东县人民医院全院临床医护人员讲解了如何规范采集临床标本、如何正确解读检验结果、如何建立检验科与临床的有效沟通等,促进了检验科综合能力的提升(图5-6)。

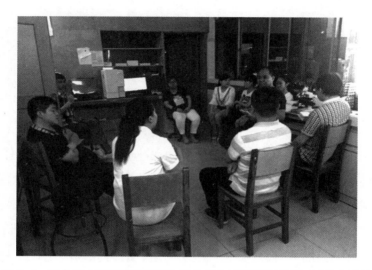

图5-6　文令军主管技师在郴州市桂东县人民医院检验科开展技术帮扶

第二节　援外医疗

自1963年以来,我院多次派出专家组到非洲国家支援当地医疗卫生工作。专家们用精湛的医术和高尚的医德,圆满完成各项任务,为医院赢得了荣誉,受到党和政府及受援国政府及民众的高度赞扬。自1973年第一批援塞拉利昂医疗队成立以来,检验科共派出4名检验专家参与医疗援非工作。表5-1为检验科参加援塞拉利昂医疗队专家名单。图5-7为援塞医疗队员及事迹报道、纪念证书图片。

表5-1　检验科参加援塞拉利昂医疗队专家名单

姓名	起止时间
杨桂英	1978年3月—1980年3月
曾耀星	1982年1月—1983年12月
陈新瑞	2016年2月—2017年6月
曾谓	2018年6月—2019年6月

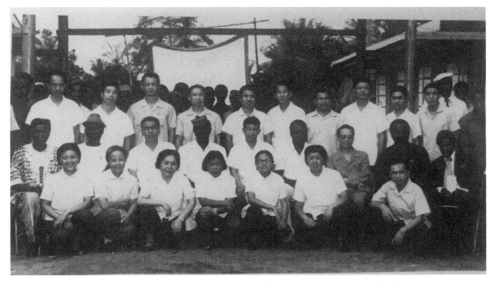

塞拉利昂总统接见中国支援塞拉利昂医疗队，前排右 2 为杨桂英

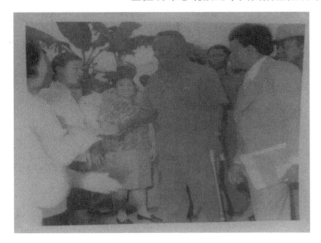

塞拉利昂总统接见中国支援塞拉利昂

医疗队时，与杨桂英握手

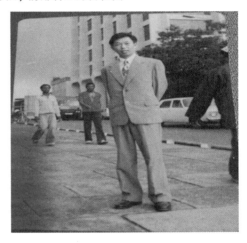

曾耀星参加中国支援塞拉利昂

医疗队时，在塞国首都留影

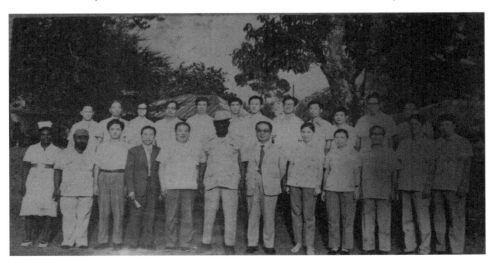

塞拉利昂总统接见中国支援塞拉利昂医疗队（后排右 4 为曾耀星）

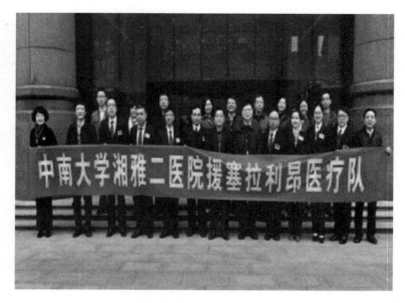

陈新瑞（前排左一）随队出征

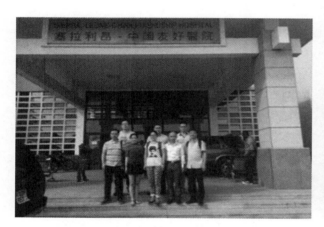

陈新瑞（前排右一）到达医院

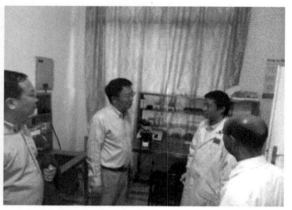

陈新瑞向我国驻塞拉利昂大使汇报工作

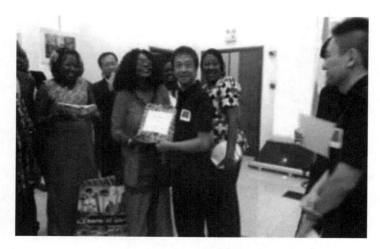

塞中友好医院赠送感谢奖状和礼品

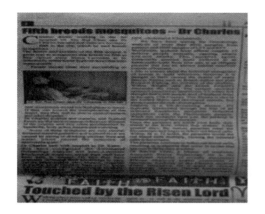

塞国报纸介绍陈新瑞（Charios）

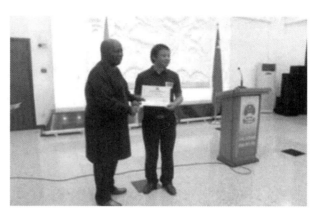

塞国卫生部首席医疗官赠送政府感谢奖状

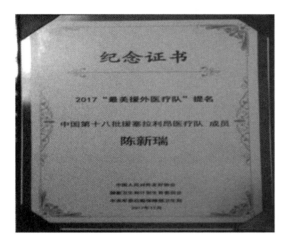

陈新瑞纪念证书

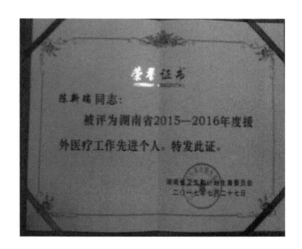

陈新瑞荣誉证书

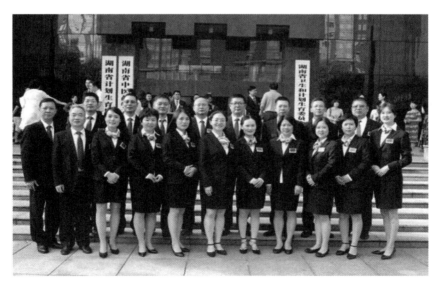

第二十批援塞拉利昂医疗队（曾谓，前排左 2）出征前夕

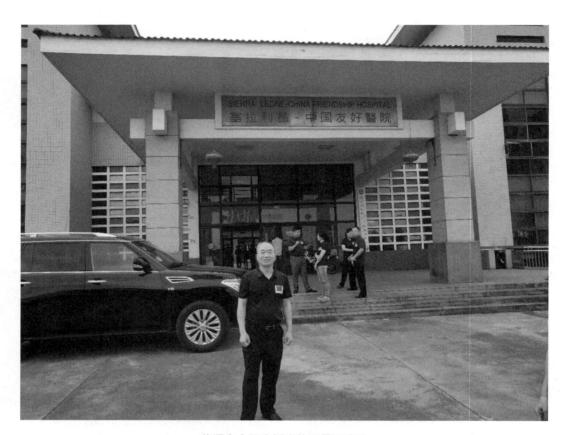

曾谓在中国支援塞拉利昂医疗队

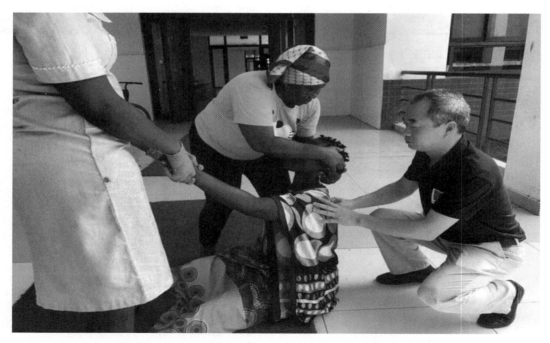

曾谓在中塞友好医院，采用自学的医疗技术成功抢救 1 例危急诊患者

图 5-7　检验科参加支援塞拉利昂医疗队队员及有关事迹报道、纪念证书图片

第三节　应急救援工作

2003 年一场突如其来的灾难——一种毒性大、传染性强的疾病非典型性肺炎（非典）肆虐我国。危难中，中南大学湘雅二医院全体教职工，众志成城，筑起抗击"非典"的坚固防线，成立了"非典"防治领导小组、防治工作小组、抢救专家组、急救队、机动队。面对这场特殊的"战争"，在严峻挑战和考验面前，检验科莫喜明、蒋哲峰、陈若虹、文凯良、李梅、张婷婷等同志积极报名参加"非典"防治、抢救志愿队，分 3 批次战斗在抗击"非典"第一线，他们在隔离区医务人员生活场地 24 小时待命，随时在专门设立的实验室对可疑患者的样本进行检测。他们勇挑重担，恪尽职守，忘我工作的精神得到医院及科室的表扬。曹伟参加由湖南省卫生厅专家组进驻的长沙市芙蓉区疾病预防控制中心，参与"非典"筛查工作长达 40 天。

2008 年初，湖南遭遇罕见的低温、雨雪、冰冻天气。在灾难面前，全科职工坚守岗位，战斗在临床第一线，确保医疗工作的正常运行，并积极捐款，为帮助受灾群众克服困难、渡过难关奉献一片爱心，尽一份社会责任。

2013 年 4 月 9—15 日，检验科李荣华主管技师随中南大学湘雅二医院国家紧急医学救援队，参加由国家海上运动中心组织，为期 6 天的"卫勤使命——2013 军地联合海上医疗救护训练"（图 5-8）。

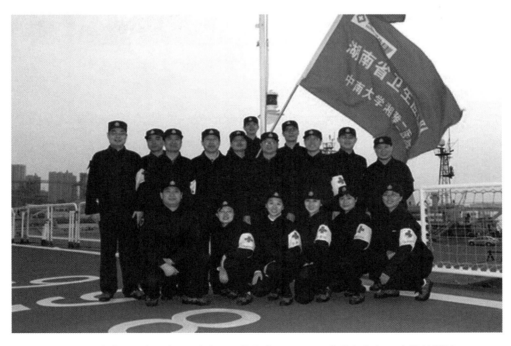

图 5-8　李荣华（前排右一）参加"卫勤使命—2013 军地联合海上医疗救护训练"

2016年12月22日—12月26日，检验科文令军随中南大学湘雅二医院国家紧急医学救援队赴江华瑶族自治县进行应急演练，此次演练磨合了检验人员、检验装备在紧急救援中的快速机动，检测项目的快速开展等，体现了国家紧急医学救援队"平战结合、用我必胜"的方针。

2017年9月10日，检验科文令军随中南大学湘雅二医院国家紧急医学救援队赴湘潭，参加湖南省党的十九大安保工作誓师暨"三湘铁拳·2017"反恐怖跨区域演练。此次演习中检验科主要负责检验车的迅速展开，检验仪器设备的调试与运行，为反恐医疗救援提供快速准确的检验结果(图5-9)。

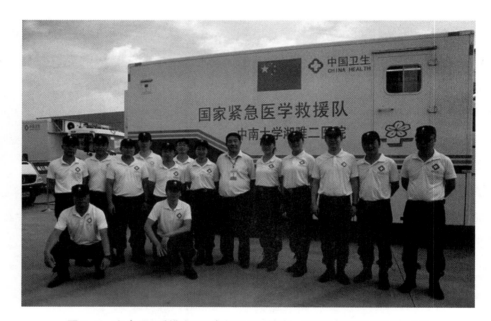

图5-9　文令军(后排左二)参加"三湘铁拳·2017"反恐怖跨区域演练

2017年1月份，H7N9禽流感疫情在湖南高度散发，给防治带来了一定困难。在湖南省卫健委、中南大学湘雅二医院统一部署下，检验科迅速启动应急程序，胡敏主任、唐玲丽副主任带领分子生物学室王泽友、吴伟民两位博士临危受命，连夜奋战，建立了H7N9流感病毒核酸检测流程。1月23日晚10点，检验科对医院消化内科收治的一例疑似H7N9流感患者标本进行了核酸检测，次日凌晨2点，检测结果出来了——阳性，工作人员立即将检测结果与临床进行了沟通，这是检验科完成的第一例H7N9流感病毒临床标本的核酸检测，标志着检验科具备了H7N9流感病毒的确诊能力，这对于医院H7N9禽流感的防控防治工作起到极其重要的作用。截至2017年5月，分子生物学室王泽友、吴伟民、梁好和朱晓琳四位工作人员每天加班完成检测工作，共计完成H7N9流感病毒筛查280多例，其中阳性5例，长沙市2017年新发的4例H7N9病例均由这个团队检出(图5-10)。

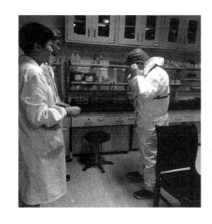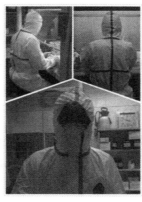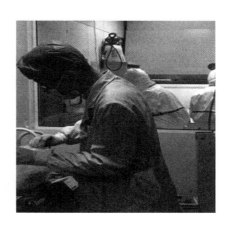

图 5-10　检验科启动应急程序，建立 H7N9 流感病毒临床标本的核酸检测流程

2017 年 11 月，湖南省出现一波流感病毒疫情，门诊临检组每天筛查甲、乙流标本 500 余例，在工作量骤增、人员紧张及部分工作人员身患流感的情况下，门诊临检组的同志们，不畏艰险，克服困难，带病坚守岗位，出色地完成了工作任务，整个团队的优异表现获得科室表彰。

2017 年 11 月 30 日至 12 月 3 日，检验科文令军、蒋传好随中南大学湘雅二医院国家紧急医学救援队赴平江县开展了为期四天的救援演习，此次演练救援队围绕预设场景"湖南省平江县发生特大泥石流灾害，并发生重大人员伤亡"这一突发事件，迅速派遣救援队员前往平江与蓝天救援队开展联合救援演练，检验科主要负责流动检验车的迅速展开，检验仪器设备的调试与运行，为医疗救援提供快速准确的检验结果。

第四节　慈善事业

作为一所大型三级甲等综合医院，中南大学湘雅二医院始终坚持将社会主义公益性和社会效益放在首位。检验科更是在医院的领导下，积极参与各项社会慈善活动。

2008 年初，湖南遭遇罕见的冰雪灾害，在困难面前，全科职工积极捐款，为帮助受灾群众克服困难、渡过难关奉献一片爱心，尽一份社会责任。

2018 年 5·12 汶川地震，灾情传来，科室员工在第一时间行动起来，用各种方式投入到抗震救灾工作中，全体职工慷慨解囊，奉献爱心，共产党员唐爱国、卿之驹、蒋洪敏等积极响应中组部的号召，以交纳"特殊党费"的方式支持抗震救灾。

2013 年，郑荣同志热心帮助一名素不相识的 40 岁不孕患者何某某，多次协助其求医、住院，提供耐心细致的咨询服务，患者向医院领导送感谢信，表扬、感谢郑荣乐于助人的精神。

2014 年 1 月，在检验科实习的张同学，就读于益阳医学高等专科学校医学检验技术专业，来自湖南省湘西土家族苗族自治州的偏远乡村，全家六口人，所有的经济来源完全依靠于父母务农，家境十分贫寒。屋漏偏遭连夜雨，因邻居家失火，他家的所有物资和财产也被付之一炬，眼看马年春节临近，他们全家仍寄居在他家。听闻这一不幸消息后，检验科负责人和全科职工都热情地向他伸出了援助之手，从精神上安慰、鼓励他，大家纷纷慷慨解囊，全科自发捐款共计 1.6 万多元。第四党支部书记刘菲和兄弟科室输血科的同仁们得知这一消息后也奉献出了自己的爱心。张同学接到捐助后非常感动并感谢各位老师对他的热情关心和帮助，人间自有真情在，他深刻体会到了检验科这个大家庭的温暖，也对未来的生活充满了信心和希望。

2017 年 12 月，在检验科实习的戴同学，就读于湘南学院医学检验专业，来自湖南省邵阳市隆回县的偏远乡村，家庭主要经济来源依靠父亲务农务工，母亲因身体原因在家休养，弟弟仍在读书，家境十分贫寒。不幸的是，父亲在一次务工过程中，意外从楼上摔下，经抢救无效死亡，家里失去了唯一的经济来源。检验科杨佳锦作为带教老师，第一时间尽自己最大的能力给予物质上的帮助和心理疏导精神安慰，检验科其他老师们在获知这一消息后，都纷纷慷慨解囊，自发捐款，积极热情地向她伸出了援助之手，从精神上安慰、鼓励她，让她早日走出阴影，重拾对未来生活的信心和希望。

第五节 义诊扶贫

2007 年 9 月 14—16 日，检验科钱文生随中南大学湘雅二医院第三批党员医疗队赴双峰县贫困镇花门，开展"党员送医下乡""青年文明号服务千村"活动。在花门镇中心卫生院，钱文生老师负责在卫生院生化室工作，因为条件简陋，全部检测需要手工操作，义诊当天为当地村民免费进行乙肝全套检测 60 余人次。在工作间隙，钱文生老师还与卫生院生化室工作人员进行了业务技术交流，并进行工作指导，讲解检验技术的前沿进展。

2011 年 10 月 21—23 日，应海南省乐东黎族自治县第二人民医院的邀请，检验科唐爱国主任和妇产科、心血管内科、放射科及护理部等 5 名专家共赴海南，开展了为期两天的义诊活动。其间，唐爱国主任与乐东县第二人民医院检验科的工作人员进行了深入的业务交流和技术指导，了解了该医院检验科的发展情况及遇到的困难，为该医院检验科的建设与长期发展制订了相应的帮扶计划。

2015 年 7 月 2—5 日，检验科陈新瑞副主任技师随湘雅二医院医疗队赴湘西自治州永顺县人民医院，开展为期两天的义诊扶贫工作，与同仁们进行了深入的业务技术交流并指导工作（图 5-11）。

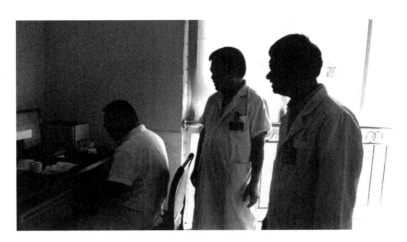

图 5-11　陈新瑞在永顺县人民医院检验科进行技术指导

2016 年 7 月 8—12 日，检验科任亚萍主管技师赴广西兴安县，参加由中央统战部指导，北京红十字基金会主办，步长制药全程赞助的大规模定点、定向的"重走长征路，共铸中国心"大型医疗公益活动(图 5-12)。

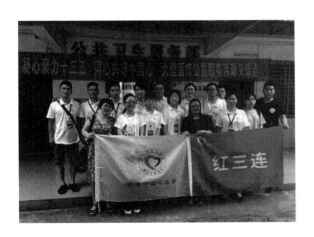
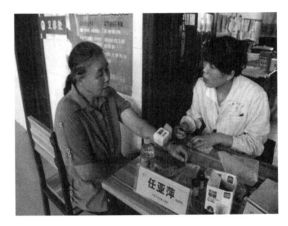

图 5-12　任亚萍(后排左四)参加"重走长征路，共铸中国心"大型医疗公益活动

2016 年 9 月 3—10 日，检验科陈远林副主任技师、文令军主管技师随中南大学湘雅二医院国家紧急医学救援队赴江西瑞金，参加由国家卫生计生委组织，以"传承长征精神、义诊服务百姓"为主题的"服务百姓健康行动"全国大型义诊活动，在检验流动车上为义诊患者开展了三大常规、肝肾血糖等生化检查，完成检测近 300 人份。此次活动受到中央政治局委员、国务院副总理刘延东，国家卫生计生委主任李斌亲切慰问和高度赞扬(图 5-13)。

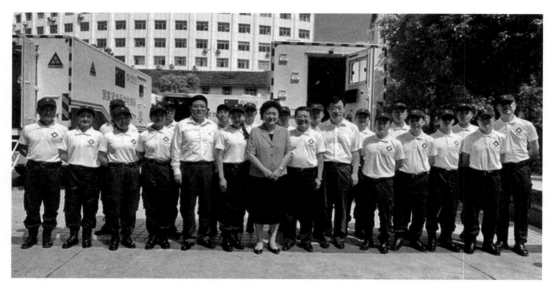

图5-13　国务院副总理刘延东与紧急医学救援队员合影

2016年12月22日—12月26日，检验科陈远林副主任技师、文令军主管技师随中南大学湘雅二医院国家紧急医学救援队赴永州市江华瑶族自治县进行义诊（图5-14、图5-15）。此次义诊，医疗队在当地共接诊1 200多人次，流动检验车为义诊患者开展了三大常规、肝肾血糖等生化检查，共检查近400人份，为当地百姓送去了一流的医疗服务，充分体现了国家紧急医学救援队"平战结合、用我必胜"的方针。

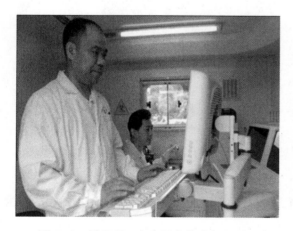

图5-14　陈远林、文令军在检验车上工作

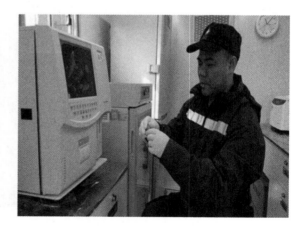

图5-15　文令军在检验车上工作

2017年11月30日至12月3日，检验科文令军主管技师、蒋传好技师随中南大学湘雅二医院国家紧急医学救援队赴岳阳市平江县长寿镇，为当地重点贫困户提供义诊服务。此次义诊，流动检验车为义诊病人开展了三大常规等检测项目，共计100余人份。

第六节　检验专科联盟

2018 年 3 月成立中南大学湘雅二医院检验专科联盟，积极发挥专业龙头和核心作用，促进联盟成员医疗能力和水平的提高。

中南大学湘雅二医院检验专科联盟医疗机构名录
（共计 262 个单位）

长沙市（44）

序号	单位
1	长沙市中心医院检验科
2	长沙市第一医院
3	长沙市第三医院检验科
4	长沙市第四医院
5	长沙市中医医院（长沙市第八医院）
6	长沙市精神病医院
7	湖南省职业病防治院检验科
8	湖南省荣军医院
9	湖南省财贸医院
10	长沙生殖医学医院
11	湖南省第六工程有限公司建设医院
12	湖南省五一九医院
13	长沙县第一人民医院
14	长沙县妇幼保健院
15	长沙县第二人民医院
16	长沙县中医医院
17	长沙县精神病医院
18	长沙爱尔眼科医院
19	浏阳市中医医院
20	浏阳市人民医院
21	浏阳市妇幼保健院

序号	单位
22	浏阳市集里医院
23	宁乡市人民医院
24	宁乡市中医医院
25	长沙金域医学检验所有限公司
26	长沙艾迪康医学检验所有限公司
27	长沙山水医学检验所
28	长沙市第二社会福利院康宁医院
29	长沙兰卫医学检验所
30	岳麓区洋湖街道社区卫生服务中心
31	长沙梅溪湖三真康复医院
32	长沙仁和医院
33	长沙融城医院检验科
34	湘雅未名健康管理中心
35	长沙年轮骨科医院
36	长沙千麦医学检验所
37	长沙南雅医院
38	长沙县星沙医院
39	长沙星沙年轮骨科医院
40	长沙县椒梨街道社区卫生服务中心
41	长沙县黄花镇卫生院
42	湖南省人民医院马王堆院区
43	湖南省儿童医院儿科医学研究所
44	中南大学湘雅医院老年病科实验室

益阳市（18）

序号	单位
1	益阳市中心医院检验科
2	益阳市人民医院检验科
3	益阳市妇幼保健院检验科

序号	单位
4	益阳医专附属医院检验科
5	益阳市第三人民医院
6	益阳市第四人民医院检验科
7	湖南益阳康雅医院检验科
8	益阳市第一中医医院
9	益阳市中医医院检验科
10	益阳市资阳区妇幼保健院检验科
11	益阳市赫山区妇幼保健院
12	南县人民医院检验科
13	桃江县人民医院检验科
14	桃江县中医医院
15	沅江市人民医院
16	沅江市妇幼保健院检验科
17	安化县人民医院
18	安化县第二人民医院检验科

怀化市（30）

序号	单位
1	怀化市第一人民医院
2	怀化市第二人民医院
3	湖南医药学院第一附属医院
4	怀化市第二人民医院
5	靖州医院怀化市中医医院
6	怀化市妇幼保健院
7	怀化市第四人民医院
8	怀化市第五人民医院
9	怀化市红十字医院
10	怀化红雅妇女儿童医院有限公司
11	溆浦县人民医院

序号	单位
12	溆浦县中医医院
13	怀化沅陵南方医院
14	芷江侗族自治县人民医院
15	辰溪县人民医院
16	辰溪县中医医院
17	麻阳苗族自治县人民医院
18	麻阳苗族自治县中医医院检验科
19	洪江市人民医院（安江）
20	洪江市人民医院黔城医院
21	洪江市第一中医医院
22	沅陵县人民医院
23	沅陵县中医医院
24	会同县中医医院
25	靖州县人民医院
26	靖州县中医医院
27	新晃县人民医院
28	新晃县中医医院
29	通道侗族自治县第一人民医院
30	通道侗族自治县民族中医医院

邵阳市（17）

序号	单位
1	邵阳市中心医院检验科
2	邵阳学院附属第一医院
3	邵阳学院附属第二医院
4	邵阳市中心医院血液肿瘤实验室
5	邵阳县人民医院
6	武冈市人民医院检验科
7	城步苗族自治县人民医院

序号	单位
8	城步苗族自治县中医医院
9	隆回县人民医院
10	新邵县人民医院
11	新宁县人民医院
12	新宁阳光医院
13	洞口县人民医院
14	洞口县中医医院
15	绥宁民安医院
16	冈市中医医院
17	武冈展辉医院

湘西自治州（21）

序号	单位
1	湘西自治州人民医院
2	湘西自治州中医医院
3	湘西自治州妇幼保健院
4	湘西自治州肿瘤医院
5	湘西自治州荣复医院
6	吉首市人民医院
7	吉首市妇幼保健计划生育服务中心
8	龙山县人民医院
9	龙山县中医医院检验科
10	古丈县人民医院
11	古丈县中医医院
12	泸溪县人民医院
13	泸溪县中医医院
14	凤凰县人民医院
15	凤凰县中医医院
16	永顺县人民医院

序号	单位
17	永顺县中医医院
18	花垣县人民医院
19	花垣县中医医院
20	保靖县人民医院检验科
21	保靖县中医医院

张家界市（9）

序号	单位
1	张家界人民医院
2	张家界市中医医院
3	张家界学院附属医院
4	张家界永定区妇幼保健院
5	张家界大众医院
6	慈利县人民医院
7	慈利县中医医院
8	桑植县人民医院
9	桑植县中医医院

郴州市（21）

序号	单位
1	郴州市第一人民医院
2	湘南学院附属医院
3	郴州中医医院
4	郴州市妇幼保健院
5	郴州市第三人民医院
6	郴州市第四人民医院
7	桂阳县第一人民医院
8	桂阳县中医医院
9	临武县人民医院

序号	单位
10	安仁县人民医院
11	安仁县中医医院
12	宜章县人民医院
13	资兴市中医医院
14	资兴市人民医院
15	永兴县人民医院
16	永兴县第二人民医院
17	嘉禾县人民医院
18	嘉禾县中医医院
19	汝城县人民医院
20	汝城县妇幼保健与计划生育服务中心
21	郴州市第一人民医院中心医院

岳阳市（32）

序号	单位
1	岳阳市一人民医院
2	岳阳市二人民医院
3	岳阳市中医医院
4	岳阳市妇幼保健院检验科
5	湖南省血吸虫病防治所附属湘岳医院
6	岳阳市长炼医院
7	平江县第一人民医院
8	临湘市人民医院
9	华容县人民医院
10	岳阳县人民医院
11	华容县妇幼保健院
12	平江县妇幼保健院
13	新华医疗湘阴华雅医院
14	湖南省监狱管理局三医院

序号	单位
15	汨罗市中医医院
16	汨罗市妇幼保健医院
17	临湘市中医医院
18	临湘市妇幼保健院
19	岳阳县中医医院
20	岳阳美年大健康检验科
21	岳阳市岳化医院检验科
22	岳阳市岳纸医院检验科
23	岳阳广济医院
24	岳阳洞氮医院
25	岳阳楼区人民医院
26	君山区人民医院
27	君山二医院
28	岳阳楼区妇幼保健计划生育服务中心
29	岳化医院南院
30	君山区妇幼保健院
31	汨罗屈原管理区人民医院检验科

永州市（31）

序号	单位
1	永州市中心医院北院
2	永州市中心医院南院
3	永州职业技术学院附属医院
4	永州市第三人民医院
5	永州市第四人民医院
6	永州市中医医院
7	永州市第二中医院
8	永州市中心血站
9	永州市妇幼保健院

序号	单位
10	永州红十字中西医结合医院
11	宁远县人民医院
12	永州市芝山医院
13	永州湘南医院
14	宁远县中医医院
15	道县人民医院
16	道县中医院
17	道县妇幼保健和计划生育服务中心
18	永州市新田县中医医院
19	江华县中医医院
20	东安县人民医院
21	东安县中医医院
22	东安县妇幼保健和计划生育服务中心
23	双牌县人民医院
24	双牌县中医医院
25	祁阳县妇幼保健计划生育服务中心
26	祁阳县中医医院
27	蓝山县中心医院
28	江永县人民医院
29	祁阳县人民医院
30	江华县第一人民医院
31	永州树景肾病专科医院

常德市（15）

序号	单位
1	常德市第一人民医院
2	常德市第一中医医院
3	常德市妇幼保健院
4	常德职业技术学院附属第一医院

序号	单位
5	常德市第四人民医院
6	鼎城区妇幼保健院
7	汉寿县人民医院
8	澧县人民医院检验科
9	石门县人民医院检验科
10	石门县中医医院检验科
11	石门县计划生育和妇幼保健院
12	安乡县妇幼保健院
13	桃源县人民医院
14	汉寿县妇幼保健院
15	临澧县妇幼保健院

株洲市（8）

序号	单位
1	株洲市中心医院
2	株洲市二医院
3	湖南中医药高等专科学校附属第一医院
4	株洲县第一人民医院检验科
5	株洲县妇幼保健院
6	攸县人民医院
7	株洲恺德心血管病医院
8	株洲和睦佳妇科医院

衡阳市（8）

序号	单位
1	衡阳市第一人民医院
2	衡阳市中医医院
3	衡阳市妇幼保健院
4	耒阳市人民医院

序号	单位
5	衡东县人民医院
6	衡东县中医医院
7	衡南县第三人民医院
8	衡阳市南岳区妇幼保健计划生育服务中心

湘潭市（5）

序号	单位
1	湘潭市中心医院
2	湘潭市第一人民医院
3	湘潭县人民医院
4	湘乡市人民医院
5	湘乡市第二人民医院

娄底市（3）

序号	单位
1	娄底市中心医院
2	娄底市骨伤医院
3	新化县人民医院